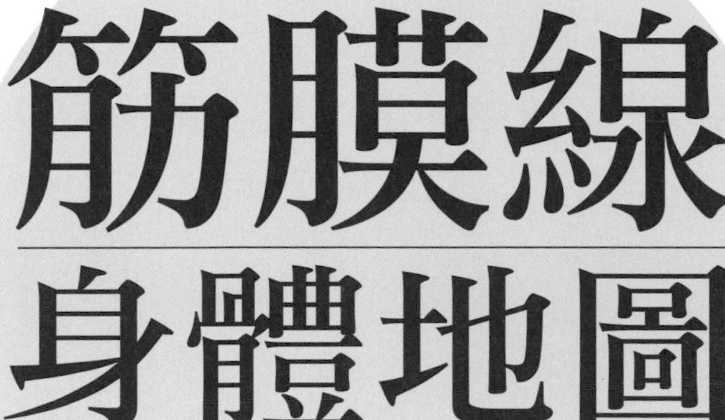

筋膜線身體地圖

修復 活化 鍛鍊 3階段提升主宰人體關鍵動作的8條筋膜線，釋放全身疼痛，提升運動表現

涂俐雯 著

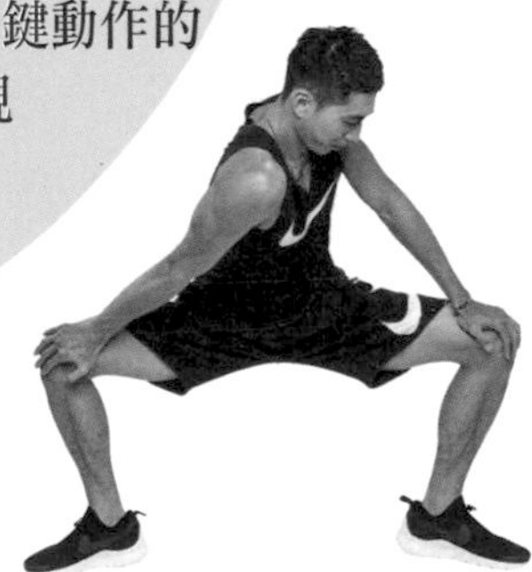

目錄 Contents

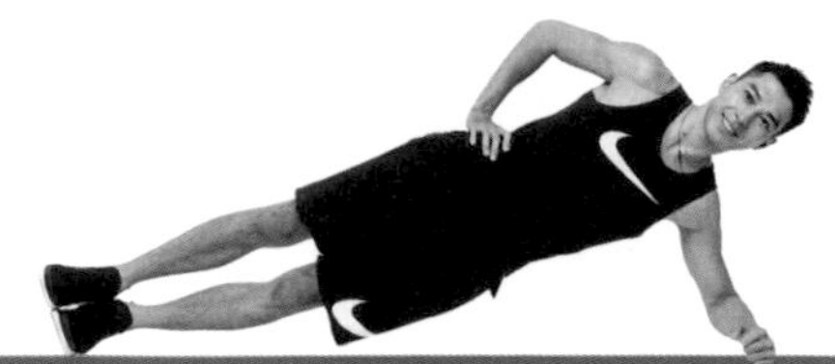

Part 2 淺前線 Superfical Front Line

Part 3 側線 Lateral Line

Part 4 螺旋線 Spiral Line

Part 5 前手臂線 Front Arm Line

Part 6 背手臂線 Back Arm Line

Part 7 功能線 Functional Line

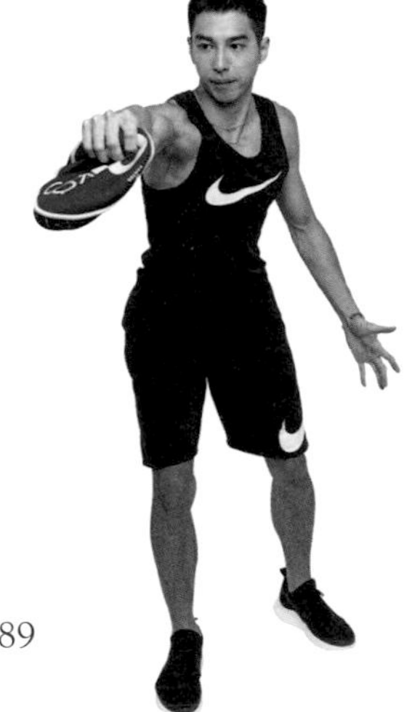

Part 8 深前線 Deep Front Line

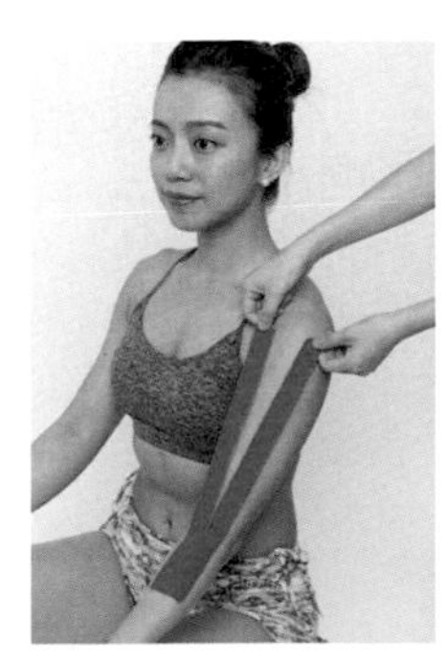

〔前言〕

按圖索驥，沿著筋膜線找出問題點

肌筋膜包括肌肉與結締組織，所以肌筋膜遍佈全身，其分布的密度可能比血管和神經都還要高。在解剖學上已經推翻過去的想法，發現肌筋膜並不是單獨存在的單位，而是緊密相連的組織。根據這些真實相連的證據，可以將人體的肌筋膜分成好幾條路線，包括：淺背線、淺前線、側線、螺旋線、手臂線、功能線和深前線，這幾條肌筋膜線不僅能產生或傳遞力量，還能經由細胞上綿密相連的構造快速地傳遞訊息，並且，肌筋膜也會因為精神上或內分泌的改變，而產生相應的變化；也就是說肌筋膜是非常活躍的人體組織。在動態上，可以提供更有效率的力量；在靜態上，則可以協調張力、維持姿勢；在細胞層次，則可以更快速地傳遞訊息。

因為肌筋膜的功能多元且重要，因此，很多疼痛與疾病的根源都與肌筋膜的「不健康」有關，例如：肌筋膜的無力、緊繃、脫水、沾黏、老化等。為此，該如何維持肌筋膜的健康就成為現代人很重要的課題，而在《筋膜線伸展按摩全書》中，我們介紹了維持肌筋膜健康的三個主要的方法，那就是鍛鍊、伸展、按摩：用滾筒自我按摩來放鬆肌筋膜並將筋膜內水分重新平均分配；利用伸展來增加肌筋膜的柔軟度；強調肌力訓練中的離心收縮部分，來鍛鍊肌筋膜，同時增加肌筋膜的延展性與力量。這三個方法對於筋膜健康而言缺一不可，照著《筋膜線伸展按摩全書》的內容開始進行訓練的讀者們，應該已經能感受到「改變筋膜線」對身體的正面影響。

鍛鍊，是預防傷害的最佳方法

然而，肌筋膜訓練鐵三角（鍛鍊、伸展、按摩）只是肌筋膜訓練的基礎，可以維持肌筋膜基本的健康，但若需要更強且更功能性的肌筋膜能力，例如：肌筋膜彈性或肌筋膜的爆發力等，就需要進階的訓練。因此在這本《筋膜線身體地圖》中，我們將介紹給大家更多功能性的訓練方式，全面提升肌筋膜的能力。在運動醫學的領域，治療傷害最好的方式就是預防傷害，而預防傷害最好的方式就是鍛鍊。**當身體素質提升到遠遠超越外在的衝擊力時，那麼傷害的機率就能大幅降低。**

本書除了有更進階的鍛鍊方式外，也會詳細解說每條筋膜線的走向以及含括的肌肉，並且依據筋膜線的特性，分析每條肌筋膜線功能良好時會增進的功能，與功能失常時會導致的問題，並且提供解決方法，包括受傷時如何進行「肌筋膜貼紮」，減少筋膜的張力，讓肌筋膜有喘息的時間；肌筋膜功能不良時，該如何開始讓肌筋膜動起來，用最低的活動量來刺激肌筋膜開始修復生長，即肌筋膜的「修復動作」；當功能改善之後，該如何開始強化肌筋膜的彈性，即肌筋膜的「活化動作」；最後進階到強化肌筋膜爆發力的「鍛鍊動作」。

因此，本書的目的就是提供更全面的肌筋膜資訊，將筋膜線對應到身體上，讓身體看起來就像是一張「地圖」一樣，不但可以從傷害找出相對應的筋膜線，也可以從筋膜線的問題去發現傷害，並用最健康無負擔的方式：貼紮、修復、活化與鍛鍊運動，解決各種肌筋膜相關的疼痛問題，幫助各位讀者有效保養、提升筋膜的健康。

涂俐雯

緒論

筋膜除了按摩伸展，更要積極鍛鍊

筋膜線，實際上是由許多段的「彈簧」，
經由精密的串聯與並聯所組成。
這個特殊的彈性結構，能儲存動能，
幫助我們做出省力又流暢的動作，
避免肌肉過度疲勞，並減少傷害的發生。

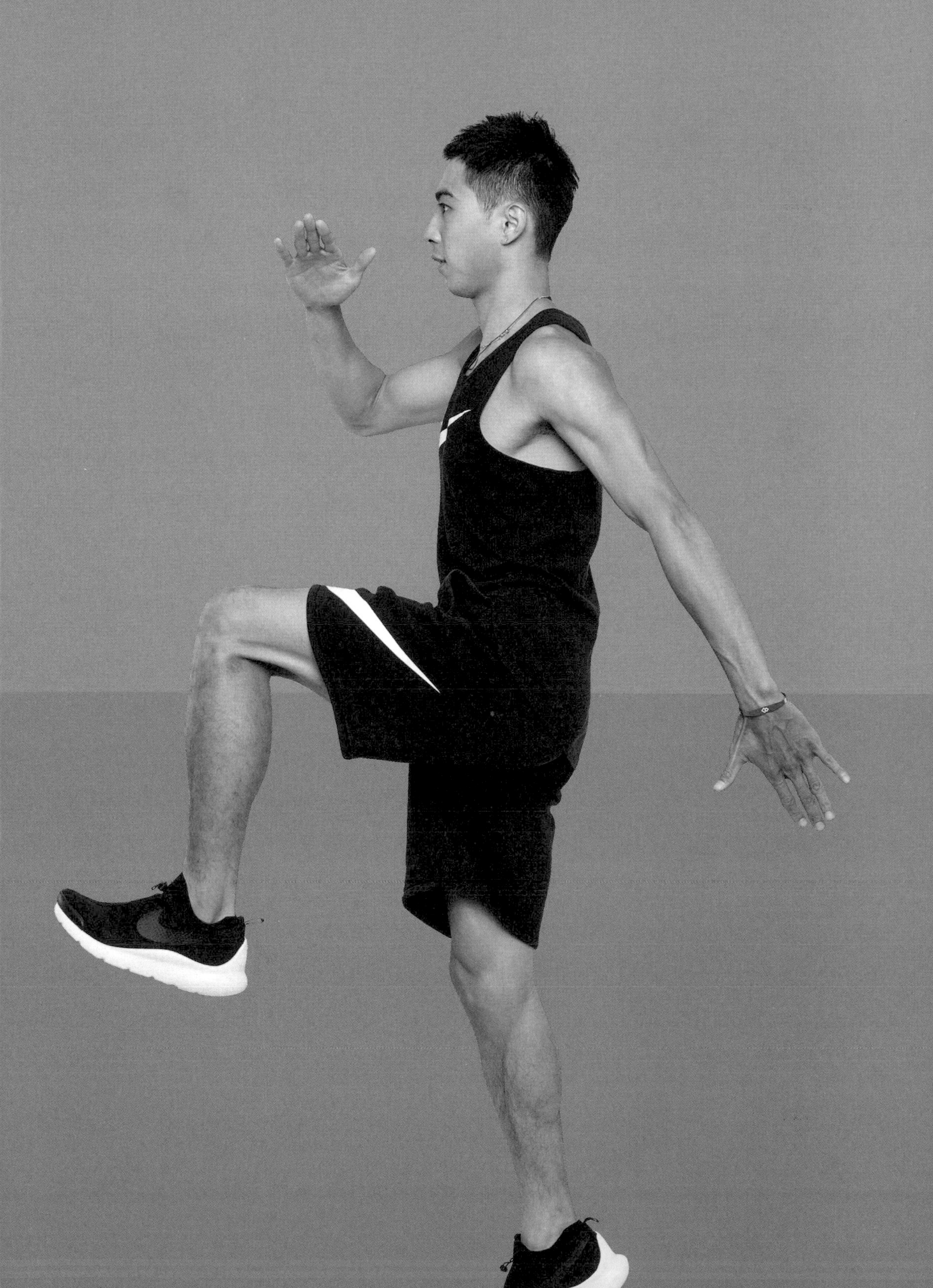

筋膜有彈性，因此可以訓練

筋膜線由許多段的「彈簧」組成因而具有彈性，
這個彈性可以幫助我們做出省力又流暢的動作。

伸展的重要性是眾所皆知的，大家都知道平時就應該要多伸展，保持筋膜的延展性，減少因為肌筋膜緊繃對骨骼關節造成的壓力。因此，運動前要做動態伸展，避免肌筋膜緊繃導致運動傷害；運動後要做靜態伸展，讓肌筋膜回到原本的長度。**但是大家都以為筋膜只能被伸展延長，卻不知道筋膜「有彈性」，不但可以被伸展延長，也可以有回彈的能力。**這個回彈的彈性能量，如果可以妥善應用，就能大幅提升動作效率、減少能量耗費，並降低肌肉骨骼關節的傷害。

筋膜的彈性這麼重要，但是，筋膜的彈性是一直到近年來才被證實的，而相關的研究也越來越多，例如：深入去探討筋膜的彈性是如何產生？筋膜彈性是否能被訓練？以及筋膜彈性該如何訓練才能加強？雖然「筋膜彈性」是一個新興學說，但即使不用研究來證實，在日常生活中，我們也可以很容易的發現筋膜彈性所扮演的重要角色，因為筋膜彈性早就深深地影響了人類的動作型態。

失去彈性的筋膜，連走路都困難

舉個簡單的例子，各位可以觀察老人與小孩的步態，就可以發現筋膜彈性的重要角色。老人走路的時候，腳步看起來比較沉重，步態比較僵硬，腳步聲比較大；相較之下，小孩子的腳步看起來就相當輕盈，步態非常有彈性，像是走又像是跳的樣子，就算是跨大步，甚至是跳躍，也不會製造出很大的腳步聲。其實，造成老人與小孩步態相差這麼多的一個很重要的原因，就是筋膜彈性的不同。

老人的筋膜隨著年紀老化，彈性變差，因此腳步看起來就很僵硬；也因為缺乏彈性，當腳與地面接觸時，便無法利用筋膜的彈性去吸收地面的反作用力，造成衝擊的力量會轉而落在局部的衝擊點或關節上，除了製造出比較大的腳步聲之外，也容易造成足底筋膜疼痛或足踝膝髖關節疼痛等問題。反之，小孩因為筋膜充滿水分且柔軟，所以彈性與吸震的能力都很好，所以走起路來就很輕鬆不費力，也比較輕盈沒有聲音。因此，大多數的小孩都可以又走又跑又跳很久，也不太會喊累。

此外，小孩的肌肉骨骼關節系統的相關疾病都比成年人少，主要原因也跟小孩富有彈性的筋膜有很大的關係。這個例子告訴我們，筋膜彈性的差異一直存在於人體中，除了默默地影響著人類的動作型態之外，也與肌肉骨骼關節系統疾病的發生率有關係；換言之，擁有好的筋膜彈性，才會有健康的身體。

既然筋膜的彈性如此重要，那麼人體的筋膜彈性，難道就一定會隨著年紀而老化嗎？其實不然，大家不用過於緊張，因為筋膜彈性可以訓練，即使到了中年或老年，只要好好的訓練筋膜，筋膜還是能夠慢慢恢復彈性。也就是說，**筋膜的老化可以逆轉，其關鍵就是有沒有適當且正確的進行筋膜彈性訓練喔！**

只要訓練，筋膜彈性就會越來越好

筋膜雖然具有彈性，但其彈性並非憑空得來，而是需要被額外訓練。不同的訓練方式，會使每個人的筋膜有不一樣的彈性特質、不一樣的筋膜走向、不一樣的用力型態與姿勢。但相同的是，只要是經過足夠訓練的筋膜，就能夠讓動作變得更順暢、更自然。就像在筋膜中刻入動作的方程式一樣，自然而然就可以將動作流暢的做出來，根本不需要思考。動作時省去了思考的時間，除了動作模式不容易跑掉之外，反應的速度也會變快。

此外，筋膜的彈性還有一個特色，那就是筋膜彈性是可以儲存並且快速地釋放出來，就像彈簧一樣。當我們壓縮彈簧時，可以將這個能量以「彈性位能」儲存起來，因此當我們把手放開、讓彈簧釋放之後，儲存在彈簧裡的位能就會以動能的方式展現出來，所以彈簧就會彈開來。

彈簧的特性與筋膜彈性非常相似，經過訓練的筋膜就像是充滿彈性位能的彈簧，在運動時就可以快速的將能量釋放出來，讓動作變得有效率、減少肌肉用力的程度、降低肌肉做功的比例與節省許多能量的耗費；這樣一來即使是長時間的運動，也不容易疲勞。反之，沒有訓練過的筋膜，就像是鬆散或者彈性疲乏的彈簧，無法吸收、儲存能量，當然也就無法釋放能量。因此，所有的動能勢必都要來自肌肉的收縮，如此會耗費非常多的能量，肌肉也就會很快疲勞。

舉例來說，讓我們來想像一下雙腿的筋膜，如果是訓練有素的跑者，跑步的時候，小腿就像彈簧一樣，腳步落地的時候是很輕盈且有彈性，甚至不會發出太大的聲音，一落地就能彈起，且可以跑很長的距離，也不覺得疲勞；反之，如果是跑步的初學者，腳步就像是在撞擊地面一般的落地，除了會發出很大的腳步聲之外，落地的瞬間看起來也是非常僵硬沒有彈性，而且跑一下子就覺得累了；這就是筋膜有沒有經過訓練的差別。

筋膜彈性是需要訓練的，但**並不是所有的動作都可訓練到筋膜彈性，因為，筋膜彈性比較容易在循環且快速的動作中被誘發出來**，例如跑步、快走或跳躍。相對於此，騎腳踏車或踩縫紉機等，這種性質單調固定、重複性高、速度慢或衝擊性太低的動作，就不足以讓筋膜彈性被誘發出來。所以，筋膜彈性的訓練跟一般訓練的原則並不相同，日常生活中低強度、反覆的動作並無法有效訓練筋膜彈性。

建議多做反彈訓練

利用「反彈」來訓練筋膜，有意識地去訓練反彈的能力，是筋膜訓練中很重要的一部分，因為筋膜不像肌肉，可以自主地收縮、自主地釋放出能量。雖然最近的研究發現筋膜有微小的收縮的能力，但那只是類似收緊的效果，力量很小，範圍也很小，而且不能被意識所控制。因此，筋膜必須要依賴反彈的力量，才能夠促進動作的表現。

事實上，**筋膜的力量是一種被身體「被動利用」的概念，只能**

在動作的反彈時期展現出來，所以，訓練筋膜彈性最好的方法就是利用反彈的動作。反彈又可以細分成「吸收能量」與「釋放能量」這兩種，好的反彈訓練，就是將能量盡量吸收進筋膜，再將能量完全釋放出來；當吸收與釋放的能量差距越小時，就表示彈性越好。

用「彈跳」作為反彈訓練的例子來說明。因為跳躍有加速與減速兩個時期，在跳起的時候，小腿、大腿與臀部的肌肉用力收縮，向上加速跳起；在落地的時候，小腿、大腿與臀部的肌肉必須在控制範圍內拉長，讓前腳掌先落地去緩衝地面的反作用力，慢慢減速輕緩落地。在這個彈跳訓練當中，最重要的並不是跳得多高多快，也不是跳越多次越好，反而是要關注在「加速跳起」與「減速落地」這兩個部分的完成方式，必須要盡量用「最省力」與「最輕鬆」的狀態去完成，這樣才能夠訓練到筋膜的彈性能力。

下肢的反彈訓練可以用跑步來練習，要告訴自己在跑步時，必須要感覺自己的雙腳就像裝了彈簧一樣：跳起來時，小腿就像彈簧彈開一樣，將能量釋放出來，腳落地時，又迅速將地面反作用力吸收進小腿筋膜裏，轉換為彈簧的彈性位能，儲存在筋膜裡，等下一次再跳起時，就能夠立即再次將能量釋放出去。如果可以做到這樣，那麼跳起時一點都不費力，落下時感覺觸地的腳步也會很輕盈，並且有可以馬上再跳起的彈性，感覺像是可以反覆跳很久都不會累，所以跑起來就可以比較輕鬆不疲勞。如果可以多做一些下肢反彈訓練，除了可以讓我們跑得更快、更久，也可以讓日常行走更輕盈、省力。

利用預先的反向動作訓練筋膜

所謂預先的反向動作，就是當我們想要往某個方向發出很大的力量時，身體會先往另外一個方向移動，讓肌肉伸展開來，然後再用力收縮，這樣收縮的力臂比較長，就能夠輸出比較大的力量。其實，日常生活中的很多動作都有用到這個技巧，只是常常都是在不知不覺的情況下發生的。例如：當我們想要跳得比較高的時候，通常會先蹲下，再用力跳起，蹲下這個動作就是跳起的反向動作；又或者，如同所有的球拍類運動一樣，要揮拍之前就要先拉拍，拉拍就是揮拍的反向動作；又如同踢球的動作，要向前踢球之前，必須先將腿整個往後擺，當往後擺的速度越快且幅度越大時，往前踢的力量就會越大。

讓我們想像一下投手投球的動作。當投手預備要投球的時候，會先將手臂盡量往後旋轉，向外延伸，脖子也會轉向另外一邊，甚至連臉部的筋膜都會往另一個方向拉緊；在力臂最長的狀態之下，所有協同作用的肌肉都用力收縮，讓手臂向內旋轉擺動，使球在離手之前盡可能的加速再釋放出去。這個投球的分解動作，相信大家一定都不陌生，因為每個投手的動作大概都是這樣，只會有一些微小的差別，但為什麼投球的動作就應當如此呢？因為這就是人類拋擲動作，能夠達到最大輸出力量的動作模式，只要是將東西丟出去的動作，都是類似的動作軌跡。

那麼這個動作模式到底跟筋膜有什麼關係呢？讓我們來剖析這個動作模式背後的原理，第一：利用伸展收縮循環（stretch shortening cycle）。因為肌肉被極度伸展之後，自然而然就會跟隨一個收縮反射，可以利用這個現象來促進肌肉力量的輸出；第二：這個伸展拉長的延伸動作，可以將筋膜拉緊。筋膜就像是橡皮筋，橡皮筋在靜止的時候無法自主收縮，但是如果將橡皮筋拉緊，橡皮筋就儲存了彈性位能，只要一放開手就可以瞬間轉變成縮短的能量，就像弓拉得越滿就可以將箭射得越遠，因此，只要將筋膜在動作前預先拉緊，就能夠將緊繃的筋膜能量釋放在接下來的動作之中。為此，若能有效地利用「預先反向動作」這個模式，就可以將肌肉的力量與筋膜的張力，加乘在一起釋放出來，除了可以產生更大的力量之外，也可以讓動作變得協調且順暢。

想要練習預先的反向動作，壺鈴訓練是一個不錯的方式，因為壺鈴的一邊是握把，另一邊則是重量，因此，壺鈴的許多訓練動作，都需要先將壺鈴往反方向去拉，然後才能比較快與順暢的將壺鈴甩出去，所以，很多壺鈴的訓練動作都是很好的筋膜彈性訓練方式。

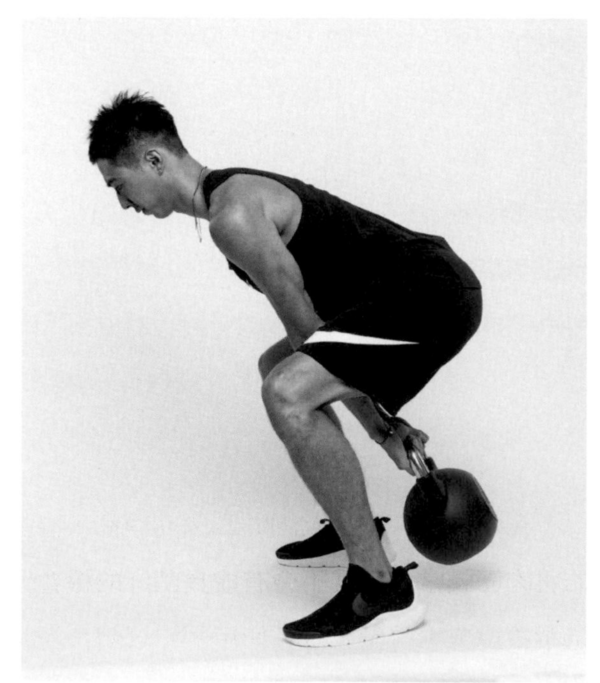

▲ 壺鈴的重量與使用方式，能有效訓練筋膜彈性。

如何有效訓練筋膜？

筋膜彈性並非憑空得來，
不同的訓練方式會使每個人的筋膜有不一樣的性質與走向。

有變化性的訓練，相較於單調重複的訓練動作，更能夠讓筋膜變得強壯，這個變化性可以是動作角度的變化、節奏的轉換，甚至是負荷的改變。簡而言之，避免讓訓練模式「一成不變」，這樣才能夠刺激活化到身上不同的筋膜。

此外，單獨訓練某條肌肉，或者是單關節的訓練，對筋膜的刺激也比較少，例如：健身器械（肩推或者膝伸直等固定式器材）對筋膜的刺激就比自由重量（啞鈴或者壺玲）少很多。原因是健身器械的設計是針對單一肌肉，訓練時會將其他關節固定在穩定的狀態之下，只單獨活動某一個關節，讓某一個特定的肌肉收縮。

雖然這樣可以增加特定肌肉的力量，或者讓特定肌肉肥大，但是，器械訓練的缺點就是周圍其他的肌群或者筋膜，完全被固定住了。所以，在器械訓練時，周圍的肌肉筋膜都不需要收縮和做功，因此，周圍的肌肉筋膜當然也就不會有成長茁壯的機會。為此，筋膜的訓練盡量還是選擇用自由重量，避免使用固定式健身器材，這樣才能夠多角度、多樣強度變化，達到刺激筋膜的目的。

改變仰臥起坐的起身角度，就能鍛鍊到更多筋膜

舉例說明這個原理：仰臥起坐只能刺激到軀幹中央某部份筋膜（部分的淺前線和深前線），但如果能夠增加動作的角度變化，例如，仰臥起坐加上旋轉身體，那麼就可以多訓練到軀幹的螺旋線；又如果仰臥起坐加轉體，再加上對側的腳往前延伸，意即身體往右轉就伸出左腳，那麼就會多刺激到下肢部分的筋膜，例如淺前線、深前線與螺旋線；而上述的動作如果再加上雙手握小啞鈴，在轉體伸腳的同時將雙手延伸出去，那麼這個複雜的動作，就同時還會訓練到手臂線的筋膜。

其實，仰臥起坐已經比坐在健身器械上做捲腹，更能刺激到更多身體穩定肌群了，但是如果可以將動作一層一層疊加上去，增加動作的角度變化、負重、難度與複雜度，每增加一種挑戰度，就可以刺激到更多的筋膜，不僅能擴大筋膜線被訓練的範圍，也能夠提高筋膜被刺激的強度。換言之，訓練的強度越高，使用到的範圍越廣，筋膜訓練的效果就會越好。

相同的道理，如果你只是一直騎腳踏車，一直重複這個單調且相同的動作，即使你騎得再遠再快，除了心肺系統之外，其實大部分只訓練到大腿的肌肉，增加了大腿肌群的力量，但卻沒有辦法有效訓練到筋膜，筋膜的彈性也就無法增加；其原因就是騎車這個動作所用到的筋膜範圍太小且太侷限。事實上，騎腳踏的動作非常單調且重複，幾乎不需要用到筋膜的彈性或者力量，除非是騎車上坡，或者站起來騎車等較複雜有變化的動作，否則筋膜是完全無法被強化的。

筋膜訓練的六大原則

最好的筋膜訓練是將動作一層一層疊加上去，
每增加一種挑戰度，就可以刺激到更多的筋膜。

現在我們已經知道過於單調、低強度、節奏一致的重複性動作，對於筋膜訓練沒有幫助。此外，我們要如何檢視自己在做的訓練或運動，是否能有效訓練筋膜呢？以下提出六大原則，各位不妨自我檢視一番：

1. 全身性的動作比局部性的動作好

在設計筋膜訓練動作時，全身性的動作比局部性的動作好，也就是盡量是以「活動到越多的身體部位越好」，為什麼呢？舉例來說，跳躍比深蹲的動作涵蓋更多的範圍，因為跳躍除了需要先蹲下之外，還要用力跳起，那麼用力跳起的這個階段就會用到小腿後側肌肉，這個部位是單純深蹲動作不會去用到的位置。此外，大腿前側與臀部肌肉的力量，在跳躍動作中也比深蹲動作中用到更多。

此外，深蹲並沒有落地緩衝這個部分，跳躍才有，而落地緩衝這個部分，會挑戰到更多下肢肌肉離心收縮的力量以及筋膜延展的彈性，所以，跳躍對於筋膜的刺激大於深蹲，訓練效果也會比較顯著。因此，原地垂直跳、左右跳或跳箱等這類型的動作，對筋膜的訓練效果，就會比深蹲、分腿蹲或側蹲還要好。

同理，如果將動作涉及的範圍再擴大來看，波比跳的訓練效果又比單純地跳躍更好，因為波比跳是垂直跳與伏地挺身的結合，比跳躍多了軀幹穩定度與上肢力量的挑戰，能夠刺激到更多的深前線，並且多了手臂線的參與。

由上述介紹可知，設計筋膜訓練動作的時候，全身性的訓練比局部訓練的效果好，除了訓練的範圍會比較廣泛之外，訓練的強度也會因此提升，更能夠改善全身筋膜的協調性，所以，應該要盡可能的利用全身性的動作來做筋膜訓練。

2. 長筋膜線的動作比短筋膜線的動作好

同樣是訓練某條特定的筋膜線，如果可以一次訓練到「整條」筋膜線，會比分段訓練或者只訓練某一段的效果好。舉例來說，做彎曲手肘舉起啞鈴的訓練，這個動作只練到前手臂線裡的二頭肌與附近的筋膜，但如果是拿球拍做揮拍動作，那麼整條前手臂線的肌肉與筋膜都會被訓練到；如果揮拍前再加上拉拍動作，那麼對筋膜刺激的強度就更大了；再者，如果揮拍可以順帶旋轉身體，那麼除了整條前手臂線外，還能多訓練到螺旋線。

再舉一個例子，如果拿彈力帶綁住腳踝，做膝蓋反覆彎曲、伸直的訓練，那麼就只能夠訓練到股四頭肌與附近的筋膜，但如果將動作改成踢球的動作，那麼整隻腳必須先往後擺動，再向前伸直踢出，這個動作就能夠刺激到幾乎整條淺前線筋膜。

又或者說，健身房中的軀幹旋轉器械訓練，必須雙腳固定跪在機器上，然後轉動上半身，但是這個動作只訓練到上半身的螺旋線；但如果將動作改成轉身拋接藥球，那麼不只是上半身的螺旋線，甚至從骨盆到下半身部分的螺旋線筋膜也都會被訓練到。

因此，如果訓練的目標是筋膜，那麼就應該將動作做一些修改，盡量以筋膜的走向去設計，且盡量涵蓋同一條筋膜線越大的範圍越好。

3. 發力次序要從中心到四肢

預備動作是遠端肢體做反方向的延伸，也就是前面講的「預先的反向動作」，但是，這個預先的動作並非靜態的往反方向伸展就可以了，而是動態的往反方向預先延伸，整個過程都是持續在動，沒有靜止或停下來的時間。此外，動作的起始必須從身體的近端開始發力，也就是先從身體的核心肌肉群啟動，再依序由內而外，從中心到外圍，從軀幹到四肢有順序地啟動肌肉。

聽起來似乎有些複雜，但其實很簡單。**在皮拉提斯的訓練中，常常會使用到類似的概念：一切的動作都從穩定核心開始，核心肌群先收縮穩定住軀幹之後，再收縮軀幹旁邊的肌群，接著才會收縮四肢的肌肉**。舉例來說，要完成一個網球右手單手反拍的動作時，必須先將右手臂往身體左側擺動，讓手臂做一個反方向的動態延伸；接著，當要向右、向後揮出且打開手臂之前，胸椎旁的肌肉應該收縮好，然後肩胛骨周圍的肌肉再收縮，將肩胛骨穩定住之後，棘下肌、小圓肌和後三角肌接著再收縮，此時手臂才會出現向後揮開擊球的單手反拍動作。如果在打到球之前，肌肉收縮的次序可以照著這個規則，那麼在擊球的瞬間，筋膜的力量就更能夠發揮出來。

發力次序正確，除了能將筋膜的力量完整發揮出來之外，也能降低受傷的發生機率，為什麼呢？以單手壺鈴擺盪的動作來說明，當我們要揮動壺鈴的時候，如果倒過來從遠端到近端依序發力，也就是手臂肌肉比肩膀周圍肌肉先啟動，那麼壺鈴開始擺動時，肩關節還處於不穩定的狀態，所以肱骨頭就很容易被往前推擠出來，造成肩部的傷害。由此可見，由近而遠的發力順序除了能增加動作的穩定度之外，也能減少運動傷害的發生。

因此進行筋膜訓練時，不論是基於優化力量的發揮或穩定關節、減少傷害，都應該要遵循這個由近而遠，由內而外依序收縮的的規則。

4. 動作逐漸複雜，避免單調重複

訓練筋膜比訓練肌肉要花更長的時間，一般來說，筋膜徹頭徹尾的汰舊換新需要六個月至兩年的時間，這個時間遠比肌肉成長的時間長多了。那麼，到底是什麼因素決定了筋膜汰換的時間長短呢？如果知道這個速率的決定因素，或許就能提高筋膜訓練的成效了？

原則上，筋膜訓練成效的速率決定因素就是訓練的「複雜度」與「難度」，因為，如果每次筋膜訓練的動作都很簡單重複，那麼，筋膜被刺激的程度就會很小，訓練的效果自然也就不會好，筋膜汰換的速度就會很慢；反之，若訓練的複雜度與難度能夠逐漸提高，訓練的效果就會比較好，那麼筋膜汰換的速度也就會比較快；也就是說，訓練的複雜度與難度大小影響了筋膜的汰換速度，到底是只需要六個月或是漫長的兩年之久。

換句話說，筋膜對訓練方式也會有適應性的問題。一旦筋膜適應當前的訓練動作，那麼訓練的效益就會大幅度地降低，因此，訓練應該要逐漸地去「增加動作的複雜性」和「減少動作的重複性」，這樣對筋膜的訓練效果會比較好。舉個例子來說明，越野跑對筋膜的刺激，就會比在操場上繞圈慢跑要高出很多，因為越野跑的場地不規則，有上下斜坡，有樹木土堆等障礙，還有需要跨過的溪水等，全身的筋膜必須要因應這些地形，迅速地做出反應，所以越野跑的動作複雜度就比在操場跑步要高出許多；此外，武術套路也會比單純的蹲還要複雜，因為武術套路需要將許多蹲、跳、迴旋踢等動作連貫起來，一氣呵成流暢的演出，因此，就會比單純的蹲，例如弓箭步蹲或者深蹲等，對於筋膜訓練的效果高出很多；又或者拳擊動作中，除了練習出拳外，若再加入閃躲對方攻擊的動作，也會提高動作的複雜性，並且增加筋膜訓練的效果。

由上述可知，決定筋膜訓練的效果，訓練的複雜度與難度非常重要。話雖如此，仍然有其他影響筋膜汰換速度的因素，例如睡眠或營養狀態等，所以想要得到最快速的筋膜訓練成果，必須要面面俱到才行。

5. 重量大小皆有益，不用執著高負荷訓練

對肌肉訓練來說，可以舉起越高重量的啞鈴或槓鈴，也就是重訓負荷越高，對肌肉的刺激就越大，肌肉就可以更快的成長茁壯，所以，

對肌肉來說若可以承受越大的重量，肌力成長的訓練效果就越好。**但是，筋膜訓練跟肌肉訓練不一樣，高負荷與低負荷對筋膜產生的刺激結果不同，而且沒有好壞之分**，高負荷並不一定優於低負荷，主要是因為負責承受大重量的筋膜，與負責承受小重量的筋膜不同，而這兩種不同的筋膜都需要被刺激：高負荷刺激負責高負荷的筋膜，低負荷刺激負責低負荷的筋膜。

因此，進行不同重量的負荷訓練，身體的筋膜自然會有不同的應對策略，所以，筋膜訓練不應該追求持續地增加重量，或者只執著在高重量的訓練，應該各種重量都練習，高低負荷都有，這樣才能更全面地刺激到所有的筋膜。

6. 動作節奏應有快有慢，變化多端

筋膜訓練的另一個容易被忽略的重點就是節奏，單調的訓練節奏，筋膜很快就會適應了，一旦適應了，訓練效果就會大打折扣了。因此，筋膜訓練的節奏最好要變化多端，即使是類似的訓練動作，如果可以改變訓練的節奏，對筋膜又是一個新的挑戰與刺激。

請大家想像一下，以彈跳床訓練為例，只是反覆的用同一個節奏去跳，除了心理上感覺無聊之外，只有練到肌肉疲乏痠痛，筋膜則是不會有太大的成長，因為筋膜早就適應了。但如果可以用不同的節奏去跳，有快有慢，這樣刺激到的肌肉與筋膜都會不斷的在變化，如此，筋膜訓練的效果就會比較好。因此，節奏變化太少，或者同樣的動作都用同一個節奏，或者不同的動作也都用同一個節奏，不論在心理上或筋膜的生

理上，都會很快就覺得無趣並且適應了，但是，如果在訓練時，可以重視節奏的變化，那麼，即使是同樣的動作也會有不一樣的收穫，尤其是筋膜的成長。

訓練筋膜時的注意事項

1 避免動作太過僵硬乾澀

訓練時，動作應該要輕柔有彈性，不可以太過乾澀與僵硬。以跳繩為例，如果用腳跟落地，這樣的動作看起來就十分的僵硬，而且對腳跟會產生很大的震盪與衝擊，如此並沒有辦法訓練出筋膜的彈性，只是徒增傷害而已。但是，如果可以用前腳掌輕柔的落地，像貓咪從高處跳下一樣沒有製造出任何聲響，那就能夠練出筋膜的彈性。

2 避免突然轉換方向

無預警且唐突地變換動作方向，對於筋膜彈性的訓練是沒有幫助的，甚至會增加受傷的風險。尤其是不流暢或者太僵硬的動作，例如，向前衝刺突然急停，轉換成向右衝刺，又或者現前的直拳，突然轉彎變成勾拳等。因此，筋膜訓練應該避免突然的轉換方向，應該要追求動作的順暢跟圓滑，讓動作是一氣呵成地做完。如果非要變換動作的方向，也必須要非常流暢才可以。

3 避免依賴大肌肉收縮

訓練筋膜的時候，應該要盡可能地利用筋膜回彈的特性完成動作，而不是依賴大肌肉群的收縮去產生力量。也就是說，要盡可能的減少使用大肌肉群的力量，並且要盡量去控制動作的品質，讓動作輕鬆且流暢地完成：**輕鬆就是不依賴大肌肉收縮，流暢就是增加筋膜的貢獻度**。如果能夠減少對大肌肉群的依賴，才能讓筋膜在動作訓練中發揮更大的作用。

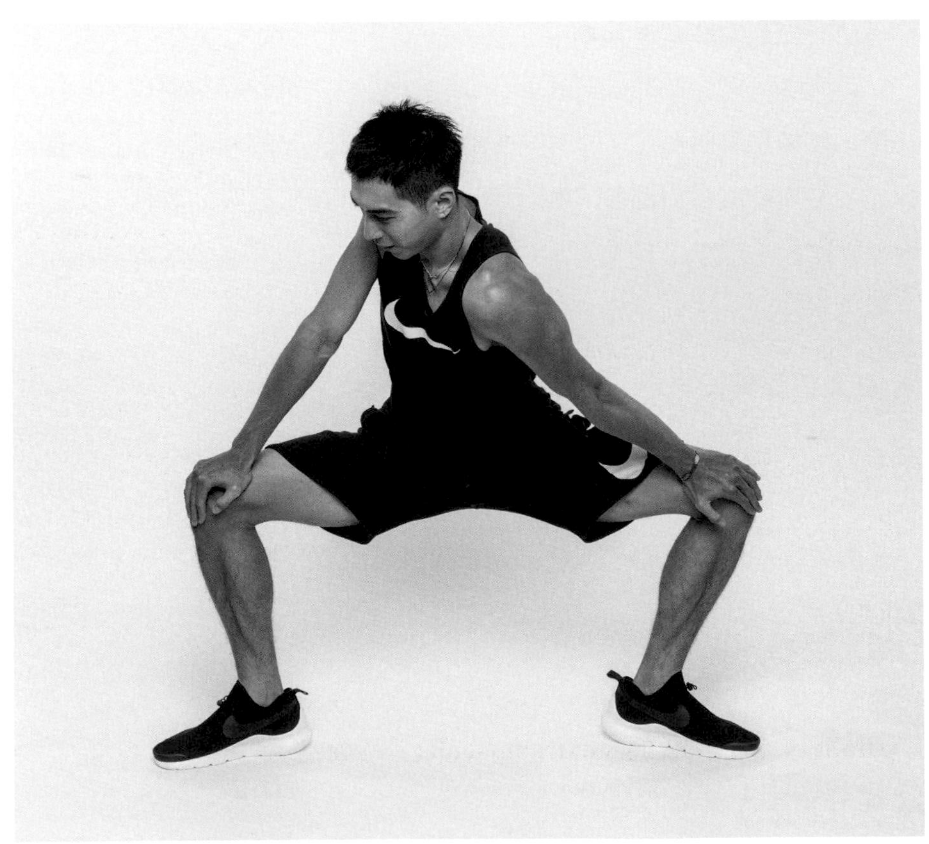

▲ 複雜度高、多變化的動作，對於筋膜的訓練效果最好。

訓練過程中的筋膜變化

一般觀念大多認為只有「伸展」才能給予筋膜拉力刺激，
其實「肌力訓練」也可以給予筋膜刺激。

我們在伸展與肌力訓練時，肌筋膜到底發生了什麼變化？是變圓？變扁？變長？還是變方？這個問題可以從《Training principle of fascial connective tissue》中，找到最簡單的模型，來解釋伸展與不同肌力訓練的當下，肌筋膜產生的變化。

首先，來解釋圖中使用的標示意義，肌筋膜分成 A、B、C、D 四種狀態。此外，圖中用四條紅色小直線代表肌肉收縮與否的狀態，「粉紅色」是「肌肉放鬆」，「深紅色」是「肌肉收縮」；用藍色曲折線代表筋膜是否有承受拉力，「淡藍色」表示筋膜「沒有受到拉力」，「深藍色」表示筋膜「有承受拉力」。而筋膜根據「分布位置」與「纖維走向」的不同，分成串連的（serial）、橫向的（transverse）、平行的（parallel）和肌肉外的（extramuscular）四種。

A 什麼都不做

肌肉放輕鬆沒有收縮，所以可以看到淡紅色的四條小直線；也沒有任何伸展的情況，因此可看到四種筋膜都放上淡藍色小曲折線，表示沒有承受任何拉力的狀態。

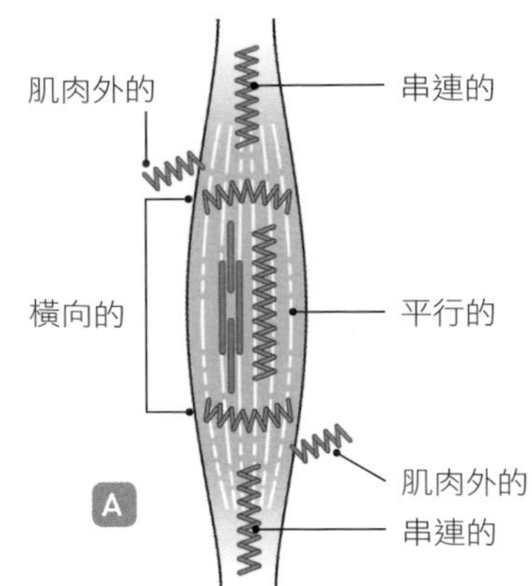

B 主動收縮

一般肌肉收縮時的狀態。因為肌肉收縮，所以可以看到深紅色的紅色小直線縮短；此外，串連的與橫向的筋膜則為深藍色的小曲折線，平行的與肌肉外的筋膜則為淡藍色小曲折線，這就表示當肌肉主動收縮（向心收縮）時，只有「串連的」與「橫向的」這兩部分的筋膜有承受到拉力。

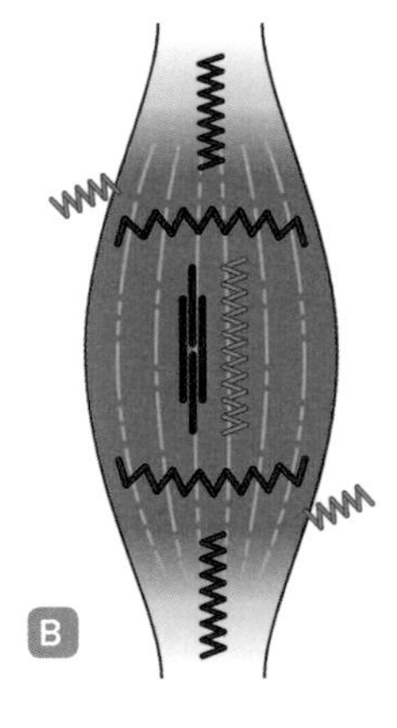

C 被動伸展

一般靜態伸展時的狀態。肌肉放鬆但長度增加，筋膜中只有「平行的」和「肌肉外的」這兩個部分有承受到拉力，其他則沒有。或許大家會產生一個疑問，那就是拉筋時，為什麼只有平行的筋膜有受到拉力，但是串聯的筋膜卻沒有呢？因為當肌肉放鬆被伸展時，肌肉本身比兩端的肌腱組織更柔軟，所以伸展的力量都被肌肉本身吃掉了，也就是說，伸展的拉力都被肌肉內的「平行的」筋膜吸收掉了。

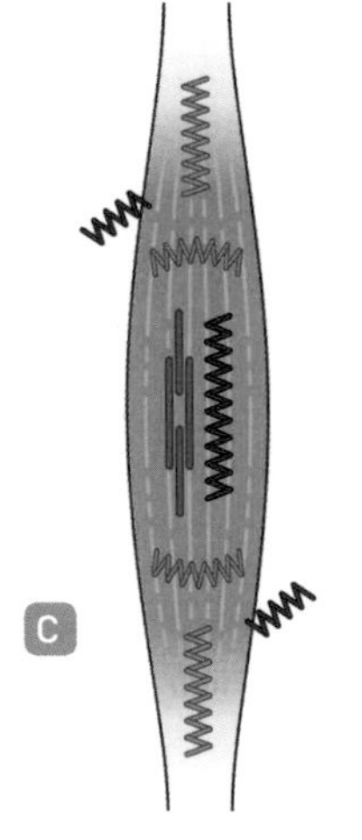

D 伸展同時給予負荷

肌肉伸展與肌肉收縮同時發生的狀態。肌肉的長度因為被伸展而增加，同時肌肉主動用力收縮，此時，有承受拉力的筋膜為「串連的」、「平行的」和「肌肉外的」三種筋膜。

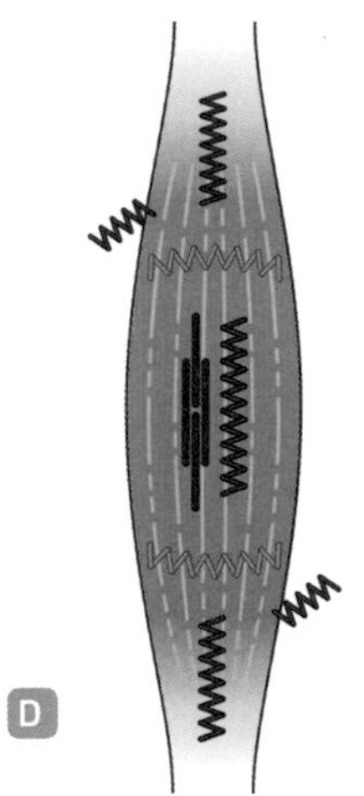

肌力訓練，也可以給予筋膜刺激

從以上這四張圖，我們可以知道兩件事情：

第一：「 主動收縮」（類似肌肉向心收縮的狀態）、「被動伸展」、「伸展同時給予負荷」（類似肌肉離心收縮的狀態），這三種都可以作為筋膜訓練的方式，只是效果會發生在不同的筋膜而已。

第二：「伸展同時給予負荷」的情況下，除了「橫向的」筋膜外，「串連的」、「平行的」和「肌肉外的」這三種筋膜都有承受某程度的拉力刺激，而「主動收縮」、「被動伸展」中都各自只有兩個部分的筋膜受到刺激。因此，如果選擇「伸展同時給予負荷」這樣的方法去訓練筋膜，可能最有效率。

總的來說，**過去一般觀念大多認為只有「伸展」才能夠給予筋膜拉力刺激，其實「肌力訓練」也可以給予筋膜刺激**。再進一步說明，肌力訓練中的兩種形式，包括向心收縮或離心收縮，都可以給予筋膜刺激。因此，筋膜訓練的方式不只有「伸展」，肌力訓練也是筋膜訓練的一種好方法，甚至離心肌力訓練對筋膜的訓練效果，並不會輸給伸展。

體感，就是筋膜的感知能力

所謂的體感，就是對軀幹和四肢的意識，換言之，「體感」就是「人類對於自我身體的感知」。體感好的人，對於身體或者四肢的相對位置比較敏感，也就比較能夠知道自己的每個身體部位在哪裡，延伸了多長或者內縮了多少、彎曲或伸直了多少、緊繃或放鬆、緩衝或加速等。相反的，體感差的人，對於身體部位的定位能力就比較遲鈍，也比較無法詳細的分辨以上的感覺差異。

舉例個生活中最簡單的例子來說明：開車的時候，如果想要拿放在後座上的一個東西，我們通常會轉頭過去看一眼東西的位置，頭就轉回來繼續看著前面開車，然後手往後伸去拿東西。如果是體感好的人，看一眼就知道東西距離身體有多遠，在哪個角度上，可以精準的控制手伸出去的長度跟角度，所以，體感好的人好像是一伸手就可以那麼剛好碰到要拿的東西。但如果是體感不好的人呢，雖然也可以看到東西放在哪裡，但是，卻無法將手精準的伸到東西擺放的位置，通常還要左右擺動手臂搜尋一下才能碰到東西；這就是體感好壞的差異。

過去，常常將體感與本體感覺畫上等號。所謂的本體感覺就是指關節位置的感覺，這需要解釋一下，當你做出一個彎曲手肘或者手指的動作時，即使你閉上眼睛，也能夠知道手肘與手指彎到哪裡了，所以，訓練有素的人閉上眼睛也能夠彈鋼琴、閉上眼睛也能夠投進三分球、不看鍵盤也能夠打字。因為，這些活動可以直接由本體感覺與中樞神經間的連結來操控，並不需要經過視覺的回饋，這就是所謂的本體感覺；但「本體感覺」能夠代表「體感」嗎？

其實不是，體感並不是本體感覺而已，體感應該是筋膜的感知能力，因為在筋膜理論出現之後，就有越來越多的研究發現筋膜內存在著大量的感覺接受器，筋膜內的感覺接受器可能是肌肉內的十倍之多。

舉例來說明：肌肉內有一個叫做肌梭的構造，負責偵測肌肉的長度，可以避免肌肉被拉得過長而斷裂。然而，一個肌梭的周圍，大概會有十個感覺接受器存在於筋膜內，所以，在肌梭感受到長度過長的危險訊息前，旁邊筋膜內的感覺接受器就已經知道了，那麼，就可以更快作出反應。因此筋膜的感知能力，其實是遠遠大於關節的本體感覺或者肌肉內感覺接受器的，所以「筋膜的感知能力」比較能夠代表所謂的「體感」。

良好的筋膜感知能力，可減少受傷機率

反過來說，想要提升體感，就必須從筋膜感知能力的訓練角度著手，而不能只是去做本體感覺的訓練。那麼，該如何訓練筋膜的感知能力？要如何才能夠進步呢？

在訓練的時候可以藉由刺激皮膚表面去增強筋膜感覺，而且應該避免單一關節的動作，盡量讓動作延伸跨越多個關節，這樣才能讓筋膜的感覺系統被激活。此外，要特別注意在訓練過程中，不要過度強調本體感覺，而是讓自己去感受身體筋膜的變化，去感受利用筋膜張力完成動作的感覺。如果可以敏銳的感受到筋膜滑動、鬆緊或者形變，便可以有效地將筋膜的力量在動作中發揮出來，那麼筋膜的感知能力訓練就成功了。此外，若能擁有好的筋膜感知能力，也就可以大幅降低受傷的機率。

畢竟，人體感覺系統的分布方式並不是照著解剖學上的肌肉功能來設計的，而是根據人體動作的模式去設計，也就是說，體感是「任務導向」的而非「肌肉導向」。因此，筋膜內分布著密集的感覺神經是有其深奧的意義，經由比本體感覺更快更準的「筋膜感知能力」，才能夠讓人體做出更流暢且協調的動作。

認識主宰身體的八條筋膜線

人體裡的肌肉筋膜連線以各種方向連貫、縱橫地將身體支撐起來，幫助我們產生各種動作與維持正常體態。

我們已經知道身體裡有肌肉筋膜的連線，就是所謂的筋膜線，這些筋膜線以各種方向連貫、縱橫地將身體支撐起來，並且幫助各種動作的產生，而筋膜線最容易產生的問題是無力、脫水、緊繃以及沾黏等，因此在上一本書，我們介紹了該如何伸展去降低緊繃、如何自我按摩去鬆開沾黏，恢復筋膜的含水量等，而筋膜也可以利用向心或者離心收縮的訓練方式，去加強筋膜的力量與柔軟度；這些都是我們對筋膜的一些基礎認知。然而，筋膜的功用不僅僅於此，在這本書中，我們要介紹筋膜的另一個非常重要的功能，那就是「筋膜彈性」。

若將筋膜組織換成彈簧的構造來看，想像一下，筋膜內有無數的彈簧，且筋膜內的彈簧不是只有一長條或一大條的形狀（也就是說一條筋膜線並不是一條大彈簧）。事實上，從微觀的角度來看筋膜線，一條筋膜線是由許多段的彈簧所組合而成。從一條肌纖維裡面與外圍的微小彈簧開始，這些微小的彈簧經由串聯與並聯，組成一個小彈簧，而許多的小彈簧，同樣經由串聯與並聯，構成中彈簧，再構成筋膜線裡的大彈簧。由此可知，如何訓練筋膜彈性，也就與如何訓練筋膜中這些許許多多、密密麻麻、大大小小的彈簧有關係。

筋膜「彈性」的好壞，攸關行動靈活度

筋膜的彈性功能，其實深深地影響我們日常生活，同時也影響著運動表現，如果筋膜的彈性良好，那麼動作就會變得省力且流暢、行動更敏捷、身體不易感到疲勞，並減少傷害的發生。

接下來，我們會就人體八條筋膜線的解剖構造與走向，做詳細的解說，並且告訴大家受傷時該如何修復，以及日常生活中該如何去活化肌筋膜等。然後，下一步就是如何將平凡的肌筋膜訓練鍛鍊成有彈性的肌筋膜。我們將分成這三個階段來設計筋膜訓練的動作，幫助大家擁有健康有彈性的肌筋膜，這樣一來就可以預防很多肌肉或者關節的疼痛，並且降低運動傷害的產生，甚至還可以提高運動表現喔！

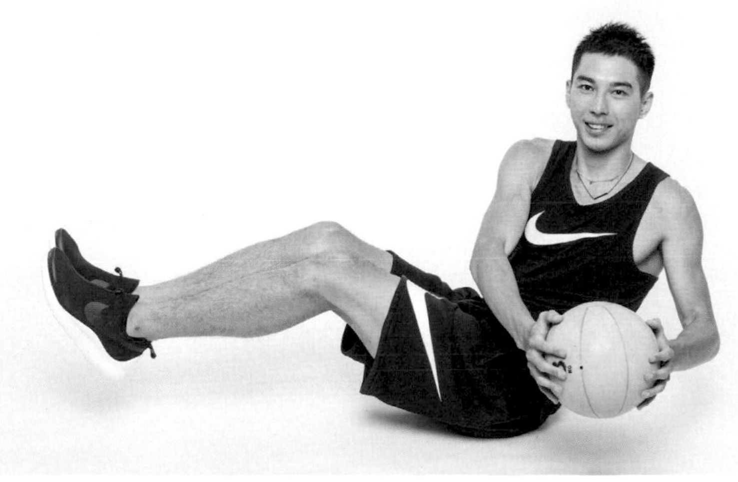

▲ 鍛鍊筋膜彈性，是提升身體靈活度、增強健身效果和運動表現的祕密。

Part 1
淺背線

負責維持人體「直立姿勢」，
將身體像「帆船的桅」一樣垂直地拉起來。

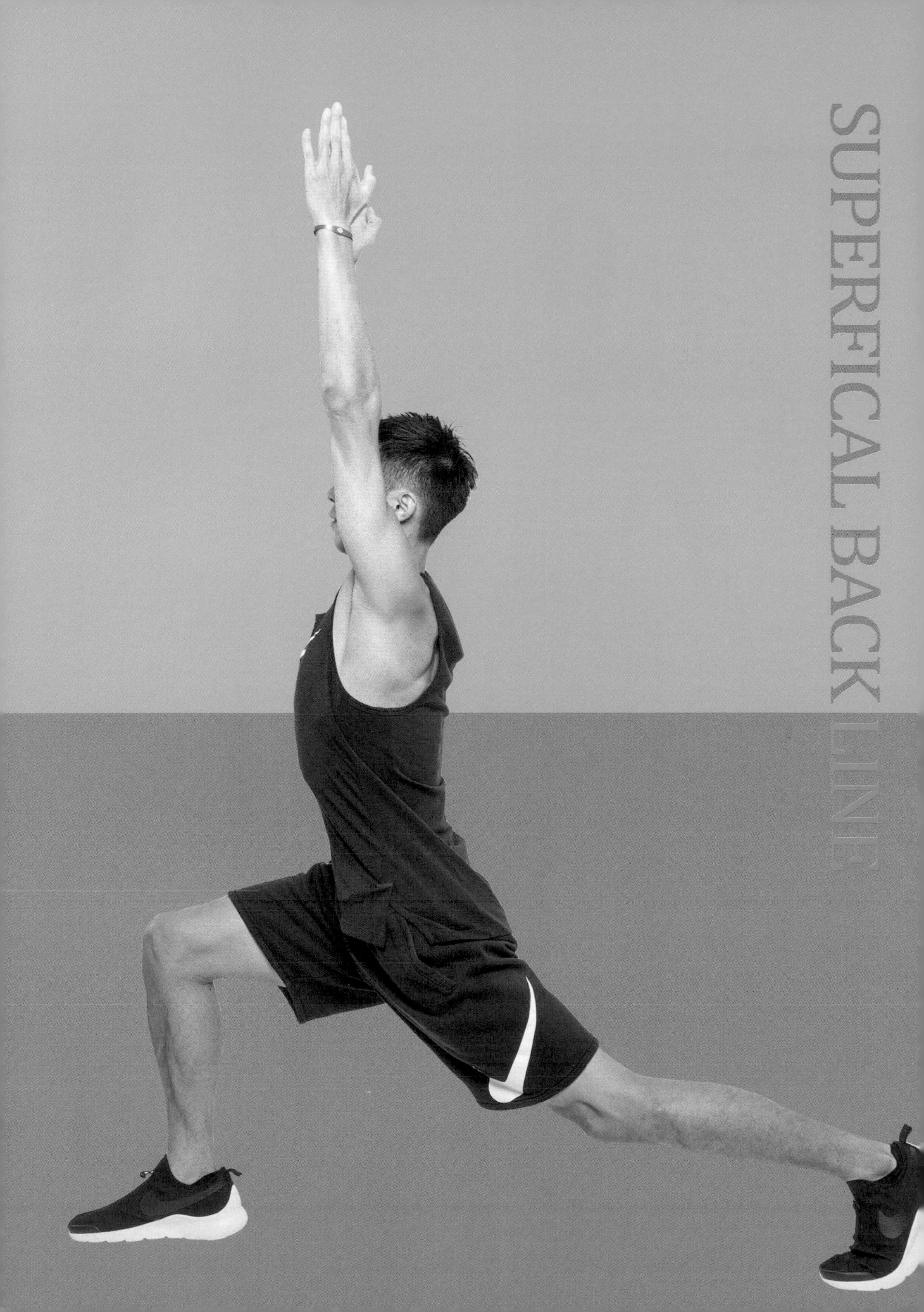

SUPERFICAL BACK LINE

淺背線

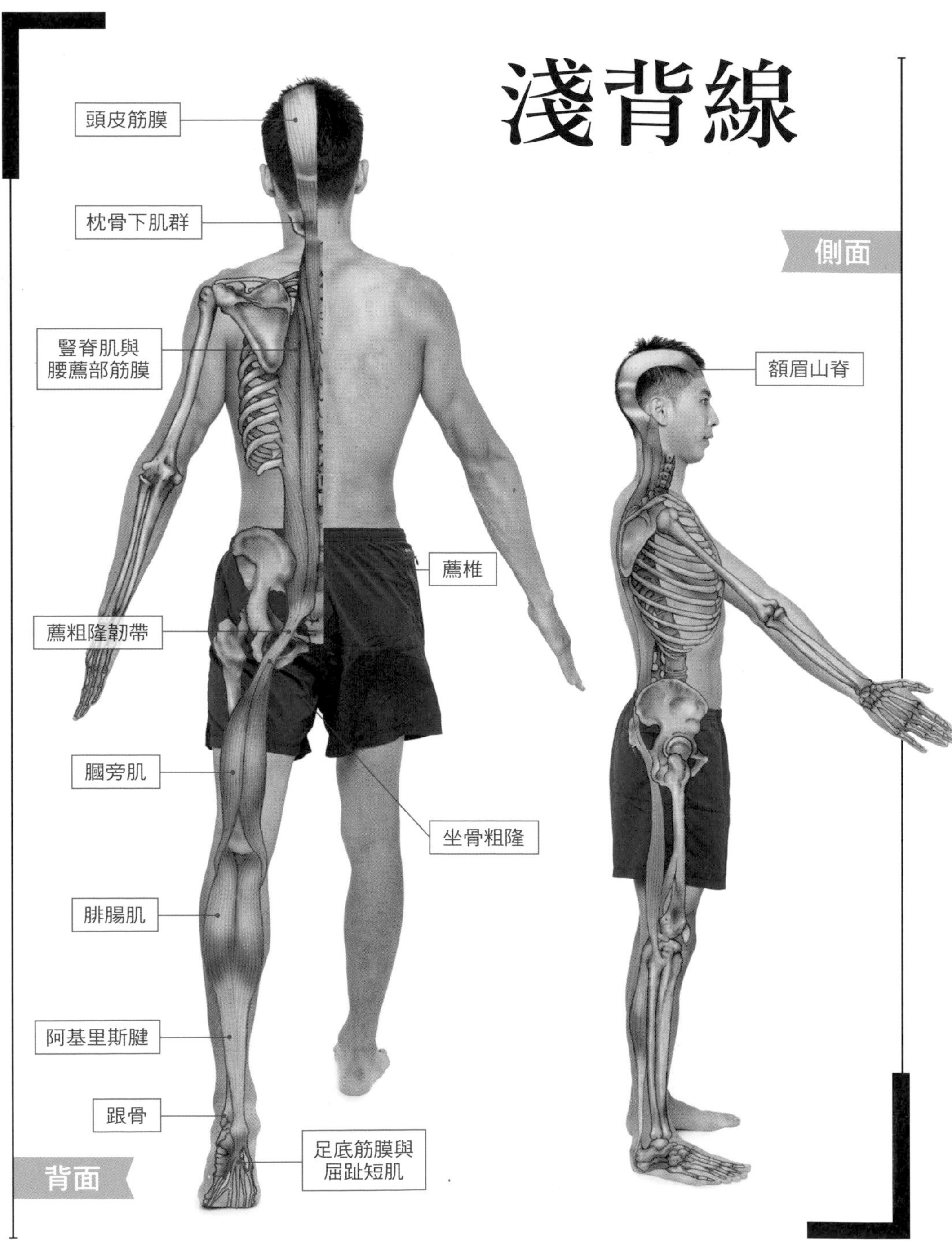

頭皮筋膜
枕骨下肌群
豎脊肌與
腰薦部筋膜
薦椎
薦粗隆韌帶
膕旁肌
坐骨粗隆
腓腸肌
阿基里斯腱
跟骨
足底筋膜與
屈趾短肌
背面
側面
額眉山脊

▸▸▸ 淺背線的路徑

淺背線是位於身體背面淺層的筋膜線，從頭到腳縱貫全身。讓我們先從腳底開始介紹：首先是腳底的**足底筋膜**與**屈趾短肌**，繞過**跟骨**之後往上走，就是人體最大的一條肌腱，稱為**阿基里斯肌腱**。

接著是小腿後側的**腓腸肌**肌肉，經過膝窩之後繼續往上，就是大腿後側的**膕旁肌**，又稱為腿後肌。膕旁肌連接到**坐骨粗隆**之後，部分的肌腱與**薦粗隆韌帶**相連，繼續往斜上方連接到**薦椎**，經由**腰薦部筋膜**與**豎脊肌**相連。

豎脊肌位於脊椎的兩旁，是穩定脊椎非常重要的肌群，包含著長、中、短三種類型的肌肉，層層疊疊的包覆著脊椎關節。從薦椎包覆到頸椎，接下來就是頸椎與頭骨之間的**枕骨下肌群**，再往上走就是頭頂的**頭皮筋膜**（galea aponeurotica），繞過頭頂之後，連接到眉毛處的**額眉山脊**（frontal brow ridge）。

▸▸▸ 淺背線的功能

從頭到腳的這條淺背線，是維持人體「直立姿勢」非常重要的肌筋膜。在靜態下，淺背線最主要的工作就是「全天候的支撐身體」，因此，這條筋膜內除了有許多耐力型的肌纖維外，例如豎脊肌群，還具備了許多非常強韌與可耐重的肌腱與韌帶組織，例如阿基里斯肌腱、薦粗隆韌帶與腰薦筋膜等。這些肌肉與筋膜的特殊結構，都是為了將身體像「帆船的桅」一樣垂直地拉起來。

相對於此，在動態上來看，淺背線肌筋膜負責的其實是「推進身體」的力量。首先，脊椎旁的肌群會先收縮將人體的背部拉緊，保持一個向前發射的張力，接著，大腿與小腿後側的肌群就可以全力的收縮。大腿後側的肌肉負責抓地，小腿後側的肌肉負責彈起，這樣就能夠讓人體產生一個「向前移動」的加速度。

因此，淺背線是推進身體加速度的主要來源，就像是車子的馬達一樣，如果想要提升加速的能力，就必須要從淺背線著手。

▸▸▸ 淺背線功能好時，身體會有什麼表現？

1 抬頭挺胸、背脊正直的關鍵

淺背線經過一段對人體而言非常重要的肌肉，那就是從薦椎到頸椎，整個人體背面脊椎兩旁的肌肉群。在這個肌肉群中最深層也是最短的肌肉，只有連接了相鄰的兩個脊椎骨；而中等長度的則跨過數個脊椎長度；至於最淺最長的則一口氣從頭到尾貫串整個脊椎。

這三層脊椎旁的肌肉將脊椎一塊一塊連接起來，讓脊椎可以做出前彎、後仰、旋轉等動作，同時也一層一層包覆保護著脊椎，讓脊椎穩定不容易受傷。也由於這條淺背線肌筋膜在人體的背後拉撐著，脊椎才能垂直於地面，人才能抬起頭、挺起胸、直起背來。因此，才會說淺背線的支撐力是讓人抬頭挺胸、背脊正直的關鍵。

2 眼球與身體動作協調的祕密

淺背線最上端的肌肉稱為枕骨下肌群。位於枕骨與上頸椎間的這些小小肌肉裡，含有非常精密的感覺接受器，負責眼球、頸部和整個脊椎動作之間溝通的橋樑，任何眼球的細微動作都可以牽動這些小肌肉的張力，進而協調整個脊椎旁肌肉的動作。這個機制是為了加快反應速度，提高警覺，保護人身安全。舉例來說，我們過馬路時都會左顧右盼，當發現眼睛轉向右方時就會牽動到枕骨下肌群，這時頭會先跟著轉到右邊去，接下來枕骨下肌群也會對整個脊椎肌肉發出訊號，預先做好準備，一旦發現右邊有來車，就可以立即做出反應的動作。

此外，這個功能也會影響到眼睛追視物體的能力。所謂的追視能力，是指要能看得清楚「快速移動」的物體。追視能力對於打棒球、網球接發球或不定向飛靶等運動而言非常重要。追視能力好的運動員甚至能看到球飛過來時的旋轉方向，而這個能力正受到淺背線的影響。因此，若淺背線的功能優異，眼睛就能看得非常清楚，出手也就會相當準確，進而提升運動表現。

3 Q彈並且持久的小腿力量

小腿到腳底的這一段淺背線，是一個很特別的構造。足底筋膜從腳底繞過腳跟，變成阿基里斯肌腱與小腿後側肌群，這部分的筋膜線幾乎是一個直角的轉折，而人體這個特殊的設計，其實是別有涵義的。

繞過腳跟的筋膜就像是「弓」上的「弦」一樣，而腳跟就像是架在弦上的「箭」。想像一下跑步的過程，當腳掌落地時，腳板慢慢向上勾起，減緩地面的衝擊力，並將這個能量儲存於筋膜裡，於是腳底到小腿這段淺背線筋膜張力就提高了，就像是被拉緊的弦一樣。當這個弦的張力被拉到極致時，就會將筋膜的張力轉為彈力，此時，腳跟就會像是「箭」一樣，被弦的彈力給彈射出去；再加上小腿肌肉主動收縮的力量，可以增加彈射的力道，提升發射腳跟的速度，如此一來步頻就可以提升。

此外，更重要的一點就是這樣的設計可以減少能量耗費。也就是說，如果可以好好利用筋膜的彈性，就可以不費吹灰之力地將地面反作用力轉化成動能，減少身體本身能量的耗費。因此，如果想要耐力持久的一直一直跑下去，跑再久也不會累，就是要靠淺背線肌筋膜的彈性，這就是讓小腿Q彈並且持久有力的來源。

4 跑得快、跳得遠的加速器

想要跑得快又跳得遠的關鍵就是「速度」，而提供人體加速度的主要肌筋膜就是淺背線，而這個加速度的快慢取決於三個部分。

第一，豎脊肌肌群首先要穩定脊椎。有穩定的脊椎，軀幹才不會有過多的左右或者前後晃動，這樣才能減少能量的耗費。此外，淺背線筋膜收縮可維持脊椎一個向前的張力，讓身體重心微微向前傾，有助於身體向前推進。

第二，大腿後側與小腿後側肌群主動收縮的力量。這部分靠的就是肌肉自主向心收縮的力量，也就是傳統的肌力訓練比較常強調的地方。如果大腿後側的膕旁肌收縮力量強，腳抓地之後夾腿的爆發力就會變大；同理，如果小腿後側的腓腸肌收縮力量強，腳觸地之後彈起的速度與力量也會變快變大，這些都是淺背線肌群內的主動力量。

第三，淺背線筋膜的彈性。跑步是雙腳交替的運動，當一腳在做主動收縮推進身體時，另一腳就在做跨步向前的動作，而這個動作會將整個淺背線的筋膜拉緊，包括腰薦部筋膜、薦粗隆韌帶、腿後筋膜與小腿足底筋膜。被拉緊的筋膜就像彈簧一樣，在腳掌抓地要發力的瞬間，拉緊的筋膜內的彈力可以立即兌換成爆發力，同時與肌肉主動收縮的力量一起展現出來。

以上三個推進身體的武器其實都在淺背線裡，所以說淺背線是人體的加速器一點也不為過，如果淺背線的肌肉力量與筋膜彈性都很好的話，那麼就可以跑得快又跳得遠了。

▸▸▸ 淺背線功能異常時，會有什麼問題？

經常需要久坐或久站、習慣性駝背、跑步熱愛者、頻繁跳躍的人、低頭族、電腦族者，多半會有淺背線功能不佳的問題。一旦淺背線發生障礙時，通常是太過緊繃或者產生沾黏，進而造成身體姿勢過度後傾。外觀上會出現身體重心往後，駝背且小腹凸出。姿勢上則會出現：腳踝勾起來的角度變小、墊腳尖走路、走路時膝蓋彎曲、骨盆往前移、肚子往前凸、屁股翹高等錯誤體態。若長時間讓淺背線處於緊繃狀態，身體就會容易出現以下疼痛症狀：

1 下背痛

淺背線的緊繃問題，其實最容易造成的是下背痛，因為一般人最不常活動的地方就是背部，但卻要靠整個背部的脊椎來支撐身體。不管是坐著或站著都需要依靠背部筋膜張力，因此，一般人最緊繃的地方通常就是背部的肌筋膜。如果不積極處理這個的問題，久而久之，脊椎關節間的壓力就會增加，屆時不只容易造成椎間盤的突出，長期累積下來還會造成脊椎的退化、長骨刺。

2 頸部僵硬

淺背線也經過後頸部，因此，淺背線緊繃也會造成頸部僵硬，尤其是打電腦時不知不覺下巴前凸，或者是時常低頭滑手機，又或者駝背聳肩等，皆會造成淺背線緊繃受傷。如果經常處在這些不良姿勢，淺背線的問題就會發作在後頸部，造成頸部的僵硬和疼痛。

3 頭痛

如果你的頭痛是一種「從後頸部往後腦勺與頭頂部延伸」的緊繃疼痛感，那可能就是因為淺背線太緊繃所造成的疼痛；這種類型的頭痛，通常休息之後會緩解，然而，恢復工作或工作時間太長就會加重。常見於上班族，且通常都是放假的時候沒事，一上班就開始痛，下午比早上痛，星期五比星期一痛。伸展或者按摩肩頸的肌肉雖然可以緩解疼痛，但只能維持幾天，若想徹底緩解，仍必須放鬆整條淺背線。

4 足底筋膜炎

整條淺背線緊繃，尤其是足底筋膜的部分特別緊繃的話，便容易造成足底筋膜失去彈性，使得在站立或者走路的過程中，大幅降低足弓緩衝身體重量下壓的能力，久而久之形成足底筋膜炎。（肌筋膜修復肌貼法，見 P.203）

一個動作，看透你的淺背線

對筋膜現有點概念的朋友，經常有一個疑問就是筋膜線這麼長，不知道問題到底出在哪裡。尤其，是一些只出現緊繃，還沒有出現疼痛症狀的人，更是困擾。檢查筋膜線哪裡出問題的方法其實很多，最常見的有以下三種：

❶ 觸診：摸摸看壓壓看，哪裡緊繃或者會痛，哪裡就有問題。

❷ 柔軟度：伸展看看，哪裡很緊或者會痛，哪裡就有問題。

❸ 姿態外觀：從外觀上的型態，或者執行動作時的姿勢，即可判斷出問題點。不過這需要有好的眼力或專業人士才能看出來。

很多人來看診常常會覺得意猶未盡，好像一定要拍 X 光或者用什麼精密儀器來檢查，才算是「有」檢查。事實上，很多時候只要觀察一、兩個動作，就可以判斷出問題的所在。以淺背線為例，其實只要用坐姿體前彎，就可以知道你的淺背線是否緊繃了，且可以根據做出來的姿勢，判斷是哪一個部位特別緊繃。找到問題點之後，就請多做伸展修復，或用滾筒放鬆緊繃的部位。

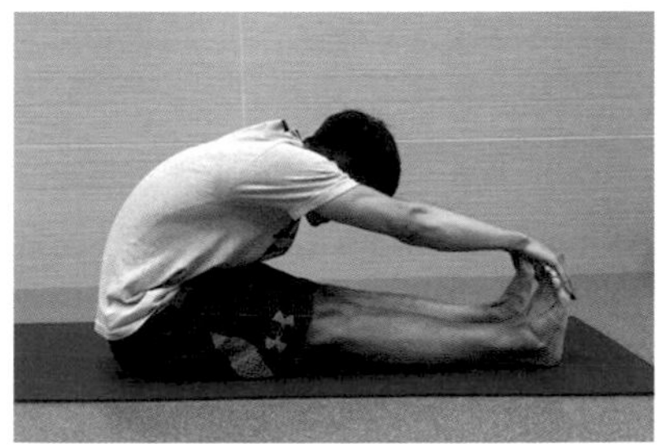

完美的坐姿體前彎

膝蓋打直，腳板可以垂直地板，骨盆微微往前，脊椎一節一節有弧度的彎曲，沒有哪個部分無法彎曲或者過度彎曲。

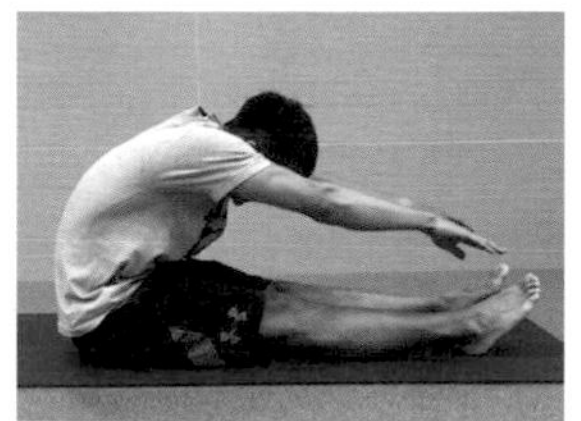

小腿後側緊繃

腳踝會呈現蹠曲（身體前彎時，腳板跟著往下壓）的狀態。

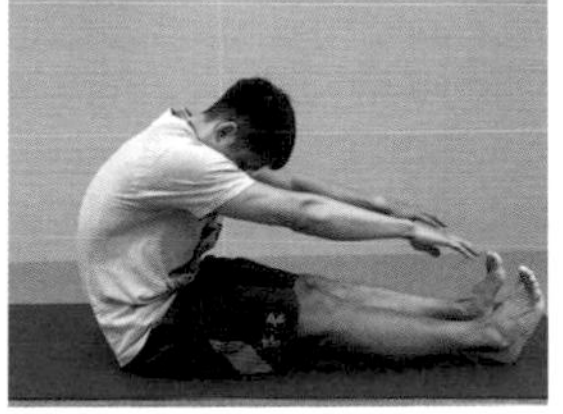

大腿後側緊繃

骨盆會被緊繃的腿後肌群拉成後傾的狀態，且膝關節也可能會呈現微微彎曲的狀態。

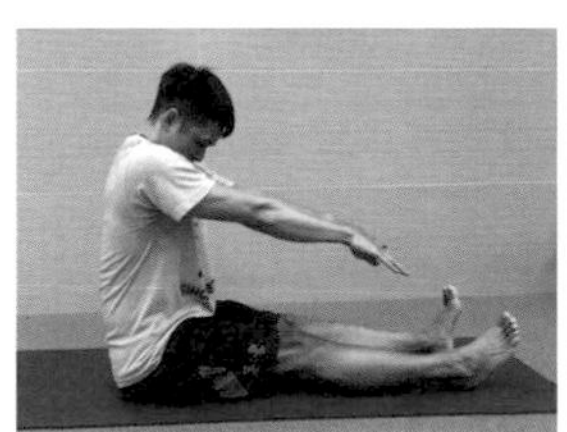

下背肌群緊繃

下背會呈現直背的狀態。

5 阿基里斯肌腱病變

當整條淺背線緊繃時，尤其是小腿肌群與阿基里斯肌腱特別緊繃，就會失去拉長伸展的彈性能力。而在走路、跑步或跳躍時，特別需要阿基里斯肌鍵緩衝反彈的力量，因此，久而久之就會導致阿基里斯肌腱慢性發炎病變。（肌筋膜修復肌貼法，見 P.206）

6 小腿肌肉拉傷

淺背線的緊繃發生在小腿時，最容易出現的問題就是小腿肌肉拉傷。尤其是久坐辦公室的人，其淺背線多半很緊繃、而最常見的情況就是下班之後直奔球場，沒時間熱身就下場打球，一個跨步或跳躍的時候，就會突然感覺小腿後側好像被棍子用力打了一下，接著，小腿就腫起來，痛到沒辦法走路；這就是所謂的網球腿，也就是小腿肌肉的撕裂傷。（肌筋膜修復肌貼法，見 P.210）

7 後大腿肌肉拉傷

同理，淺背線的緊繃，當大腿後側肌肉需要用力收縮，例如衝刺、需要向前大跨步或踢腿的時候，例如：跆拳道踢腳，就會造成後大腿肌肉拉傷。而後大腿肌肉拉傷是非常不容易痊癒的運動傷害，經常會留下後遺症，一般復健需要的時間大約是半年甚至到兩年。（肌筋膜修復肌貼法，見 P.206）

8 視力模糊看不準

枕骨下肌群屬於淺背線，與眼球動作的控制有關，因此若淺背線太緊繃，枕骨下肌群的協調性就會變差，進而影響眼球轉動的靈活度。一旦眼球活動不夠精細靈活，視覺的敏捷度與敏銳度就會降低，尤其是看快速移動的物體時，視線常常會跟不上，就會看不清楚或看不準。

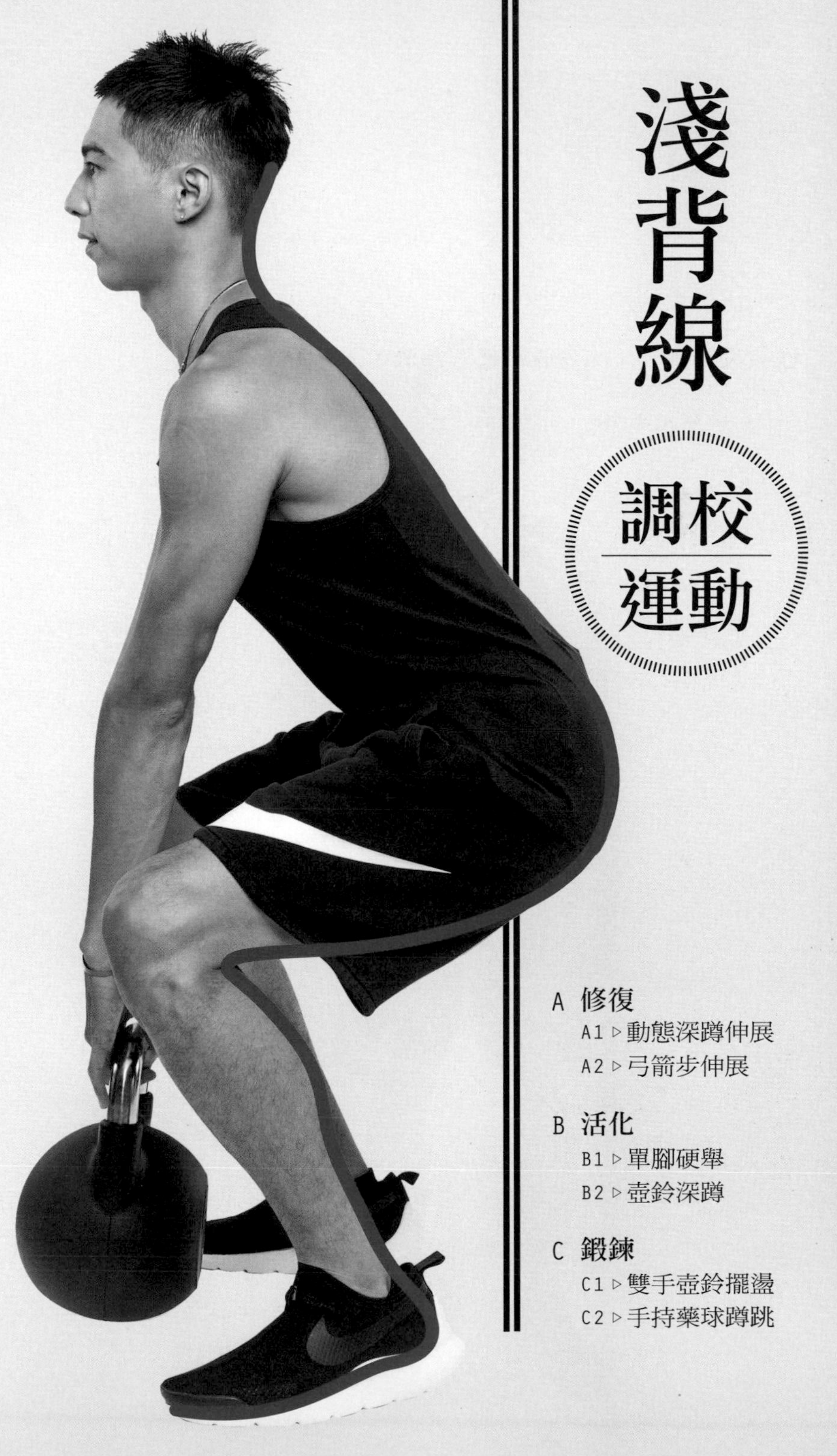

淺背線

調校運動

A 修復
- A1 ▹ 動態深蹲伸展
- A2 ▹ 弓箭步伸展

B 活化
- B1 ▹ 單腳硬舉
- B2 ▹ 壺鈴深蹲

C 鍛鍊
- C1 ▹ 雙手壺鈴擺盪
- C2 ▹ 手持藥球蹲跳

4～6次/組，2組

A1 ▸ 動態深蹲伸展

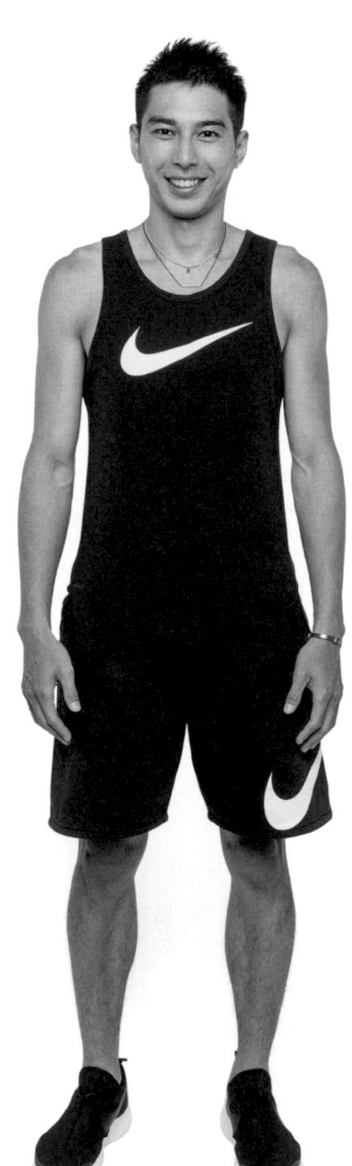

Point

有腰椎間盤突出者，請不要做這個動作。此外，動作過程中若有頭暈，就要停止。

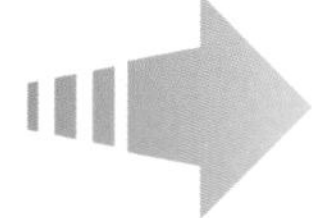

1

站姿，雙腳與肩同寬。

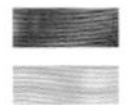

肌筋膜伸展，長度拉長
肌筋膜收縮，長度縮短

抬頭腰背挺直，雙手抓住腳尖，往下蹲坐。

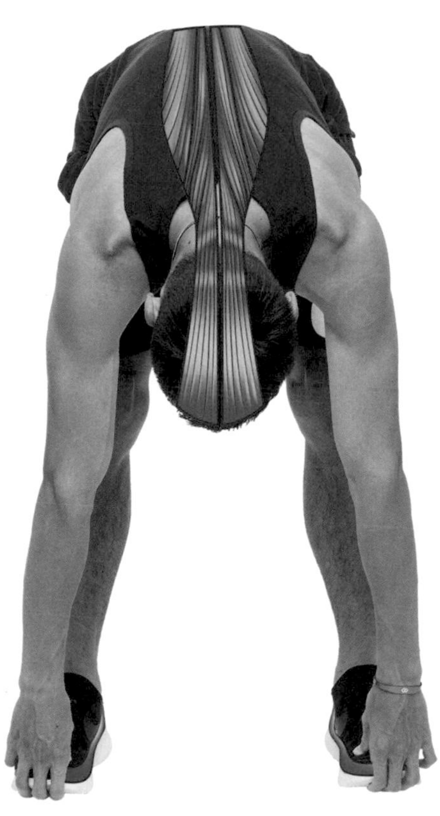

3

雙手持續抓住腳尖，臀部向上抬起，伸直雙腳。低頭，眼睛看向雙膝中間。接著起身，回到動作①。重複進行蹲坐、臀部抬起、起身的動作。

4～6次／組，左右各1組

A2 ▷ 弓箭步伸展

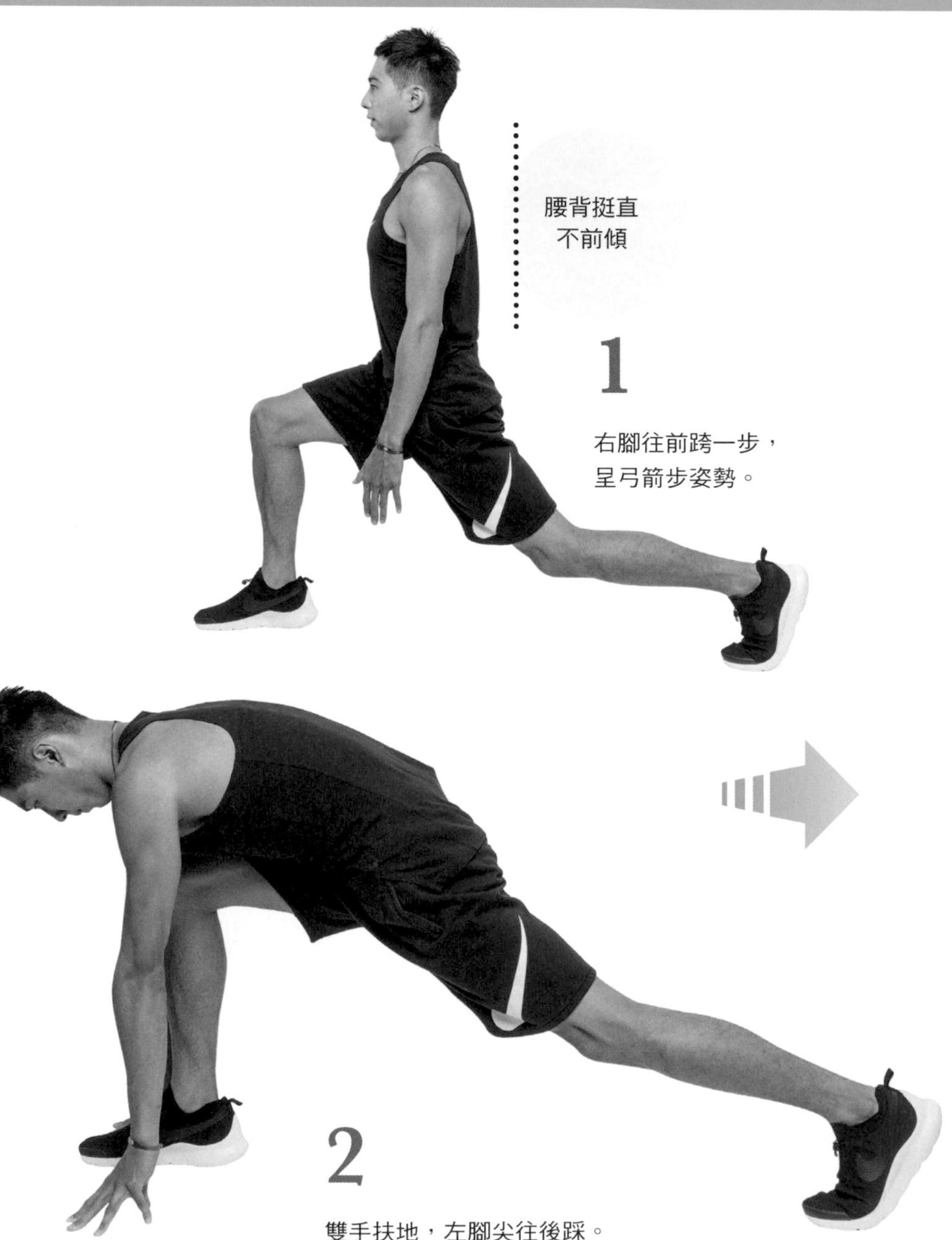

1

右腳往前跨一步，
呈弓箭步姿勢。

2

雙手扶地，左腳尖往後踩。

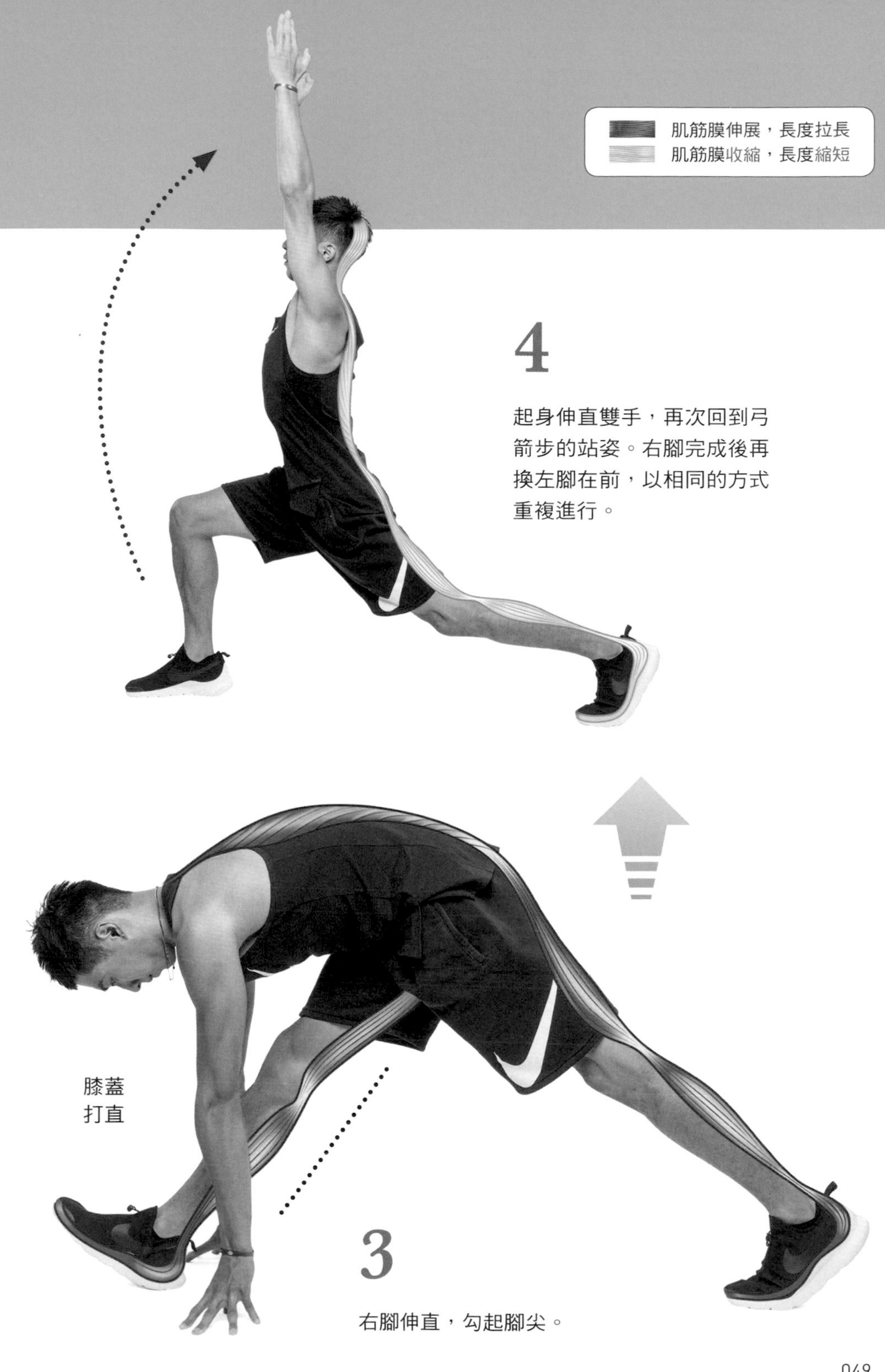

4

起身伸直雙手，再次回到弓箭步的站姿。右腳完成後再換左腳在前，以相同的方式重複進行。

3

右腳伸直，勾起腳尖。

6～8次 / 組，左右各1組

B1 ▸ 單腳硬舉

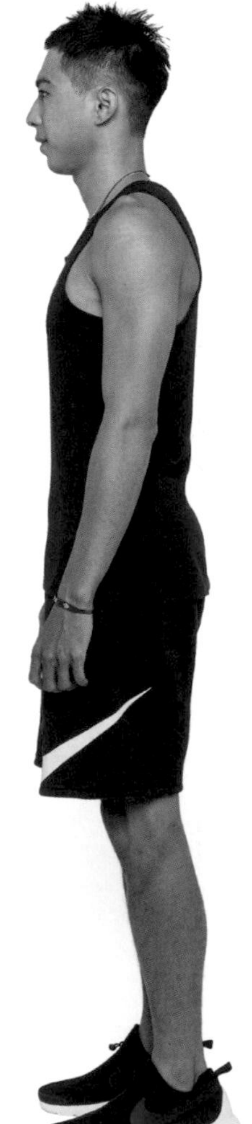

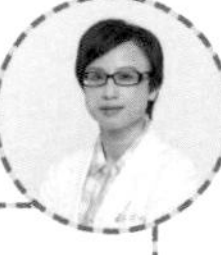

Point

這是訓練膕旁肌離心收縮很棒的動作。除了能活化淺背線外，也可以訓練身體的左右平衡能力。注意，動作過程中骨盆要保持正中，不要扭轉；向下時速度要慢。

1

視線看向前方，腰背挺直站立。

肌筋膜伸展，長度拉長
肌筋膜收縮，長度縮短

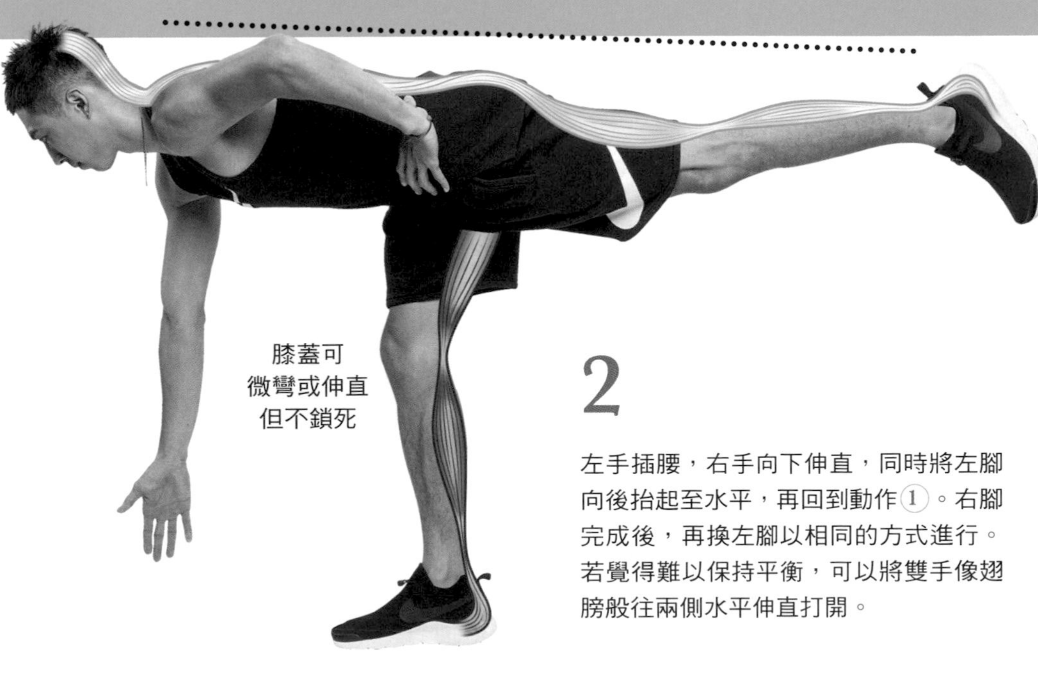

2

左手插腰，右手向下伸直，同時將左腳向後抬起至水平，再回到動作①。右腳完成後，再換左腳以相同的方式進行。若覺得難以保持平衡，可以將雙手像翅膀般往兩側水平伸直打開。

進階版 [Advanced]

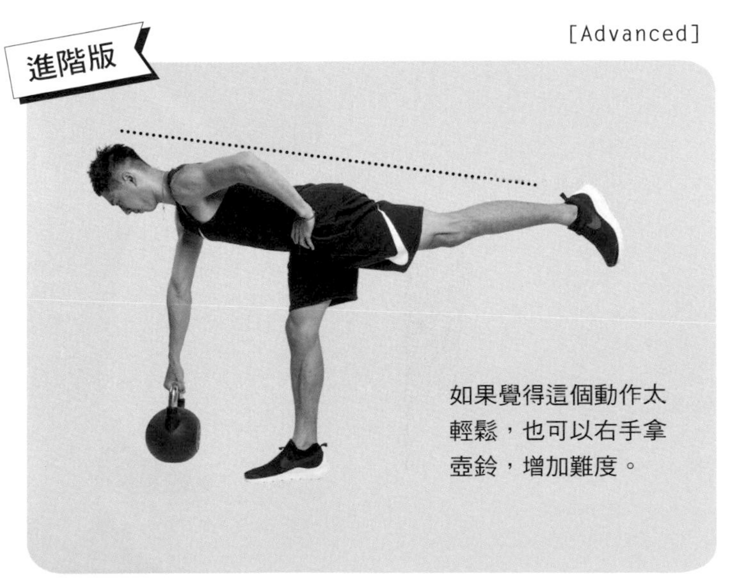

如果覺得這個動作太輕鬆，也可以右手拿壺鈴，增加難度。

6～8 次 / 組，2 組

B2 ▸ 壺鈴深蹲

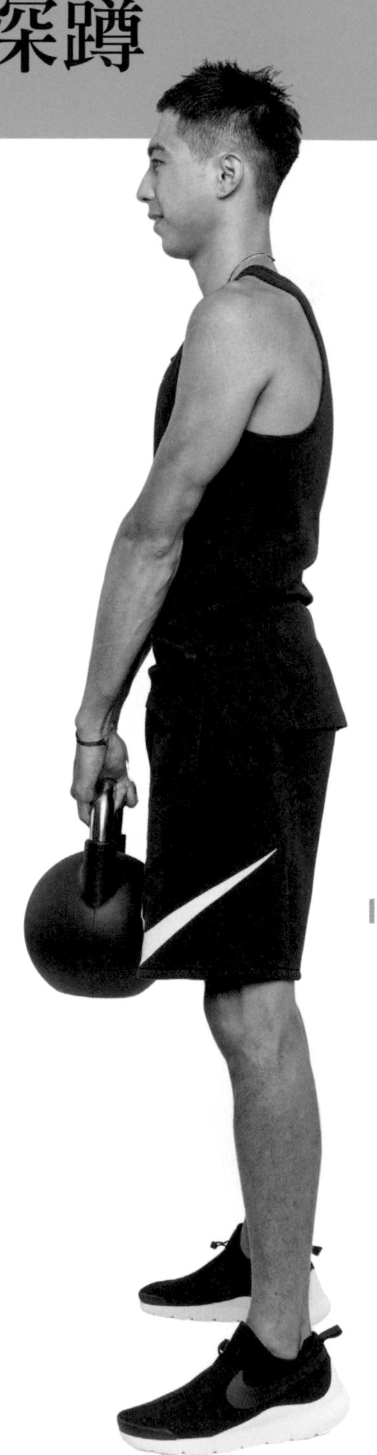

1

雙手拿著壺鈴，
腰背挺直站立。
雙腳略比肩寬，
注意不要聳肩或
圓肩。

肌筋膜伸展，長度拉長
肌筋膜收縮，長度縮短

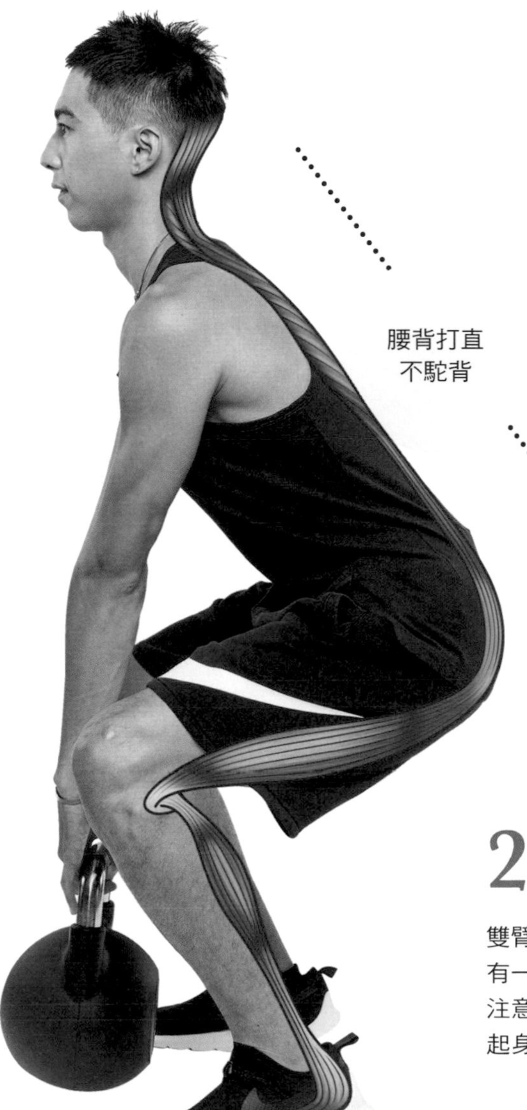

Point

雙手增加負重，可以讓我們深蹲時使用更多的力量，活化淺背線。壺鈴的重量，建議根據自己的能力選擇，只要能夠保持動作正確即可。

2

雙臂不彎曲，想像臀部後下方有一把椅子，直接向下蹲坐。注意膝蓋不可超過腳尖。重複起身、蹲坐約 6 ～ 8 次。

8～12 次 / 組，2 組

C1 ▷ 雙手壺鈴擺盪

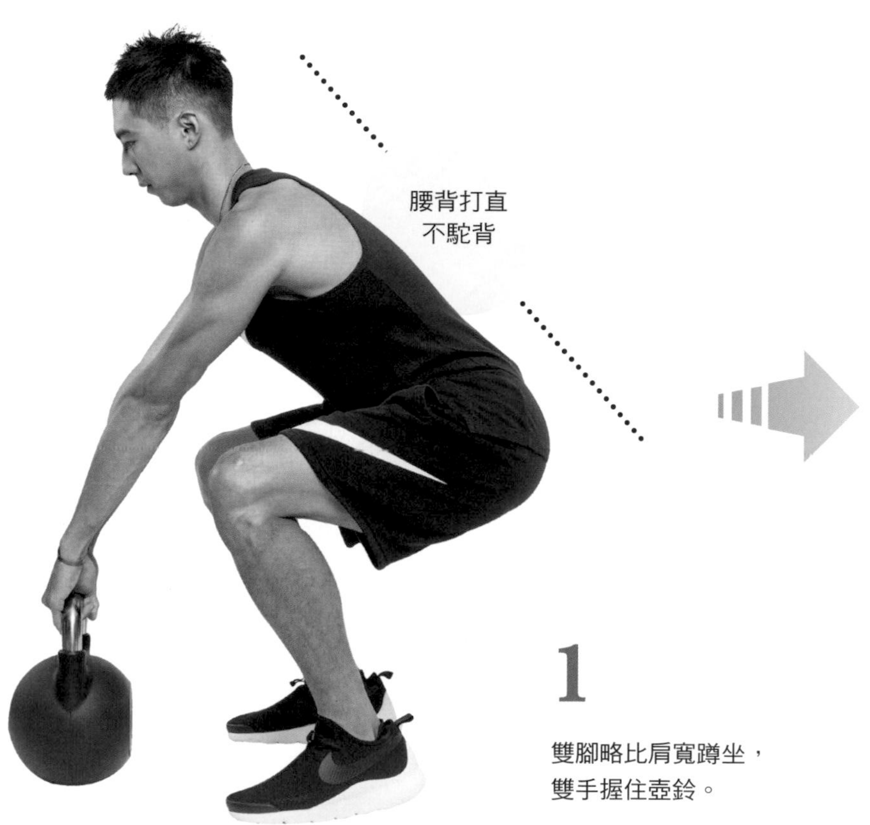

1

雙腳略比肩寬蹲坐，
雙手握住壺鈴。

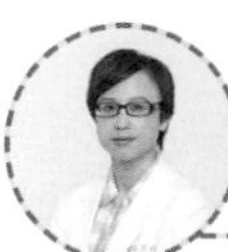

Point

這個動作的重點是訓練臀肌，這是淺背線中最重要的動力來源。因此，要利用臀肌去帶動身體站起來，並將壺鈴往前甩。

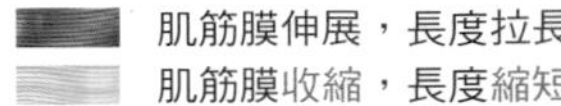

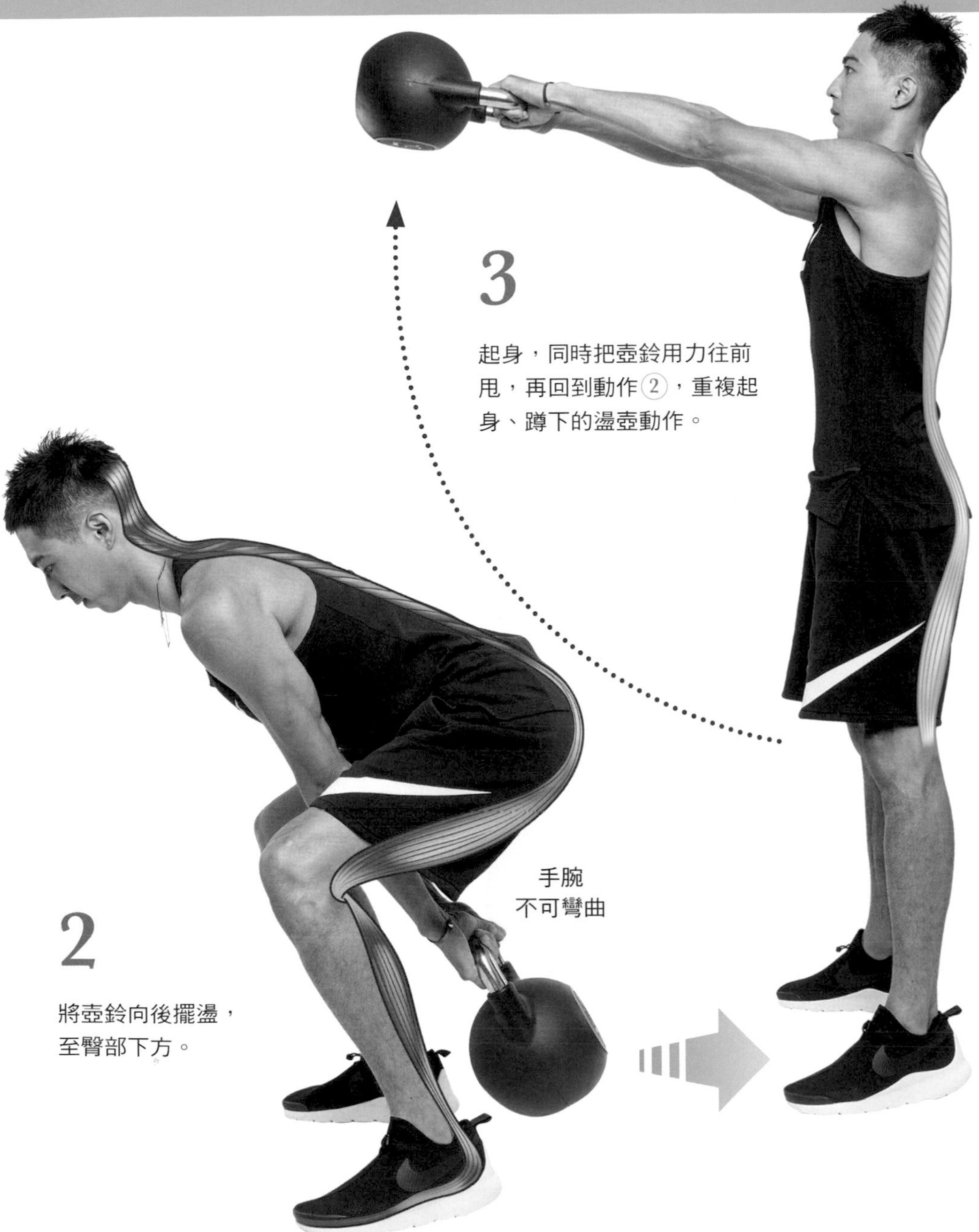

3

起身，同時把壺鈴用力往前甩，再回到動作②，重複起身、蹲下的盪壺動作。

手腕
不可彎曲

2

將壺鈴向後擺盪，至臀部下方。

8～12次／組，2組

C2 ▷ 手持藥球蹲跳

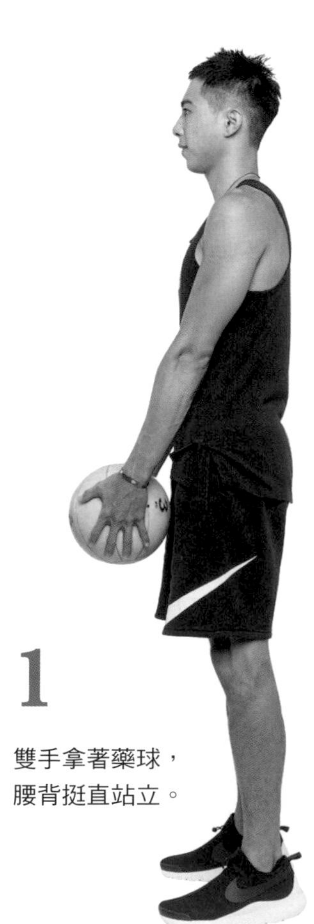

1

雙手拿著藥球，
腰背挺直站立。

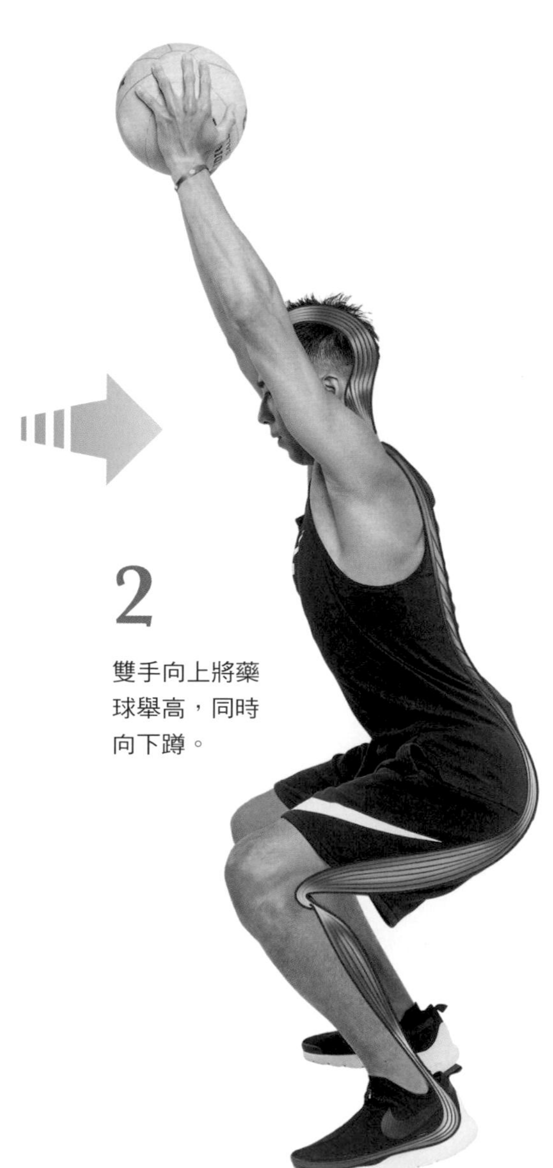

2

雙手向上將藥
球舉高，同時
向下蹲。

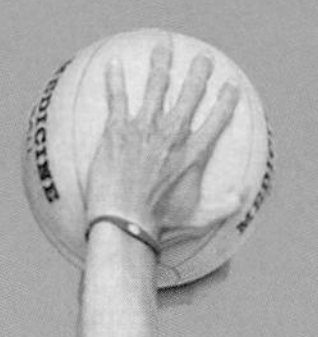

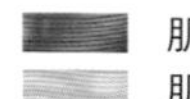

肌筋膜伸展，長度拉長
肌筋膜收縮，長度縮短

3

向上用力跳起，
再回到動作②，
重複蹲下、跳耀
的動作。

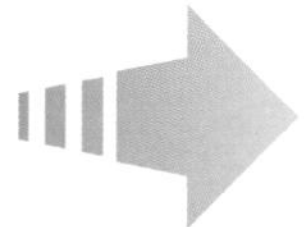

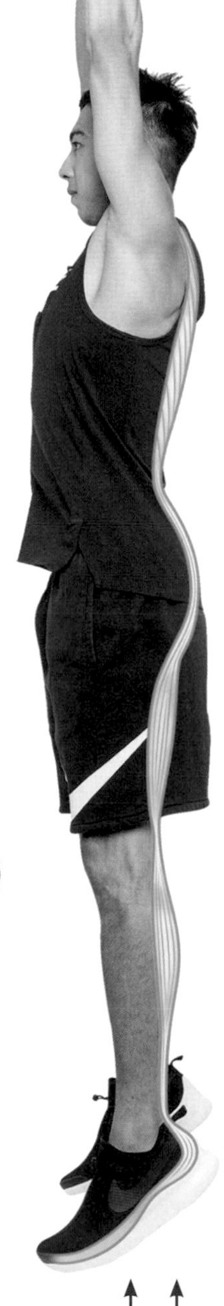

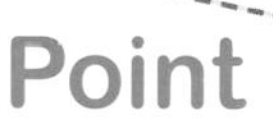

Point

身體降落、腳著地時，要盡量輕柔安靜，再次跳起時則要順暢快速，這樣才能訓練到肌筋膜的彈性。

進階版

[Advanced]

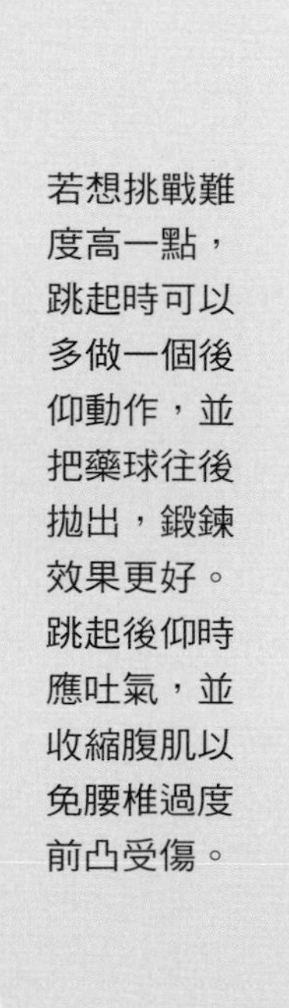

若想挑戰難度高一點，跳起時可以多做一個後仰動作，並把藥球往後拋出，鍛鍊效果更好。跳起後仰時應吐氣，並收縮腹肌以免腰椎過度前凸受傷。

Part 2
淺前線

位於身體前側，與淺背線互相平衡，
一起提供人體直立姿態的支撐力。

SUPERFICAL FRONT LINE

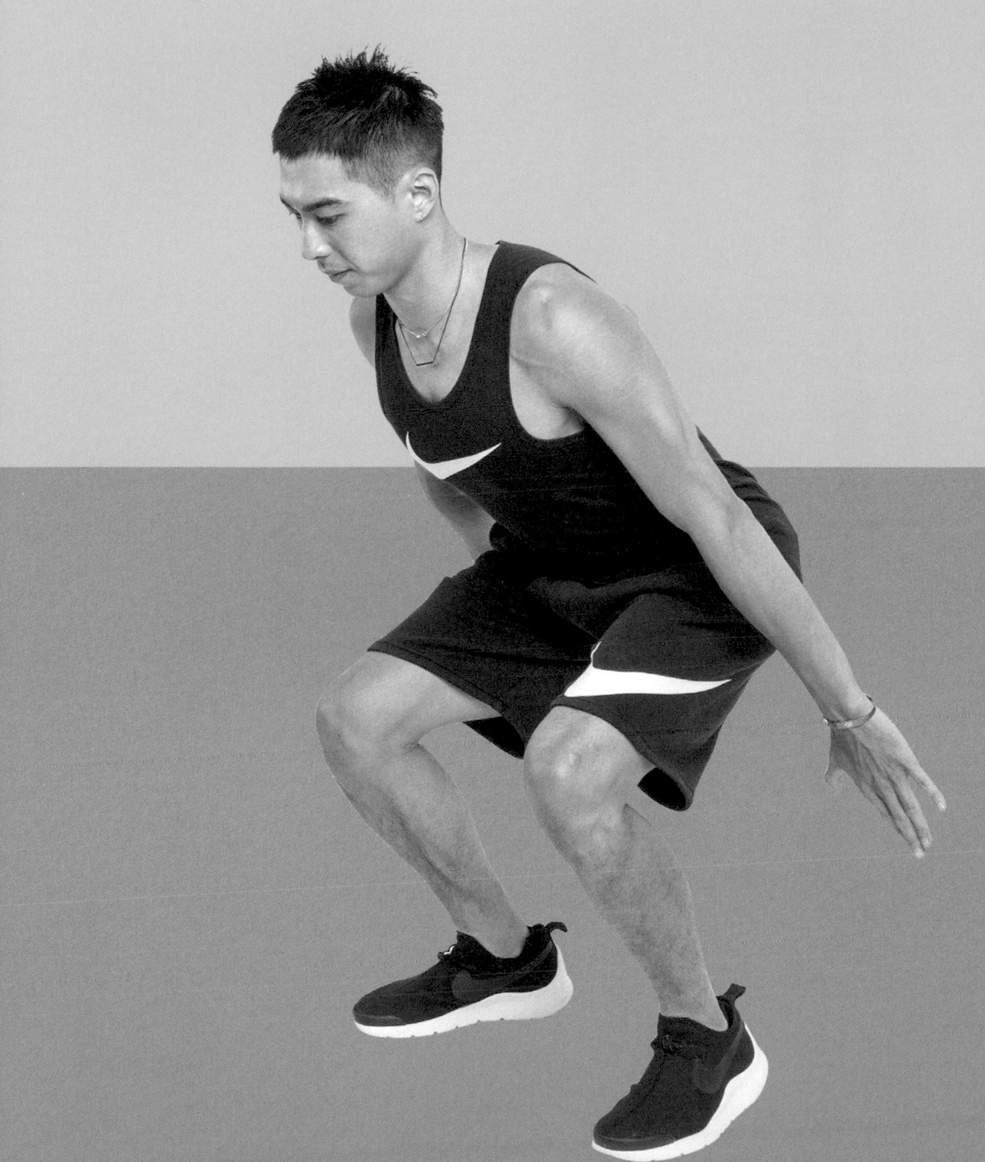

淺前線

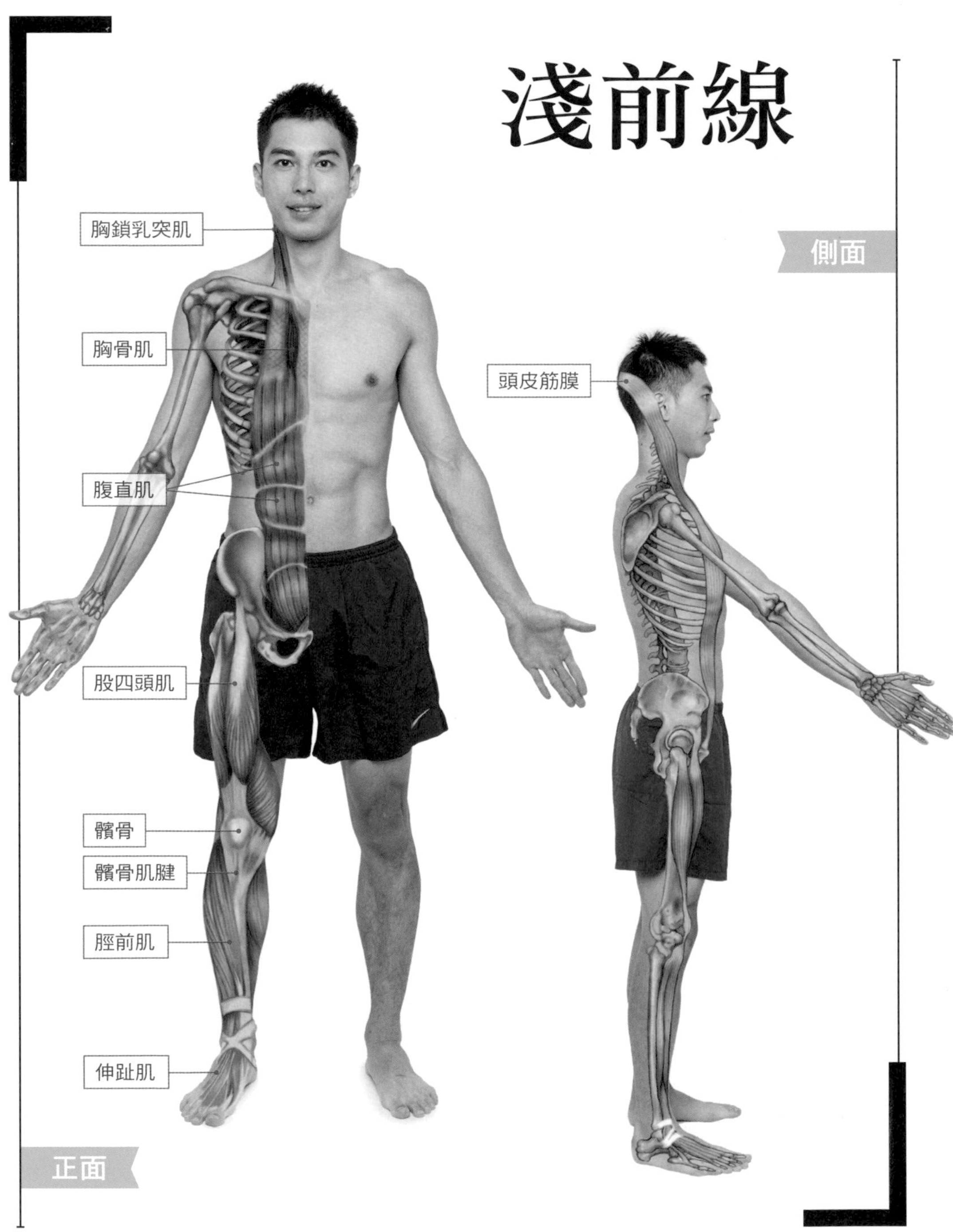

▸▸▸ 淺前線的路徑

淺前線位於身體前方，從腳背上翹起腳指頭的**伸趾肌**開始，接著是翹起腳踝的**脛前肌**。繼續走到膝蓋前方，經由**髕骨肌腱**連接**髕骨**，再往上就是**股四頭肌**，走在大腿前側連接到骨盆上，骨盆以上變成腹部前方的**腹直肌**；再往上就是胸骨前方的**胸骨肌**，以及一大片胸骨與鎖骨間的筋膜，鎖骨以上就是**胸鎖乳突肌**，再往上走則接到頭骨上的**頭皮筋膜**。

▸▸▸ 淺前線的功能

淺前線的靜態功能就是與淺背線的張力互相平衡，一起提供人體直立姿態的支撐力。換言之，它的主要功能是讓膝蓋可以伸直，使人體可以站立起來。此外，腹部前方的淺前線肌筋膜還能保護腹腔的內臟器官，使其不受到外界的傷害。另一方面，在動態上淺前線的功能主要是屈曲軀幹、屈曲髖關節、伸直膝關節、勾起腳踝，以及翹起腳趾，與靜態功能的保持平衡，截然不同。

▸▸▸ 淺前線功能好時，身體會有什麼表現？

1 快速啟動的關鍵

根據以上介紹的淺前線功能，可以發現淺前線除了在膝關節這個部分是做伸直的動作之外，在其他的關節都是負責彎曲，例如軀幹、髖關節與踝關節。由此可見，淺前線的動態功能主要是產生「強力彎曲關節」的動作。

想像一下，當我們想要往前衝刺時，身體會先前傾，這個時候就需要彎曲軀幹的力量；接著，第二個動作就是要把大腿提起來，這個動作就是彎曲髖關節，並同時做出腳板向上勾起來的動作。這三個動作幾乎是所有衝刺的共同啟動姿勢，也就是淺前線負責的三大彎曲動作。因此，動作啟動的快慢與淺前線的功能有極大的關係。若淺前線的功能好，不僅可以快速地啟動，就連變換方向的敏捷度也能連帶大幅提升。

2 良好的減速、急停能力

在前膝關節處的淺前線肌筋膜，是減速煞車最關鍵的部位，舉例來說：當跳躍落地時，大腿前側的肌肉如果能夠慢慢地被拉長，也就是股四頭肌能有控制的做離心收縮，這樣一來，減速的過程就可以非常順暢。因為能量慢慢的被肌筋膜吸收掉，停住腳步的過程中就不會發出聲音，動作也不會頓住卡卡的。

換言之，若淺前線強健，其減速煞車功能會非常好，如此，就不容易造成前大腿肌肉拉傷或前膝的肌腱發炎。就像古代的輕功一樣，可以飛簷走壁、腳步輕巧，不發出一點聲音，這都是淺前線的功能。

3 輸出四肢爆發力的支點

淺前線與淺背線的張力是互相協調的。在身體靜止不動的時候，這兩條線一前一後包覆軀幹：淺前線的張力將身體前側拉住，淺背線則是將身體向背側拉住。當兩條線的張力對等時，脊椎就可以維持在正中與穩定的狀態。

然而，在動態方面，淺前線的張力更是重要。想像一下，當下肢需要向前加速衝刺，或者上肢要做出向前投擲等動作之前，軀幹會先微微地後仰；此時，淺前線就需要發揮作用了。前腹部的肌筋膜需要延長並且維持一個張力，先拉住肋骨與骨盆穩住軀幹，接著腹部肌肉再收縮，所以淺前線在四肢大幅度動作的時候，其作用就像是支點一樣，提供支撐力量的作用。為此，強健的淺前線，可以讓四肢的動力輸出，更快速、更有力。

▸▸▸ 淺前線功能異常時，會有什麼問題？

當淺前線出問題時，「身體向前傾」是最大的徵兆，例如下巴往前凸。此外，腳踝無法往下伸展、膝關節過度伸直、骨盆前傾、骨盆前移、吸氣時肋骨的擴張受限、彎腰駝背、頭部前傾等，皆是淺前線功能不佳時常見的問題。一般而言，久坐、低頭族、電腦族、習慣進行需要跑或跳的運動，例如籃球、排球、羽毛球和慢跑者，都需要特別留意淺前線的健康和以下可能產生的痛症與炎症：

1 脛前肌肌腱炎

脛前肌肌腱連接到足背，對於維持腳踝與足弓的穩定，以及控制腳的方向非常重要。若本身下肢的淺前線已緊繃，又加上長距離的跑步、反覆跳躍、衝刺急停或不斷的左右快速變換方向，就容易造成脛前肌的肌腱發炎。（肌筋膜修復肌貼法，見 P.207）

2 髕骨肌腱炎

髕骨肌腱位於膝關節的前方，當彎曲膝蓋時，上半身的重量都會落在膝關節與髕骨肌腱上，因此，它是人體中一條非常粗壯強韌的肌腱。也正因如此，本身負擔就已經很大的髕骨肌腱，若再經常加上跳躍、落地，或者急停這樣的動作，就會造成它更大的負擔了。因此，如果淺前線的功能不好，換言之，也就是股四頭肌的力量太差或太緊繃的時候，髕骨肌腱的負荷就會越大，也就越容易導致髕骨肌腱發炎。（肌筋膜修復肌貼法，見 P.207）

3 前髖部緊繃

淺前線的股四頭肌連到骨盆的上方前方，因此，如果淺前線太緊繃，就會把骨盆往前、往下拉，造成骨盆向前傾、向前移，不僅會感覺前髖部很緊繃，還會有一種擠住打不開的感覺，甚至會讓人小腹前凸，臀部橫向發展和下垂等不美觀的身材問題。此外，因為骨盆連接著薦椎和腰椎，若骨盆長期前傾，身體重量的壓力就會集中在腰椎，導致腰部容易痠痛，嚴重的話甚至會造成腰椎滑脫。

4 腹肌緊繃拉傷

淺前線走在腹部前方的就是腹直肌，若淺前線太緊繃，又加上軀幹做了大角度的後仰，且再快速的彎曲，例如：網球的發球動作、排球的殺球動作、棒球投手的投球動作和蝶式游泳等；以上這些都是容易拉傷腹肌的運動種類。另一方面，按摩伸展的時候，常常都只想到背部與四肢的肌肉，很容易忽略了腹肌，因此，如果本身是腹肌拉傷的高危險

群，平時一定要多注意放鬆按摩腹肌，並且充分伸展整個淺前線，預防緊繃受傷。（肌筋膜修復肌貼法，見 P.208）

5 胸悶、呼吸淺短

淺前線走到頸胸部的位置，是胸鎖筋膜和胸鎖乳突肌。若胸鎖筋膜太緊繃，就會使前胸骨與肋骨之間無法順暢的擴張開來，導致肺部擴張的空間不足，進而造成肺活量下降。此外，胸鎖乳突肌如果太緊繃，呼吸型態就容易變成是「將肋骨往上抬高的胸式呼吸」，如此，橫隔下降的幅度不夠，呼吸就會受限於前肋骨，吸進來的氣體量自然會受限。若經常感到胸悶、呼吸不順的人，不妨試著活化淺前線，就能改變呼吸型態，進一步改善症狀。

6 前頸部緊繃

現代人因為經常使用電腦或者手機的關係，大多數的人都有低頭、下巴向前凸的傾向，造成頸部的胸鎖乳突肌，時常處於短縮與緊繃的狀態。這時，如果再加上前胸部或腹部的淺前線肌筋膜也很緊繃，那麼前頸部的緊繃感就會更加嚴重了。

小腹突出，是因為骨盆前傾？

骨盆前傾到底是什麼意思呢？首先讓我們來了解正中的骨盆應該是什麼樣子。先把骨盆的三個標誌點抓出來，其中兩個點位於骨盆的左右兩邊，髂骨最凸出來的點，稱為前上髂棘，第三個點則是恥骨聯合，這三個點可以連成一個平面，這個平面就可以代表骨盆的狀態。

當人體站立的時候，如果這個平面與地面垂直，那此時的骨盆就是正中的狀態，但如果這個平面傾向地板，也就是平面與地面的夾角小於 90 度，那麼此時骨盆就是位於「前傾」的狀態；反之，如果這個平面傾向天花板，也就是平面與地面的夾角大於 90 度，那就是骨盆「後傾」。

現在社會中，骨盆前傾是很常見的問題，尤其是女性朋友，很多都是因為常常穿高跟鞋的關係。骨盆前傾的人在外觀上，容易讓人覺得小腹突出，感覺肚子很大，但是怎麼減肥都減不掉，因為，其實這不是真正的肥胖，只是因為骨盆往前傾，讓骨盆腔內的器官往前下推擠。

橋式運動，能矯正骨盆不正

骨盆前傾除了看起來小腹凸出，不美觀之外，還容易導致下背痛，因為，骨盆前傾常常會合併腰椎前突，很多腰痠背痛的患者都是這個原因。

所以，矯正前傾的骨盆不但可以瘦小腹，還可以減少腰痠背痛，一舉兩得。方法非常簡單，首先臉朝天花板躺下來，雙膝彎曲腳踩在地墊上，此時會感覺下背與地墊之間好像有一個空隙，就像一個小山洞一樣，然後吸氣放輕鬆，吐氣的時候，收縮兩側的腹斜肌讓下背去貼平地墊，感覺像是肚臍一直往地墊的方向推擠過去一樣，這個動作稱為骨盆向後傾倒運動。建議可以在地墊上，先反覆地練習這個矯正的動作，待熟練之後，就可以用微蹲靠牆的姿勢來訓練，一樣是吐氣的時候讓下背去貼平牆壁，最後一步，就是站起來在直立的狀態下，做一點點骨盆前傾後傾的調整，便能慢慢將骨盆調回正中的狀態。

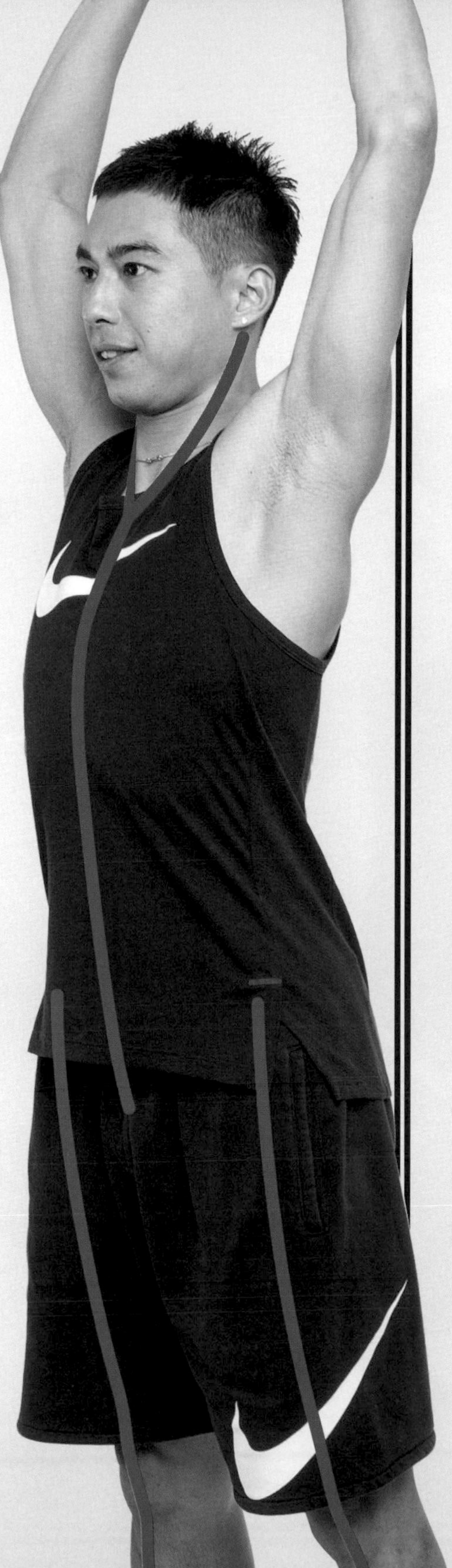

淺前線

調校運動

A 修復
- A1 ▷ 左右延展拉腳
- A2 ▷ 毛毛蟲運動

B 活化
- B1 ▷ 波比跳
- B2 ▷ 手持藥球向上捲腹

C 鍛鍊
- C1 ▷ 藥球 V 字運動
- C2 ▷ 雙手高舉向下丟藥球

4～6次／組，2組

A1▹左右延展拉腳

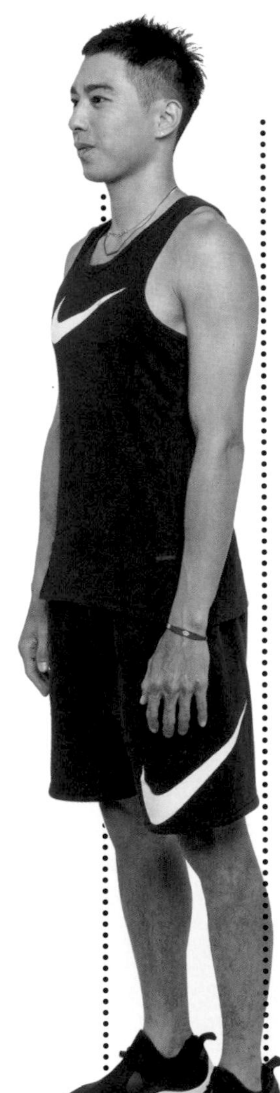

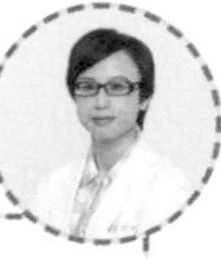

Point

這個動作是動態伸展，動作過程中不需要停留，而是左右交替，輪流伸展。重複數次之後，淺前線就會有熱開的感覺。注意單手向上伸時務必要伸直，感覺腹部至大腿前側肌肉有被充分延展的感覺。

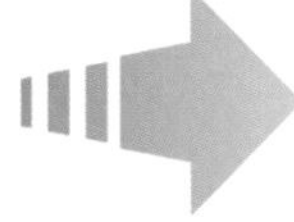

1

腰背挺直站立，雙腳與肩同寬。

肌筋膜伸展，長度拉長
肌筋膜收縮，長度縮短

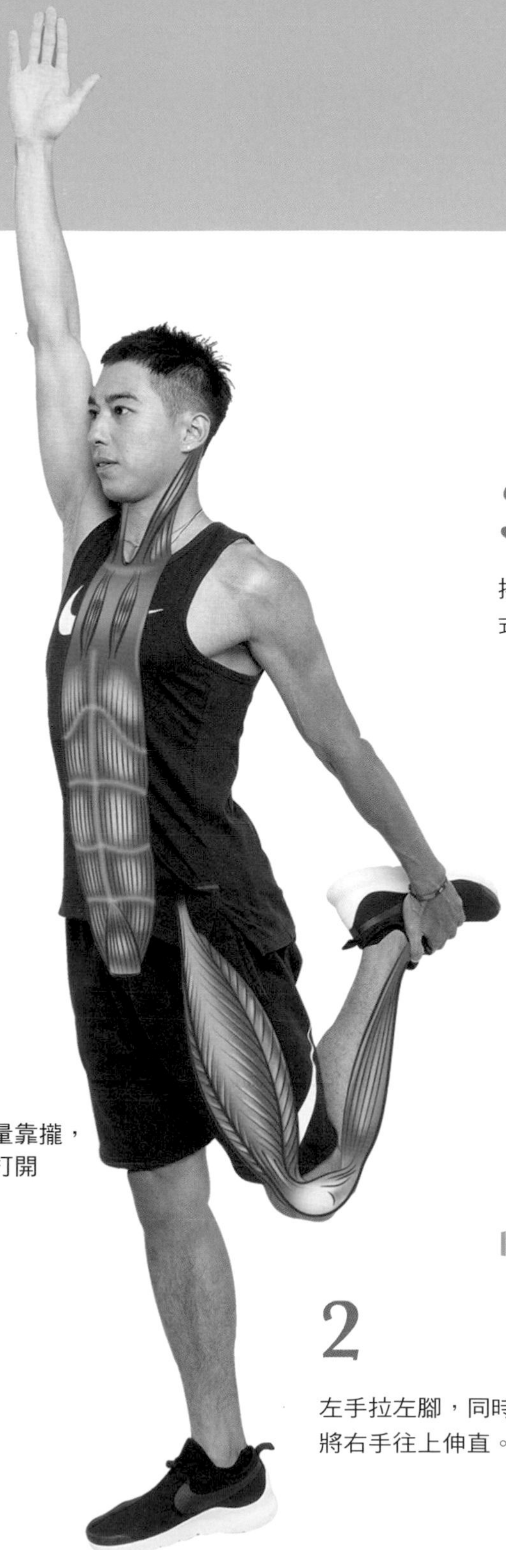

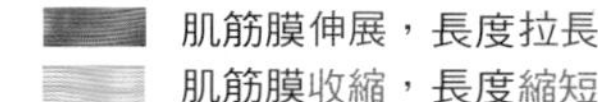

大腿盡量靠攏，
不打開

2

左手拉左腳，同時
將右手往上伸直。

3

換邊，以相同方
式重複進行。

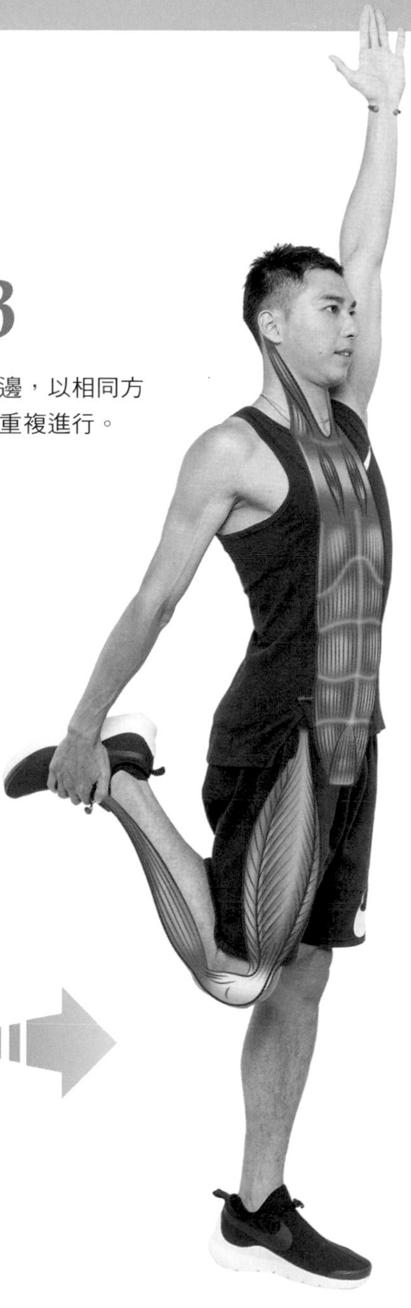

4～6次／組，2組

A2 ▷ 毛毛蟲運動

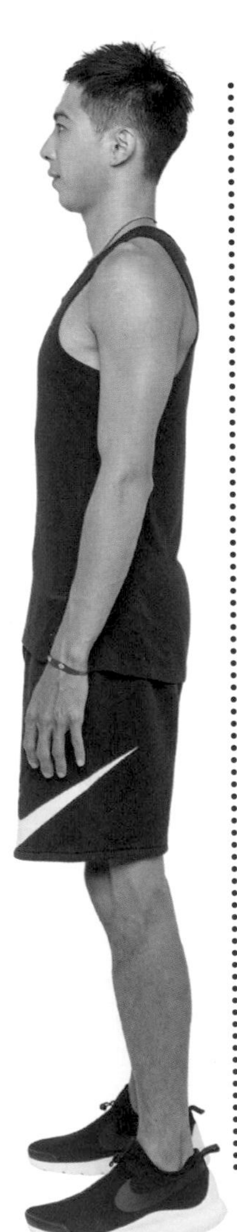

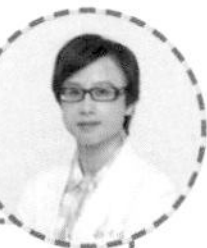

Point

若是柔軟度不佳者，進行到動作②時腳跟可以稍微離地。特別說明，動作②是淺前線縮短的動作，動作③則是淺前線拉長的動作，2個動作交替進行，就可喚醒淺前線。

1

雙腳與肩同寬，腰背挺直站立。

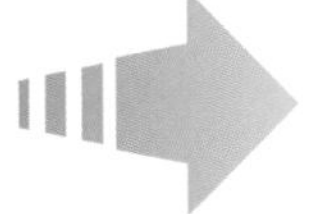

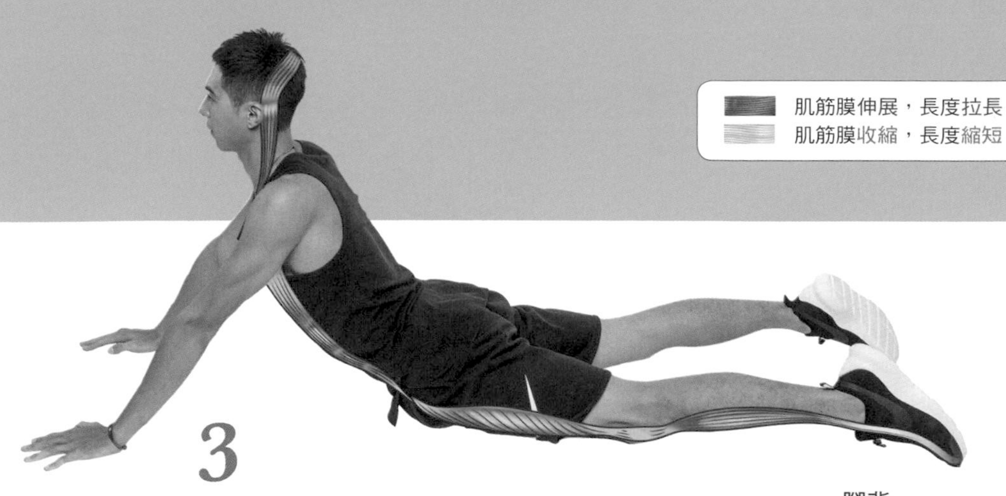

3

身體往下壓呈眼鏡蛇式，腳背伸直。再用雙手爬回來，回到動作②，再回到動作①的站姿。

腳背
要貼地

2

雙腳打直，雙手摸地。接著雙手往前爬至身體呈現一個大的倒 V 字形。

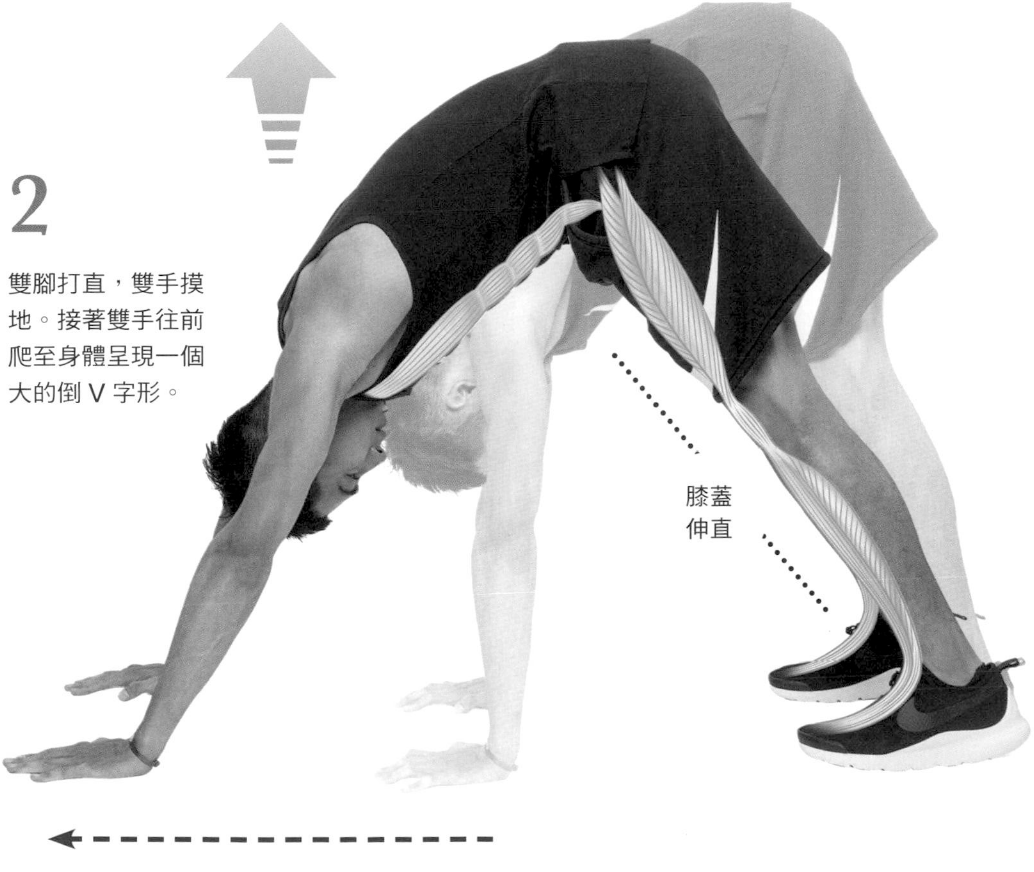

膝蓋
伸直

6～8次／組，2組

B1 ▷ 波比跳

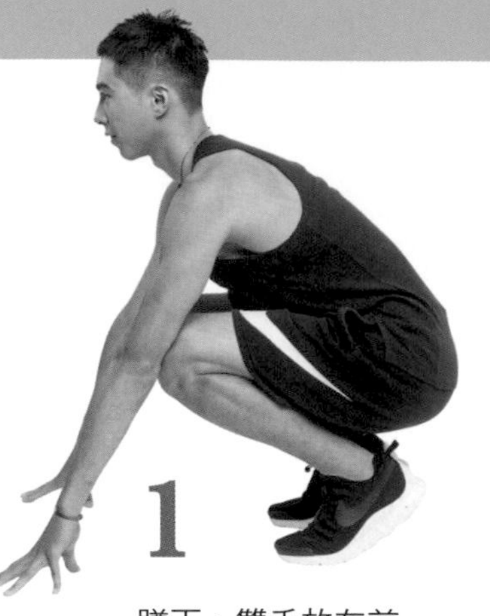

1

蹲下，雙手放在前方，重心前傾。

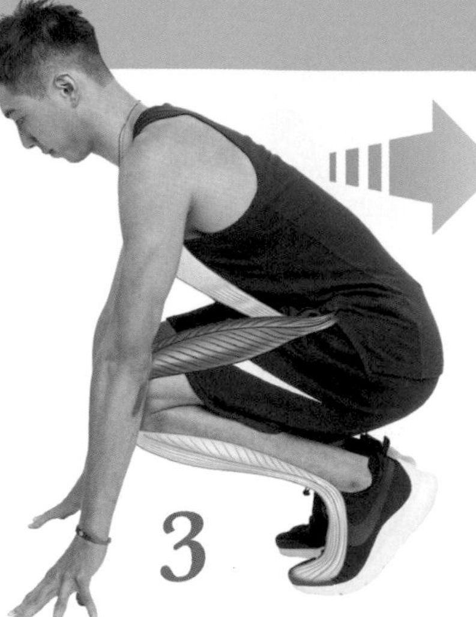

3

雙腳收回，回到動作①的姿勢。

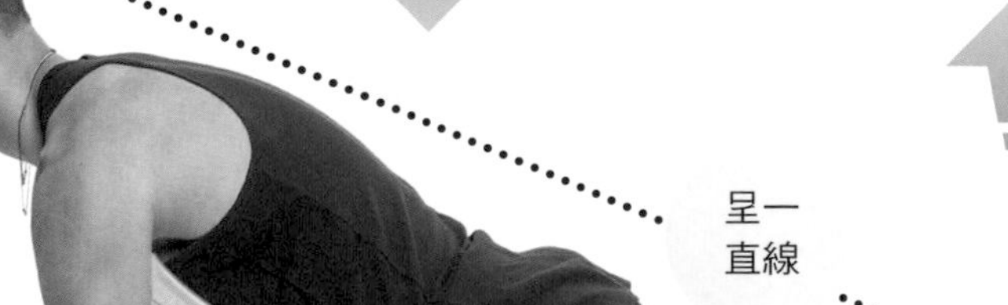

2

雙腳往後蹬，呈伏地挺身的預備姿勢。

呈一直線

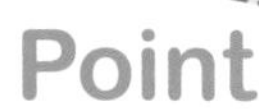

Point

從動作①到動作②是挑戰淺前線離心收縮的能力。注意身體要呈一直線，不要塌下去。

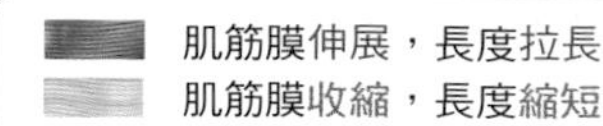

4

起身，同時向上用力跳起。接著回到動作①，重複進行。

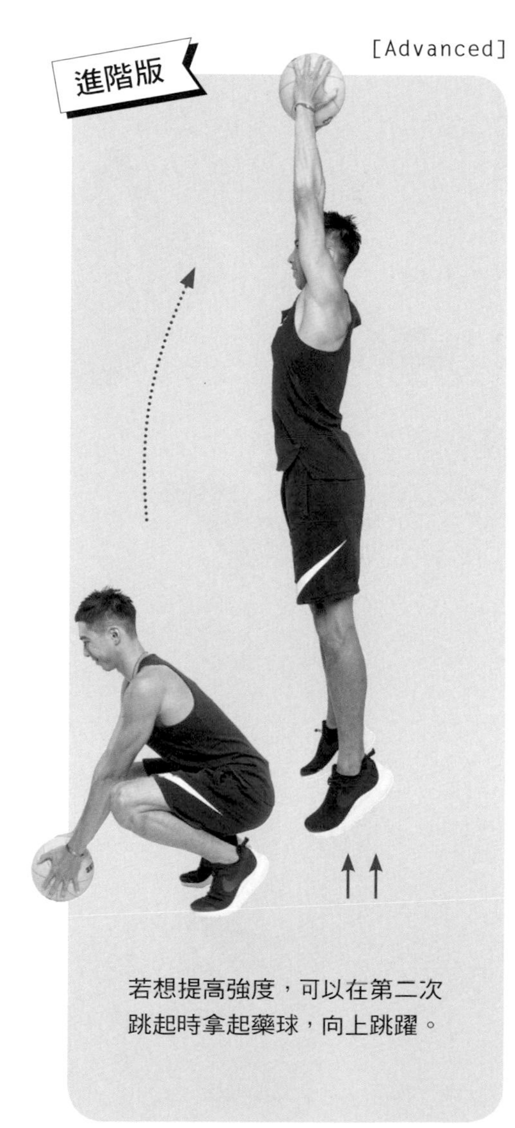

若想提高強度，可以在第二次跳起時拿起藥球，向上跳躍。

6～8 次 / 組，2 組

B2 ▸ 手持藥球向上捲腹

1 平躺，雙腳屈膝，腳掌踏地，手持藥球放在胸前。

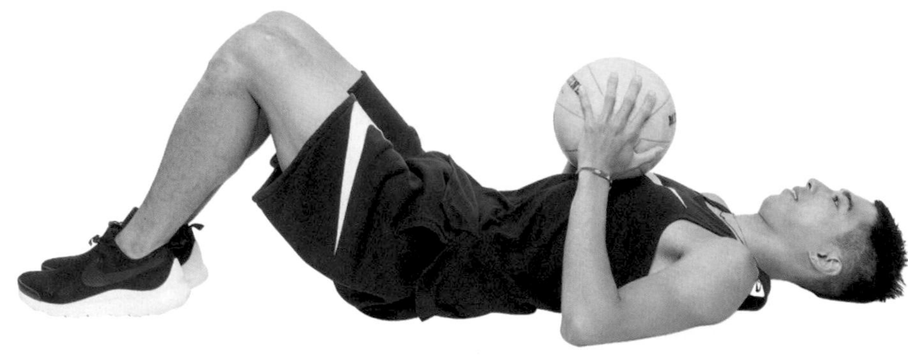

2 雙腳伸直，雙肩略離地。

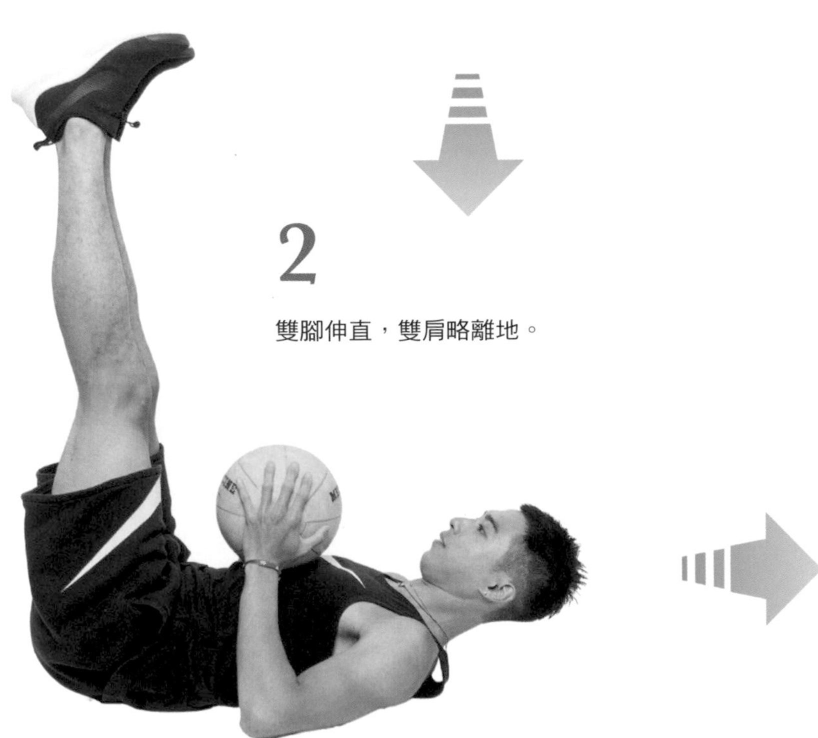

肌筋膜伸展，長度拉長
肌筋膜收縮，長度縮短

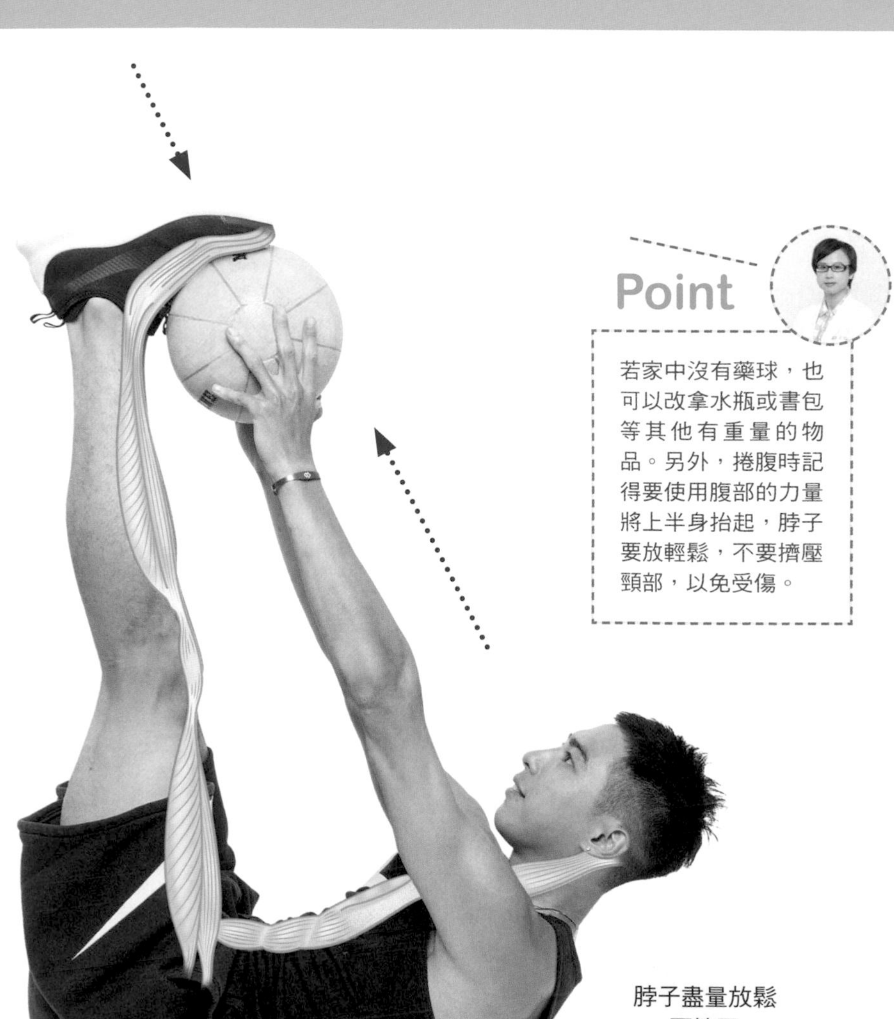

Point

若家中沒有藥球，也可以改拿水瓶或書包等其他有重量的物品。另外，捲腹時記得要使用腹部的力量將上半身抬起，脖子要放輕鬆，不要擠壓頸部，以免受傷。

3 向上捲腹，將藥球送往腳尖，同時將腳尖勾起，再回到動作②，重複進行。

8～12 次 / 組，2 組

C1 ▷ 藥球 V 字運動

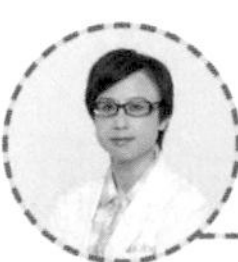

Point

這個動作和活化 B2 的動作類似，不過難度更高。因為要將身體維持在 V 字形，大腿前側的收縮力量要更多，因此對於股四頭肌肉的訓練更多。若覺得難度太高，也可以先從徒手開始練習，待身體穩定後再加上藥球。

1 平躺，雙腳屈膝，手持藥球放在頭頂上方。

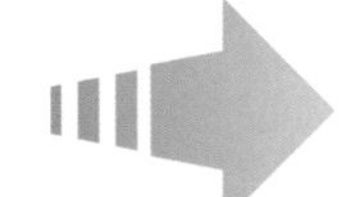

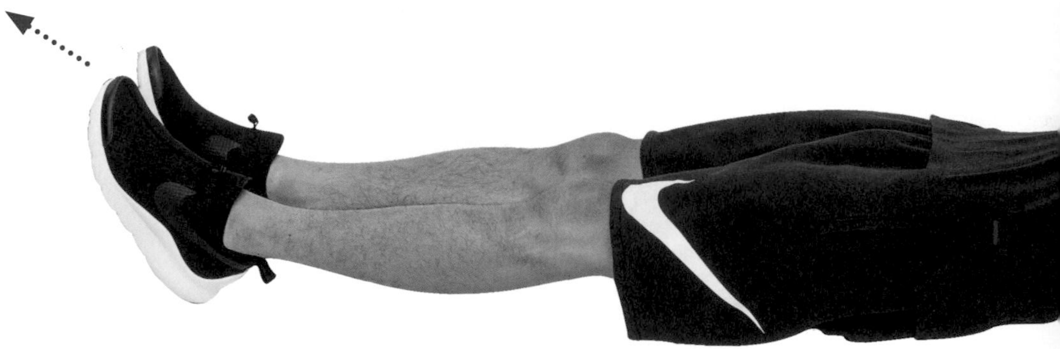

肌筋膜伸展，長度拉長
肌筋膜收縮，長度縮短

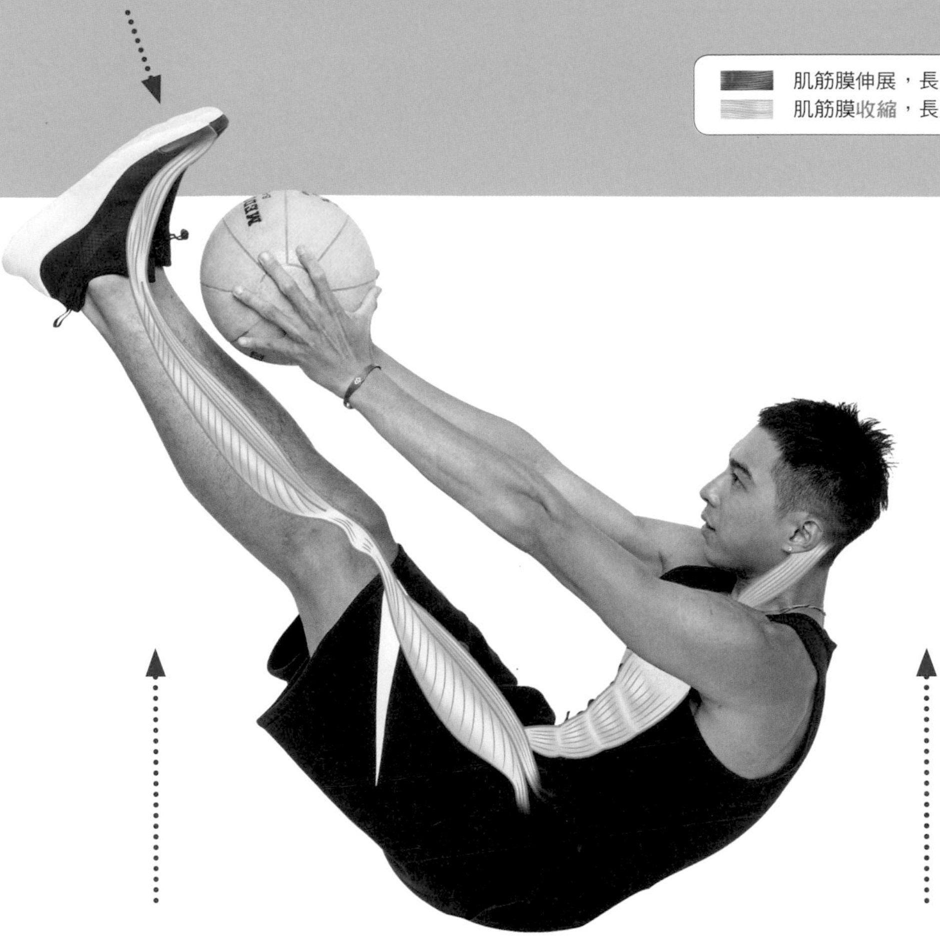

2 雙手雙腳同時抬起離地，將藥球往腳尖送，讓身體呈現 V 字形，再回到動作①，重複進行。

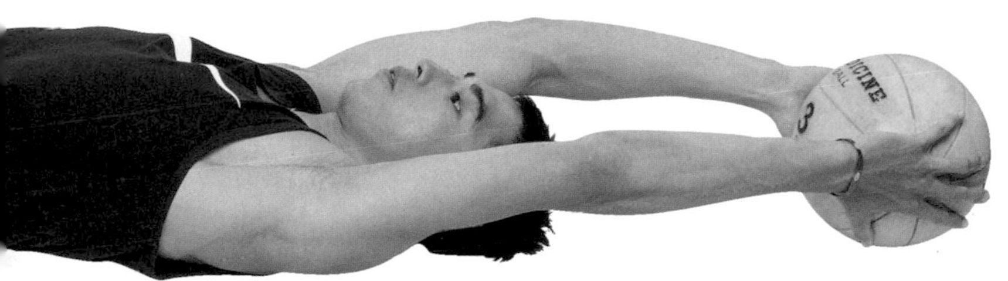

8～12次/組，2組

C2 ▹ 雙手高舉向下丟藥球

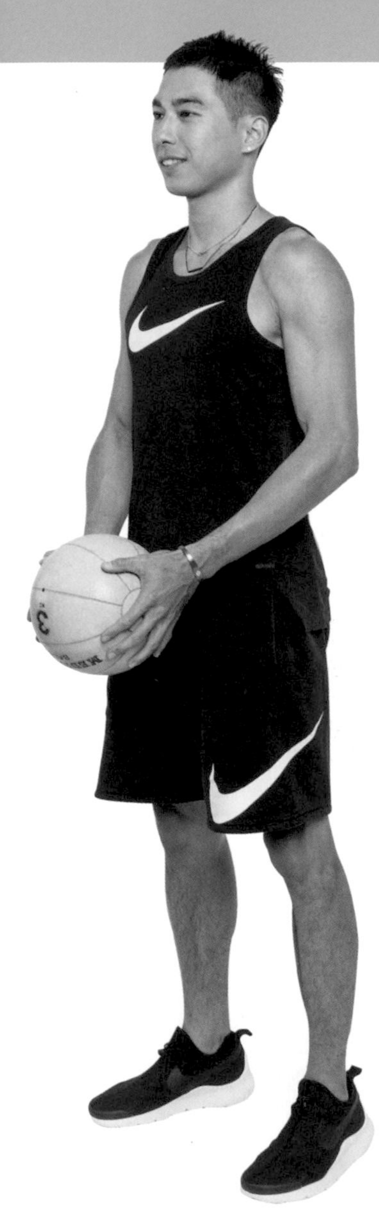

1 雙腳與肩同寬，手持藥球站立。

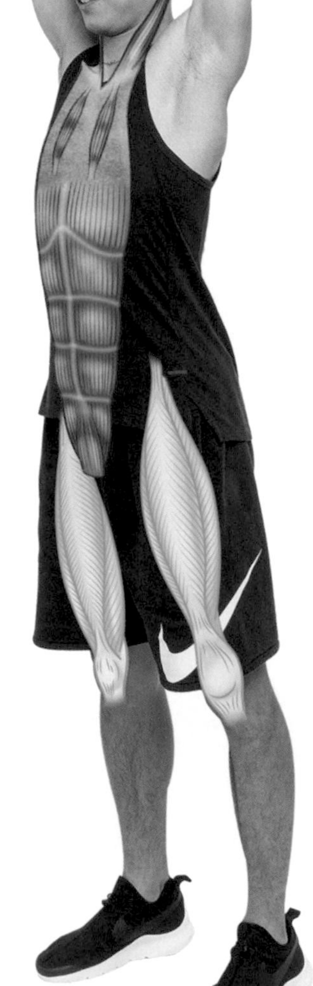

2 雙手將藥球舉高，收緊小腹。

肌筋膜伸展，長度拉長
肌筋膜收縮，長度縮短

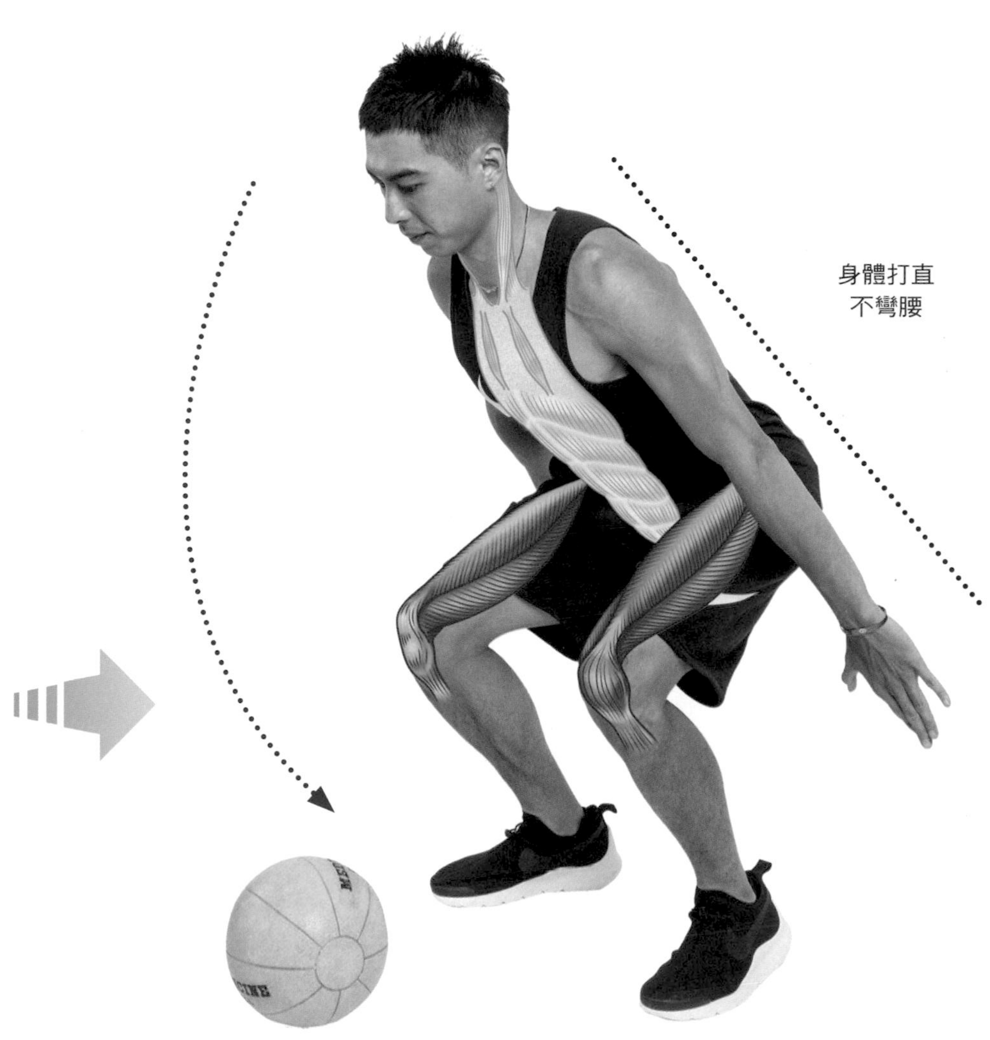

3 快速蹲下，同時由上往下將藥球用力向下丟。

Part 3
側線

位於人體的左、右兩側，
負責維持身體左右平衡，避免傾斜。

LATERAL LINE

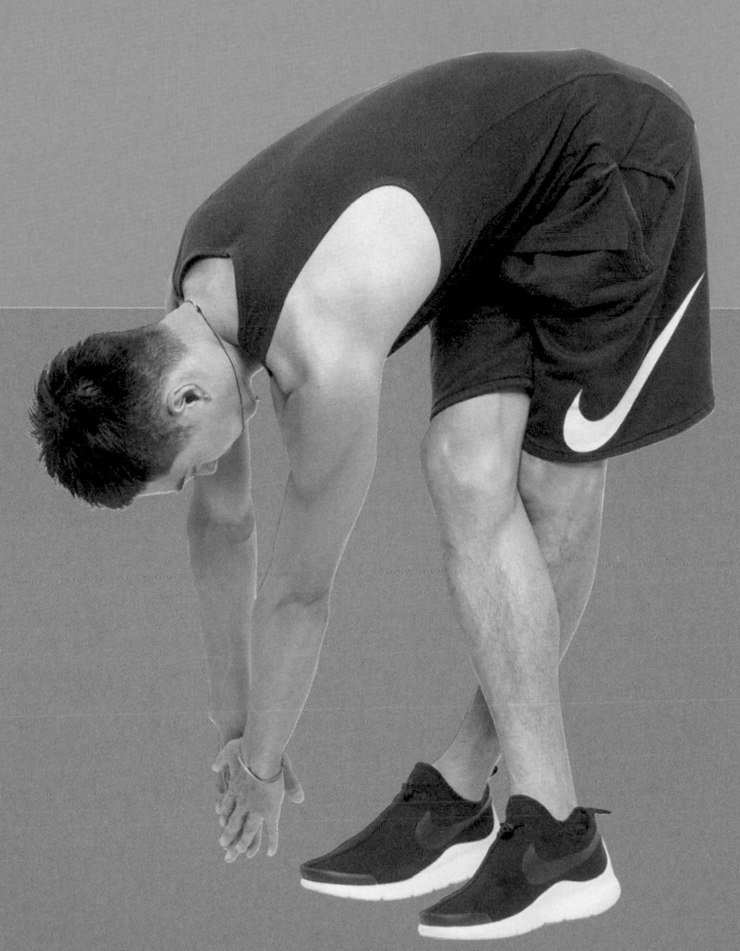

側線

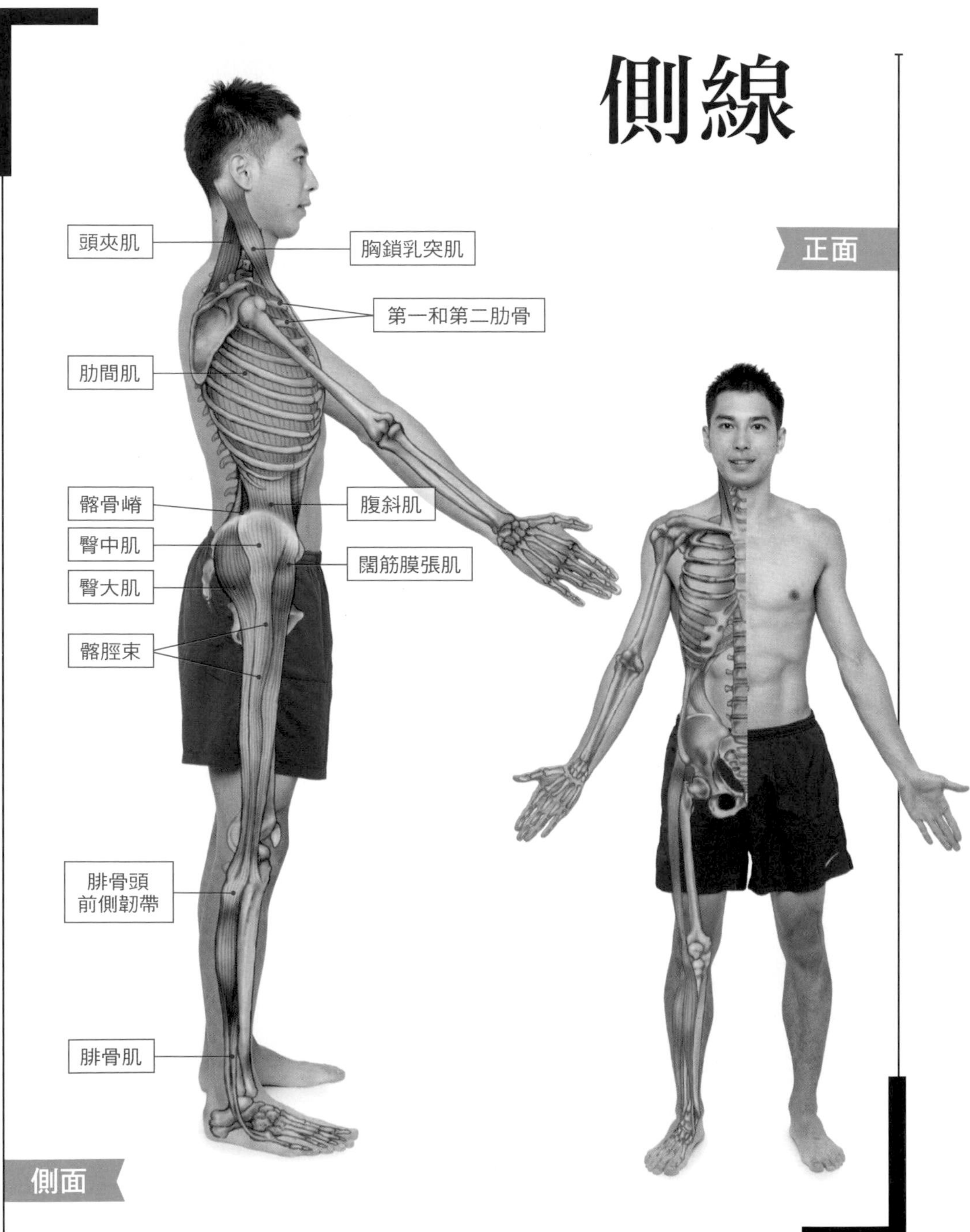

頭夾肌
胸鎖乳突肌
第一和第二肋骨
肋間肌
髂骨嵴
腹斜肌
臀中肌
闊筋膜張肌
臀大肌
髂脛束
腓骨頭
前側韌帶
腓骨肌
側面
正面

▸▸▸ 側線的路徑

縱向貫穿身體的肌筋膜線有四條，從頭到腳把人體前、後、左、右四個方向都束起來，這四條線分別是一條淺前線，一條淺背線，以及左右兩側各一條的側線。

側線從**腓骨肌**在足底的附著點開始，繞過腳踝的外側，沿著小腿的外側往上走，經過**腓骨頭前側韌帶**與脛骨相連接。從這個轉折點連到**髂脛束**，沿著大腿的外側繼續往上走，到達髖部外側則變寬，並且連到三條負責髖外展的肌肉，分別是**闊筋膜張肌**、上半部的**臀大肌**與**臀中肌**。髖部的這些肌肉經由**髂骨嵴**與**腹斜肌**相連，然後連接到側面胸廓上的**肋間肌**，走到**第一和第二肋骨**時，再往上連接**胸鎖乳突肌**與**頭夾肌**。

▸▸▸ 側線的功能

前面已經介紹過的淺前線與淺背線，這兩條線的靜態作用都是幫助維持人體直立的姿勢，而側線也是一樣。位於身體左邊和右邊的側線，其兩側的張力可以互相協調，當兩邊張力相等的時候，人體就處於正中的狀態。反之，當某一側的張力大於另一側的時候，身體就會倒向張力大的那一邊。因此，當發現身體左右不對稱時，第一個要評估的就是兩邊的側線張力，是否有不對等的情形。

而側線的動態功能，除了可以讓身體往側向彎曲外，另一個很重要的功能是當身體在「行走」與「跑跳」時，可以利用側線上髖外展肌的力量與髂脛束的張力，穩定髖關節並且減少骨盆的左右橫移，將原本應該由髖關節吸收的身體重力，部分轉移至側線分散。

▸▸▸ 側線功能好時，身體會有什麼表現？

1 保持頭部驅幹正中，省能且專注

側線是包住身體兩側、穩定驅幹的力量。若兩邊側線功能良好、張力對等均衡，人體在行走或者跑步的時候，頭部與驅幹就不會有過大的左右晃動，那麼身體的動能就不會耗損在橫向的晃動上。如此，除了身體的核心會比較穩定、不容易受傷之外，也能夠大幅減少能量的損失。另外，只要頭部不左搖右晃，眼睛的敏感度與專注力就能提高，這對於需要快速觀察周遭環境的運動員來說，非常重要。

2 穩定骨盆髖部，提升運動效率

側線中的臀部外展肌肌群，其在日常生活中其實並不常被使用；試想，我們是不是很少在自然動作下，做出向外打開腳的動作呢？事實上，髖部外展肌群與髂脛束相連的這個構造，最重要的作用是幫助髖關節的穩定。當身體直立髖關節負重的時候，髖外展肌包住了髖關節的上方，並且與外側非常強壯的髂脛束韌帶，一起提供了一個約束的力量，給予股骨頭向內側擠壓穩定的力量，這樣股骨頭才不會有被向外凸出去的傾向。

不僅如此，當這個肌肉筋膜結構的力量越大，在行走或者跑步的時候，骨盆左右移動的幅度就會越小，力量就越能夠集中在將身體向前推動，如此一來便可以有效提升運動效率。

3 腳步踩實踩穩，爆發力加倍

穩定腳踝外側最重要的肌肉就是腓骨肌。腓骨肌從小腿外側繞過腳

踝後外側，走到腳底，附著在內側與外側足弓的中段。側線這部分的肌筋膜最主要的作用就是穩定腳踝，讓腳可以穩穩地踩在地面上，作為身體動量轉換的支點。以棒球投手為例，右投手投球時，會先抬起左大腿之後，接下來左腳向前跨出一大步。當腳掌踩到地面時，必須要踩得很穩很實，就像是將腳掌釘在投手丘上一樣，因為只有腳步踩穩後，才能夠作為全身旋轉以及右手揮臂的支點，這樣一來投球的力道才會大，速度才會快；而幫助腳步踩穩的關鍵就是腓骨肌。

雖然腓骨肌的動態功能是將腳外翻，但就像髖關節外展肌一樣，這個功能其實很少使用，絕大部分的時候腓骨肌與側線肌筋膜的功能都是穩定腳踝，讓腳在跨步、跑、跳時，可以穩穩地踩在地面上，作為一個扎實的支點，將地面的反作用力穩穩地往上傳遞，幫助另一側的肢體展現更好的爆發力。除了棒球投手，足球也用到很多側線的功能，若想要用右腳踢出快速強力的球，那麼左腳就一定要先能穩穩地踩住。

▸▸▸ 側線功能異常時，會有什麼問題？

側線主要是負責身體的左右平衡，因此，若身體左右不對稱（例如：頸部歪向某邊、肩膀或骨盆不等高、脊椎側彎等）、腳踝旋前或旋後、膝內翻或外翻、大腿微微外展、大腿內收卡卡的、肋骨與骨盆間的距離縮短等，就有可能是側線的功能出了問題。

1 腹斜肌拉傷

腹部兩側斜向的肌肉就是腹斜肌，分為淺層的外腹斜肌與內層的內腹斜肌，其實就是俗稱的人魚線。而腹斜肌連接肋骨與骨盆，讓肋骨不

如何預防腳踝扭傷？

腳踝扭傷應該是最常見的筋骨傷害前幾名，其排名可能只比下背痛低而已。在每個人的一生中，肯定都會歷經幾次的腳踝扭傷，有的是因為運動傷害，有的是因為穿高跟鞋不習慣，有的只是路面不平，或者沒注意到上下階梯，或者踩到石頭、水溝、還是別人的腳等。

一旦扭傷腳踝，往後就會很容易反覆扭傷腳踝，所以，如何預防腳踝扭傷，以及如何預防腳踝反覆扭傷，對每個人來説都非常重要。以下這三個訓練雖然都非常簡單，但卻對於預防腳踝扭傷很有幫助，各位不妨有空時多加練習。

1 活動踝關節

腳踝關節的活動度不足，常常覺得腳踝卡卡的，這也是腳踝扭傷的高危險群。因此，平時就要多活動腳踝關節，而腳踝關節活動的角度包括：腳背向上勾起、腳板向下壓，以及腳踝內轉和外轉；這其中以腳踝「向上勾」與「向下壓」的角度最重要。

如果腳背向上勾覺得緊緊的，可以將腳打直坐下來，雙手抓住毛巾的兩端，讓毛巾的中段繞過腳底，將腳板往身體的方向拉，就可以慢慢增加腳踝上勾的角度。如果腳板向下壓覺得緊緊的，可以站姿彎曲膝蓋，手抓住腳板，將腳板往臀部的方向盡量拉，這樣就可以增加腳板下壓的角度。

2 增加腳踝穩定肌群的力量

可以利用彈力帶訓練腳踝向下、向上、向內轉，以及向外轉的力量，其中以向內及向外轉的力量，對於預防腳踝扭傷的效果最顯著。可以利用彈力帶來進行訓練，坐姿雙腳踩在地板上，以右腳踝為例，將彈力帶的中段繞過右腳踝的外側，左腳則踩住固定彈力帶，然後，右腳踝抵抗彈力帶的張力做一個向外轉的動作，這樣就可以增加腓骨肌群的力量。若將彈力帶的拉力改成其他方向，就能訓練到其他方向的腳踝肌力。

3 強化腳踝關節的感覺與平衡能力

這個訓練的目的，是為了強化大腦對於腳踝關節位置的感知能力。如果大腦對於踝關節任何細微的移動都能夠及時的、敏銳地察覺出來，那麼，在腳踝扭傷，也就是腳踝關節位移超過忍受限度之前，就可以啟動腳踝的穩定肌群出來保護踝關節。

訓練方法很簡單，可以分為三種難易度：（一）單腳閉眼站立；（二）單腳閉眼蹲站；（三）單腳蹲再加上不穩定的晃動。以右腳踝為例，右腳站在米字形的中心，然後用左腳去觸碰米字形的六個端點。注意，進行時身體要保持平衡，才有訓練效果。

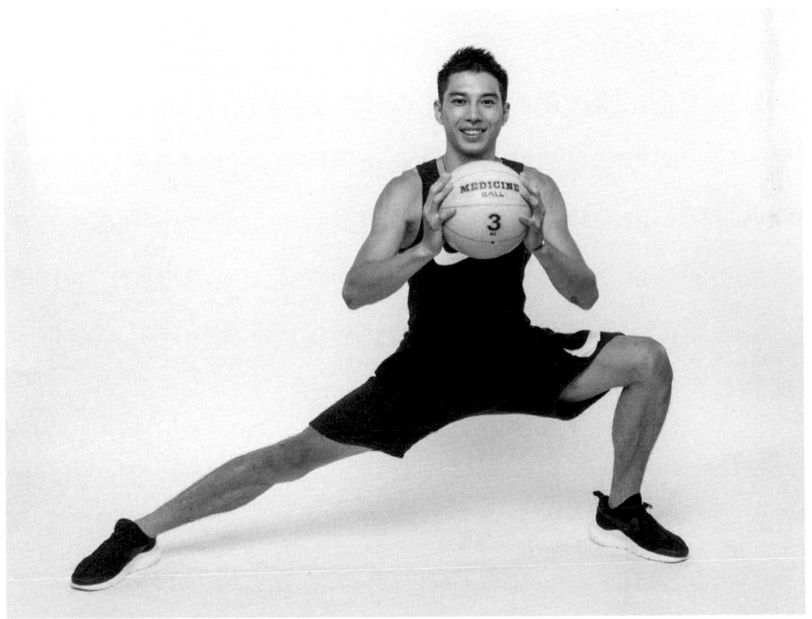

▲ 側線的起點腓骨肌，是穩定腳踝的重要肌肉，因此只要加強訓練側線，就能有效預防腳踝扭傷。

會離開骨盆太遠，保護腹部的臟器和腰椎。若側線太緊繃，或者側彎、旋轉的動作太大時，便容易造成腹斜肌的拉傷。（肌筋膜修復肌貼法，見 P.209）

2 彈響髖

彈響髖，顧名思義就是屈伸髖關節的時候，因為側面的肌筋膜過於緊繃，因此當其滑過髖關節側面時，會發出喀拉喀拉的聲音。雖然不一定會伴隨疼痛，但若長時間磨擦受損，就有可能會合併產生股骨大轉子的滑囊炎。

3 髂脛束摩擦症候群

髂脛束位於大腿的外側。這一條筋膜非常強韌，給予骨盆與大腿非常強大的約束力量，讓這邊的組織不會往外側崩塌。然而，如果核心肌群的力量不足，便很容易會將身體的重量轉移到這條筋膜上，尤其是長距離的跑者。因為跑步時，體重再加上跑動時的地面反作用力，這些力量都會傳遞到髂脛束。為此，不論是跑步初學者或者老鳥跑者，只要肌力不夠，或者體重太重，都逃不過這個運動傷害，嚴重時甚至會痛到膝關節無法伸直。（肌筋膜修復肌貼法，見 P.208）

4 腓骨肌腱炎

腓骨肌位於小腿的外側，繞過腳踝走到腳底，是穩定腳踝很重要的肌肉，看起來就像是天然的護踝。然而腳踝是最常扭到的部位之一。在腳踝扭傷之後，外側踝關節的韌帶就會損傷，變得比較鬆，那麼腳踝的穩定度就會降低，這個時候腓骨肌的負荷就會增加，因此，很容易出現腓骨肌鍵炎。（肌筋膜修復肌貼法，見 P.209）

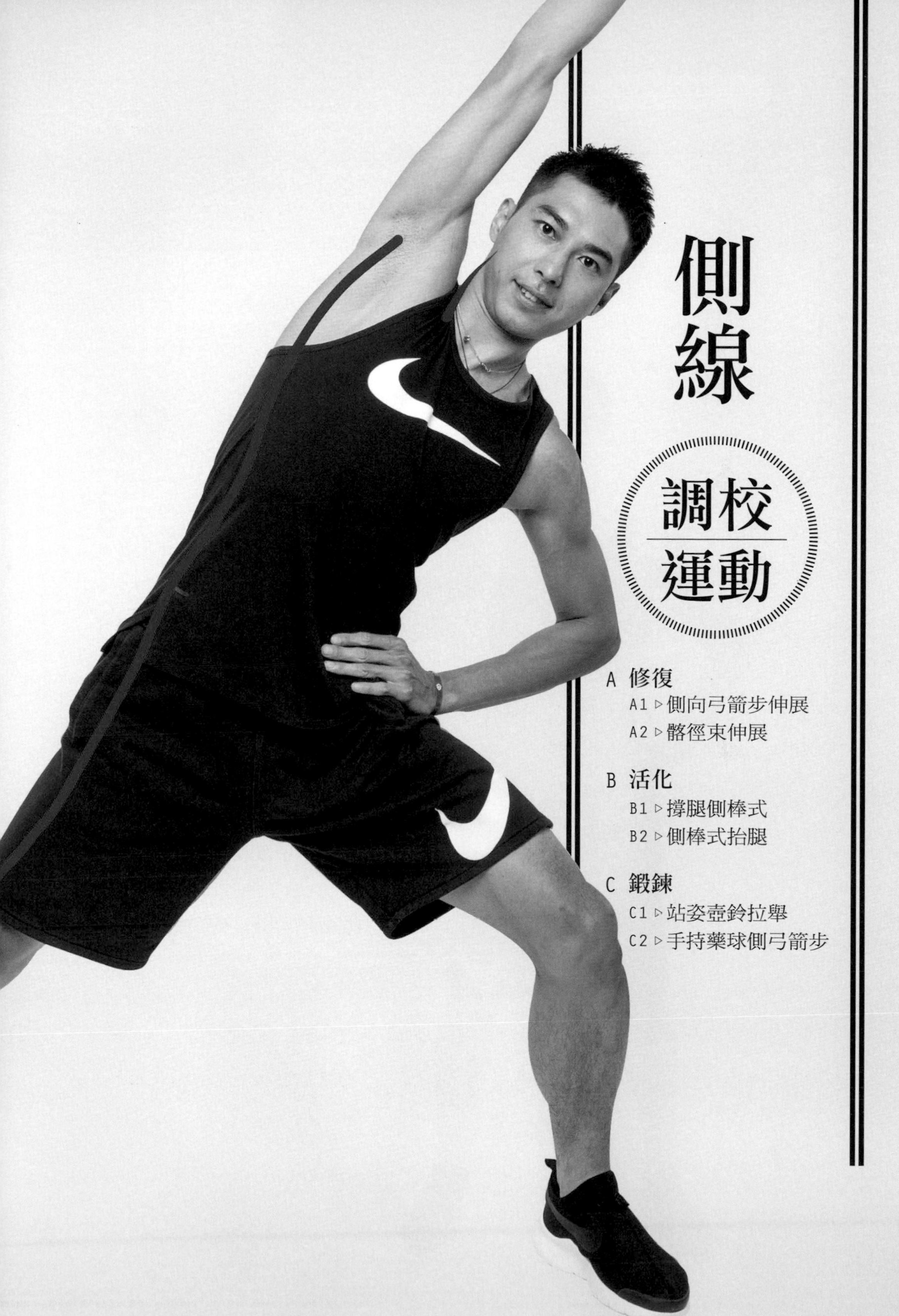

側線

調校運動

A 修復

- A1 ▹ 側向弓箭步伸展
- A2 ▹ 髂徑束伸展

B 活化

- B1 ▹ 撐腿側棒式
- B2 ▹ 側棒式抬腿

C 鍛鍊

- C1 ▹ 站姿壺鈴拉舉
- C2 ▹ 手持藥球側弓箭步

4～6次/組，2組

A1 ▸ 側向弓箭步伸展

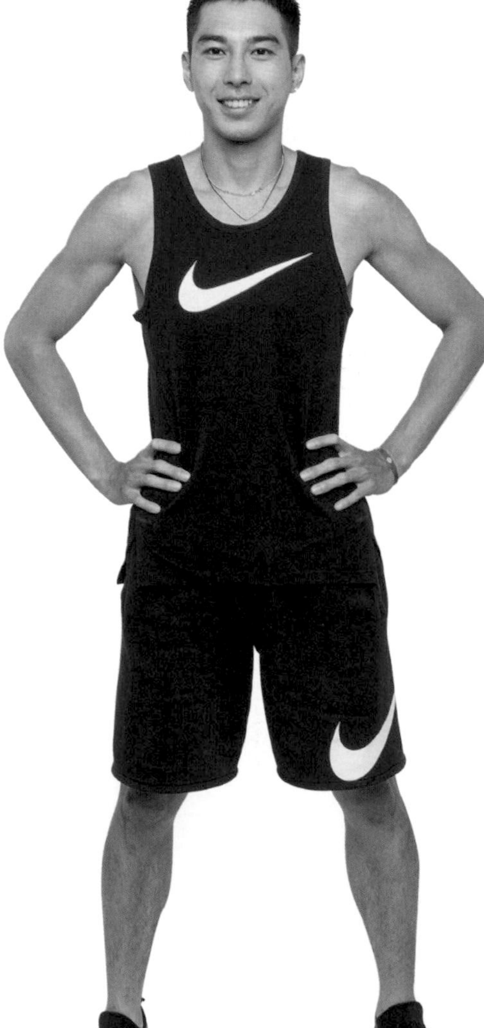

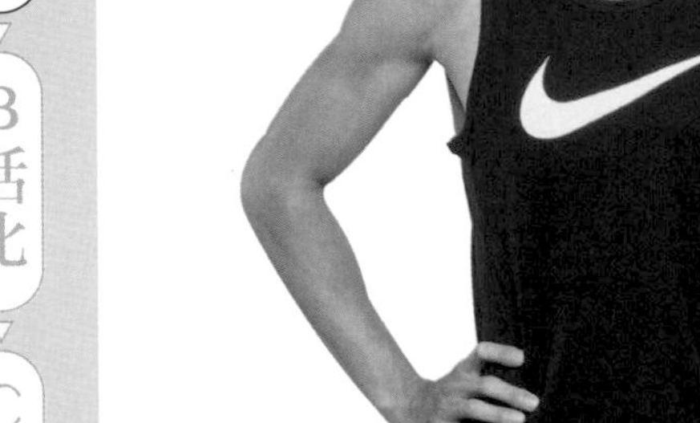

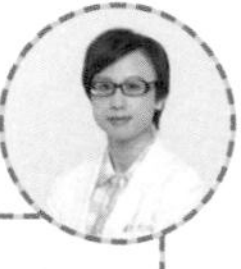

Point

注意，單手向上伸展時，要感覺手是往斜上方延伸，而不是往側下方擠壓，如此一來，才能有效伸展側線肌筋膜。

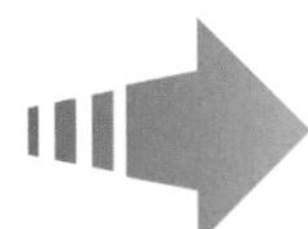

1

雙腳與肩同寬，雙手插腰站立。

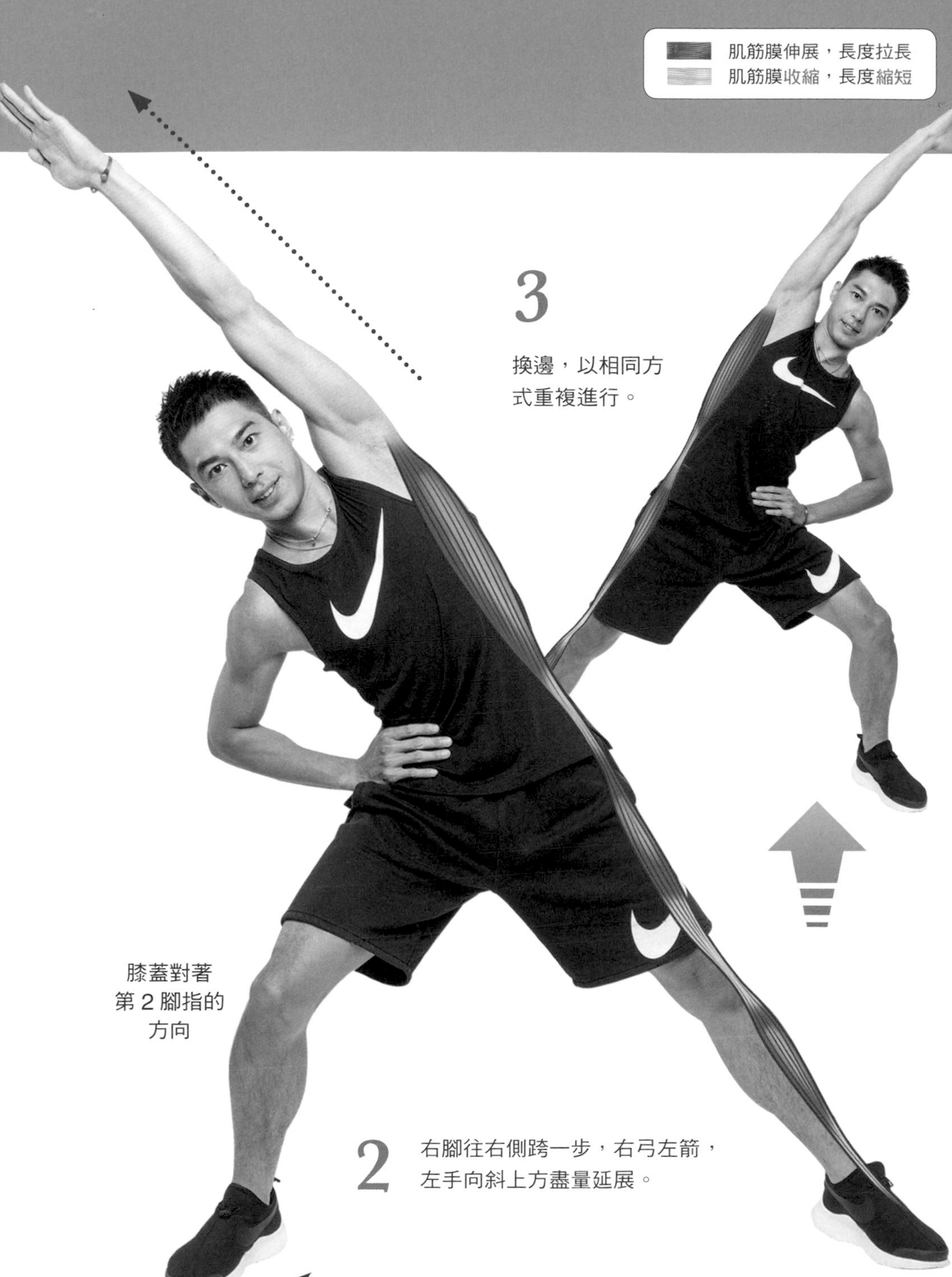
肌筋膜伸展，長度拉長
肌筋膜收縮，長度縮短
3
換邊，以相同方式重複進行。
膝蓋對著第 2 腳指的方向
2
右腳往右側跨一步，右弓左箭，左手向斜上方盡量延展。

4～6次／組，左右各1組

A2 ▸ 髂徑束伸展

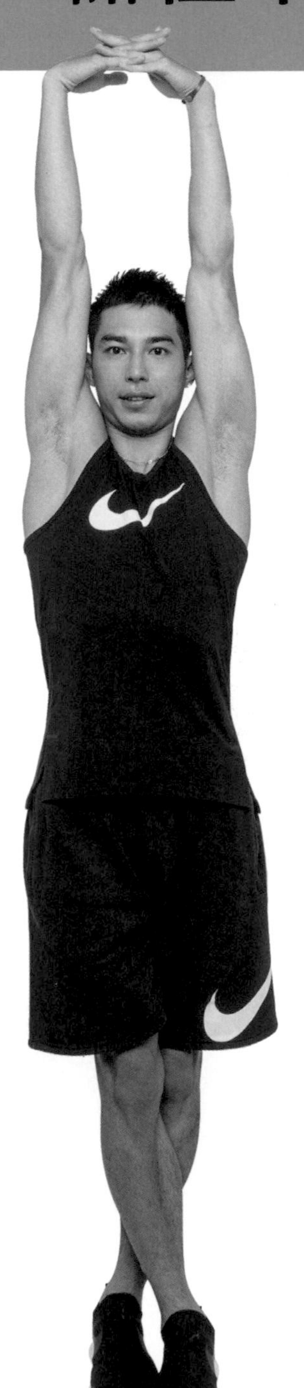

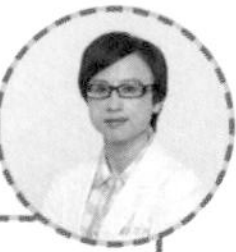

Point

下彎時若雙手無法碰到地板，也可以改碰小腿，重點是後腳的膝蓋一定要伸直，才是有效的伸展動作。另外，此亦為側線的動態伸展動作，因此不需要停留。

1

右腳在前，左腳在後，雙腳交叉站立，雙手交扣，向上高舉伸直。

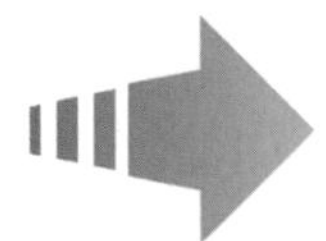

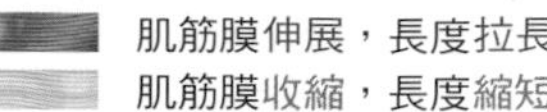

側面

後腳膝蓋
要打直

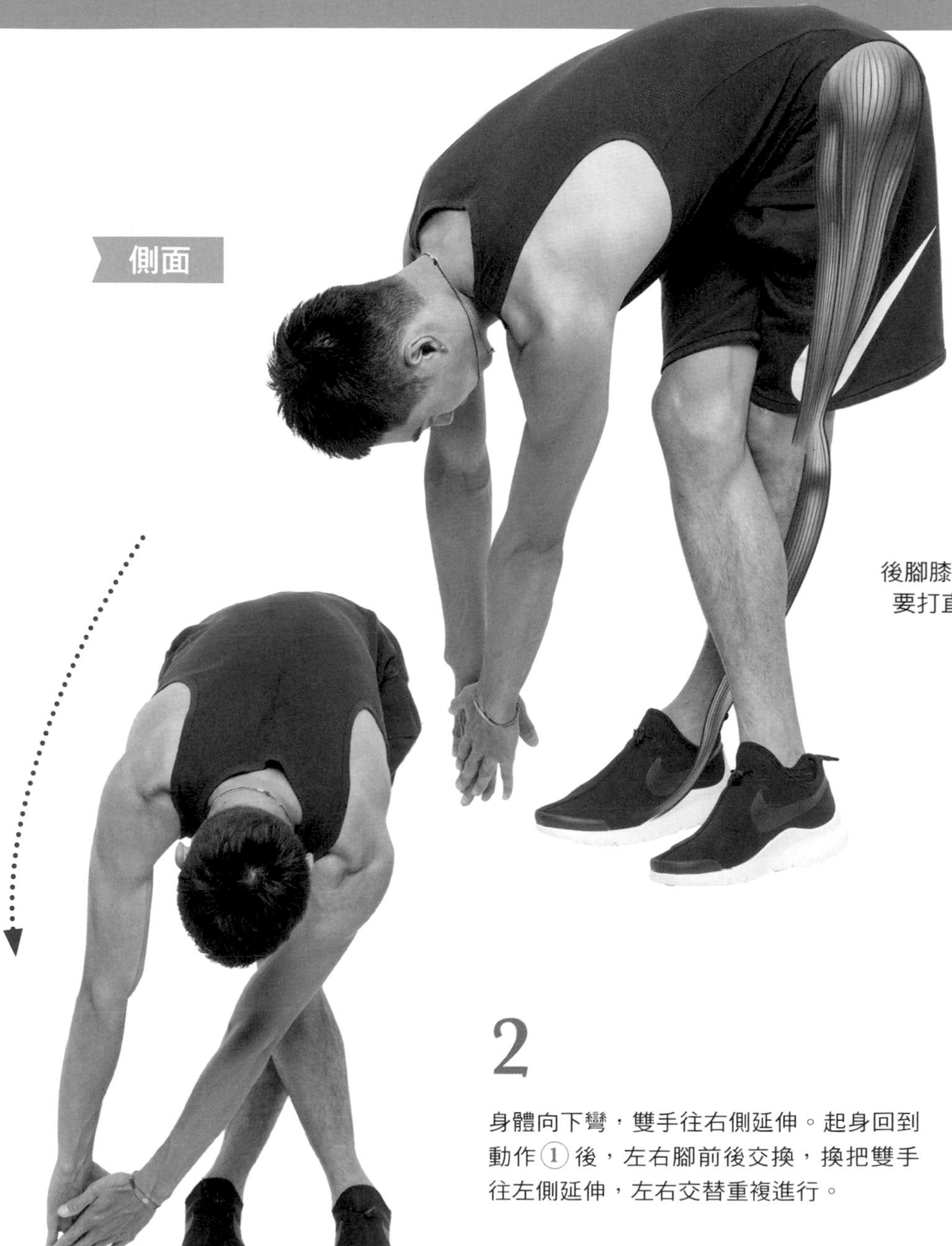

2

身體向下彎，雙手往右側延伸。起身回到動作①後，左右腳前後交換，換把雙手往左側延伸，左右交替重複進行。

6～8次／組，左右各1組

B1 ▶ 撐腿側棒式

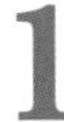

1

左側躺，左手肘撐地，右手插腰，
右腳往前踩穩地面。

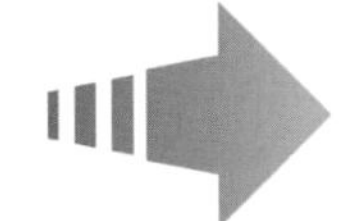

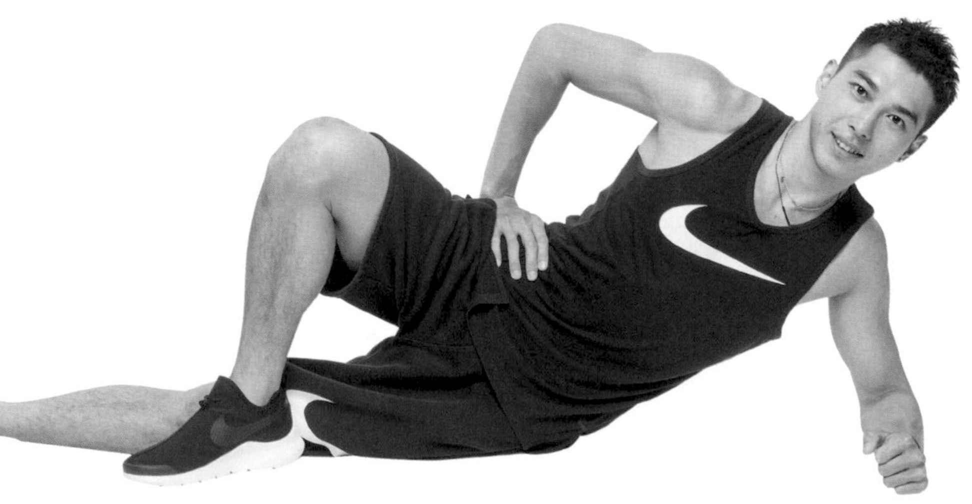

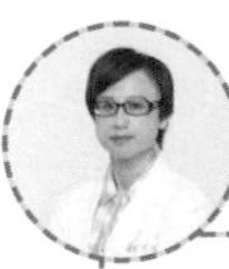

Point

初學者第一次做這個動作時，可能會覺得手臂很痠，那是因為肚子和臀部沒有用力。因此，進行時務必將意識集中在腹部和臀部，才是正確的施力位置。

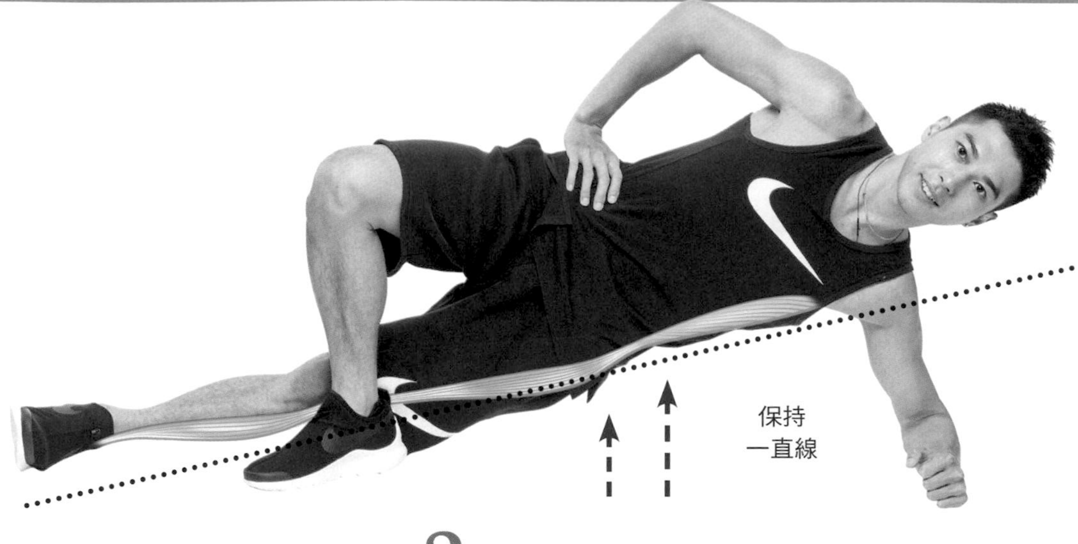

2

臀部往上抬起、放下，重複數次。再換右側躺，以相同方式重複進行。

進階版

[Advanced]

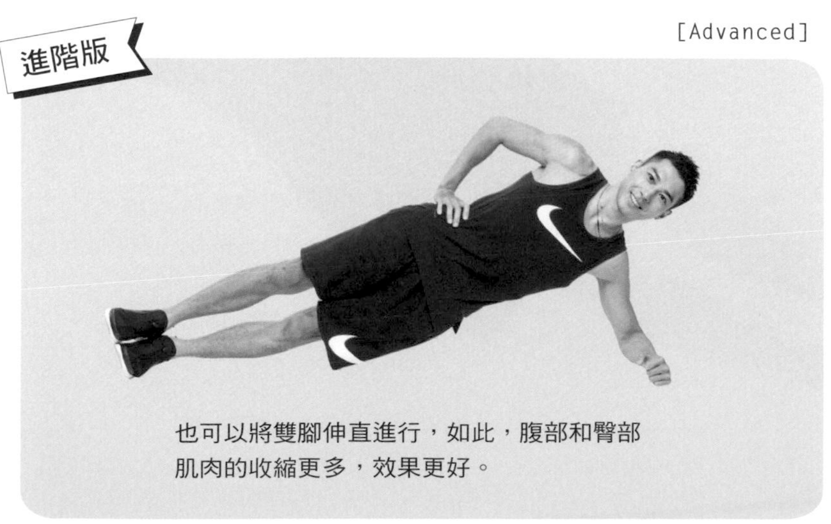

也可以將雙腳伸直進行，如此，腹部和臀部肌肉的收縮更多，效果更好。

6～8 次 / 組，左右各 1 組

B2 ▸ 側棒式抬腿

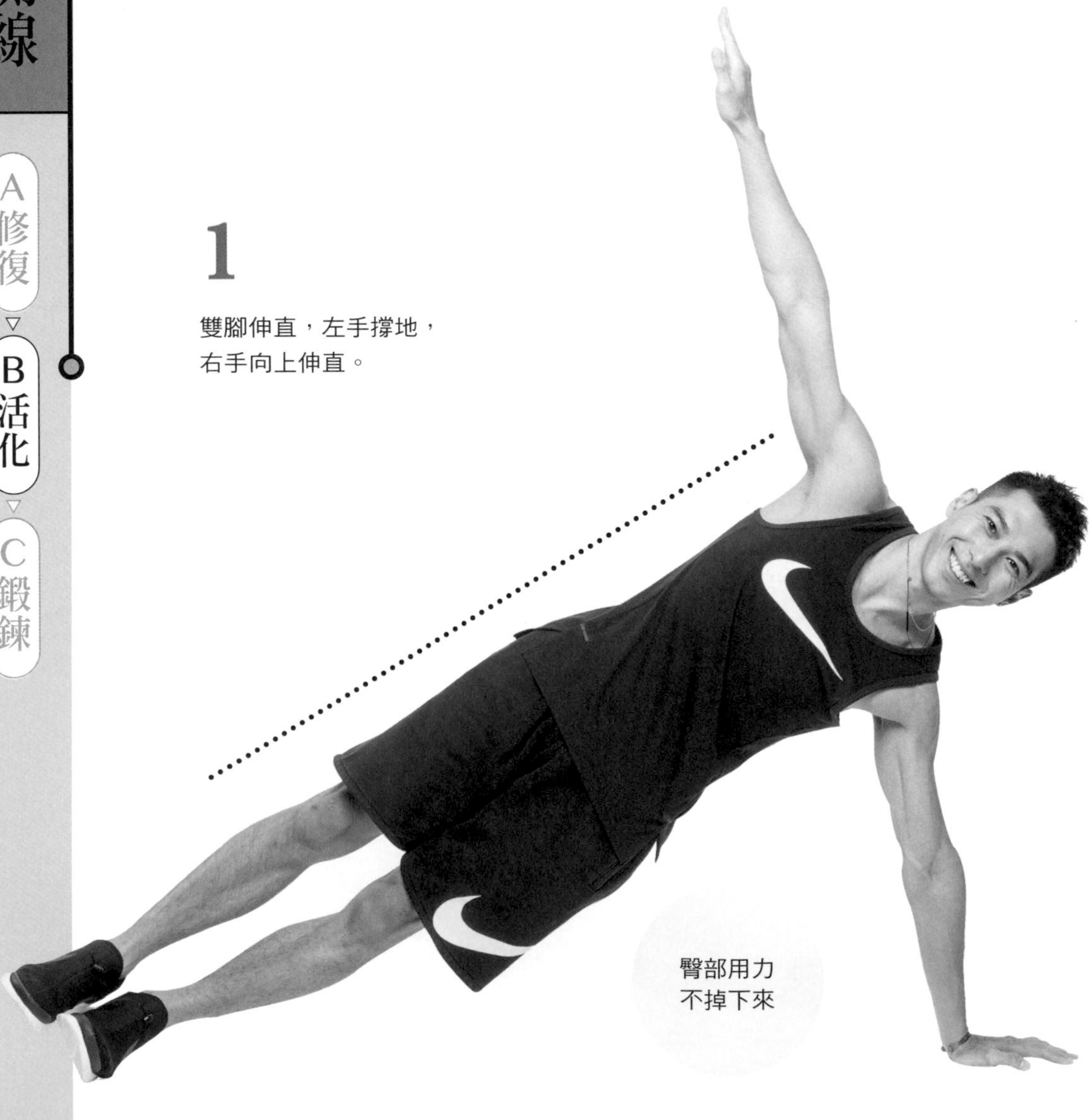

1

雙腳伸直，左手撐地，
右手向上伸直。

臀部用力
不掉下來

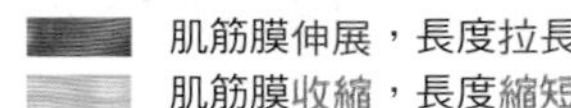

2

保持上半身穩定，將右腳向上抬高、放下，重複數次。

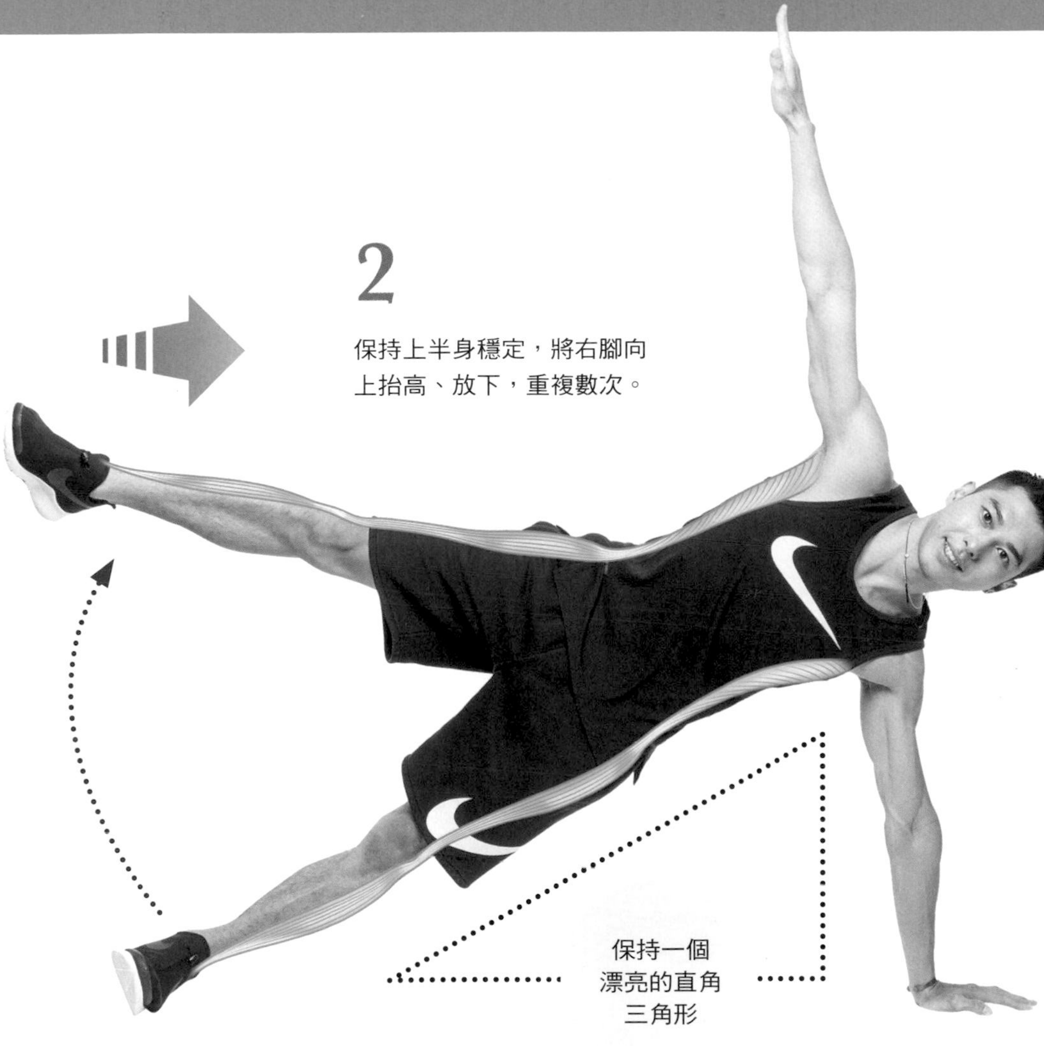

保持一個
漂亮的直角
三角形

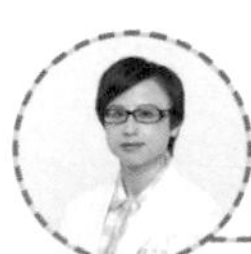

Point

這個動作難度比較高，如果太難，左手可以插腰。注意，如果動作時感覺手腕不適，可以改用肘撐進行。

8～12次/組，左右各1組

C1▶站姿壺鈴拉舉

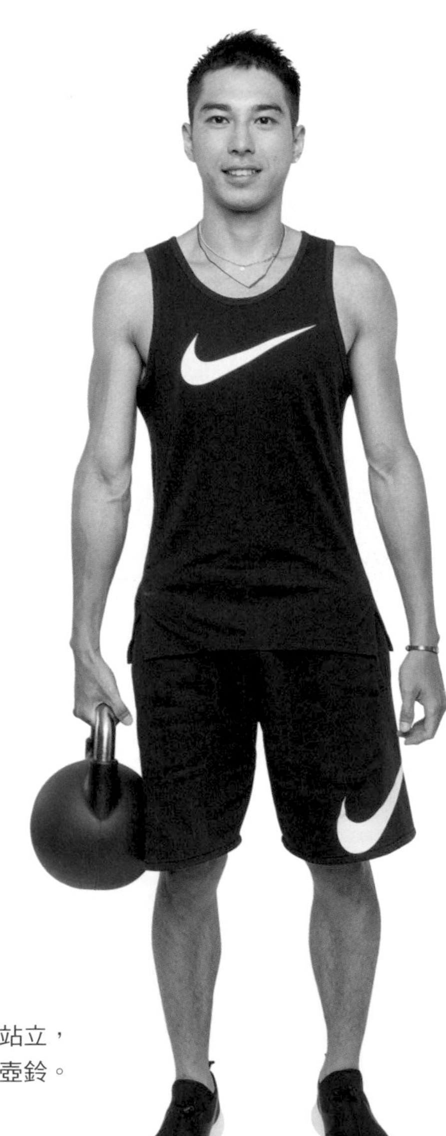

Point

若家中沒有壺鈴，可以改用水瓶或其他方便抓握的重物替代。

1

腰背挺直站立，
右手緊握壺鈴。

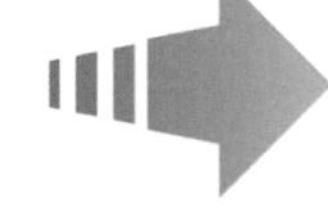

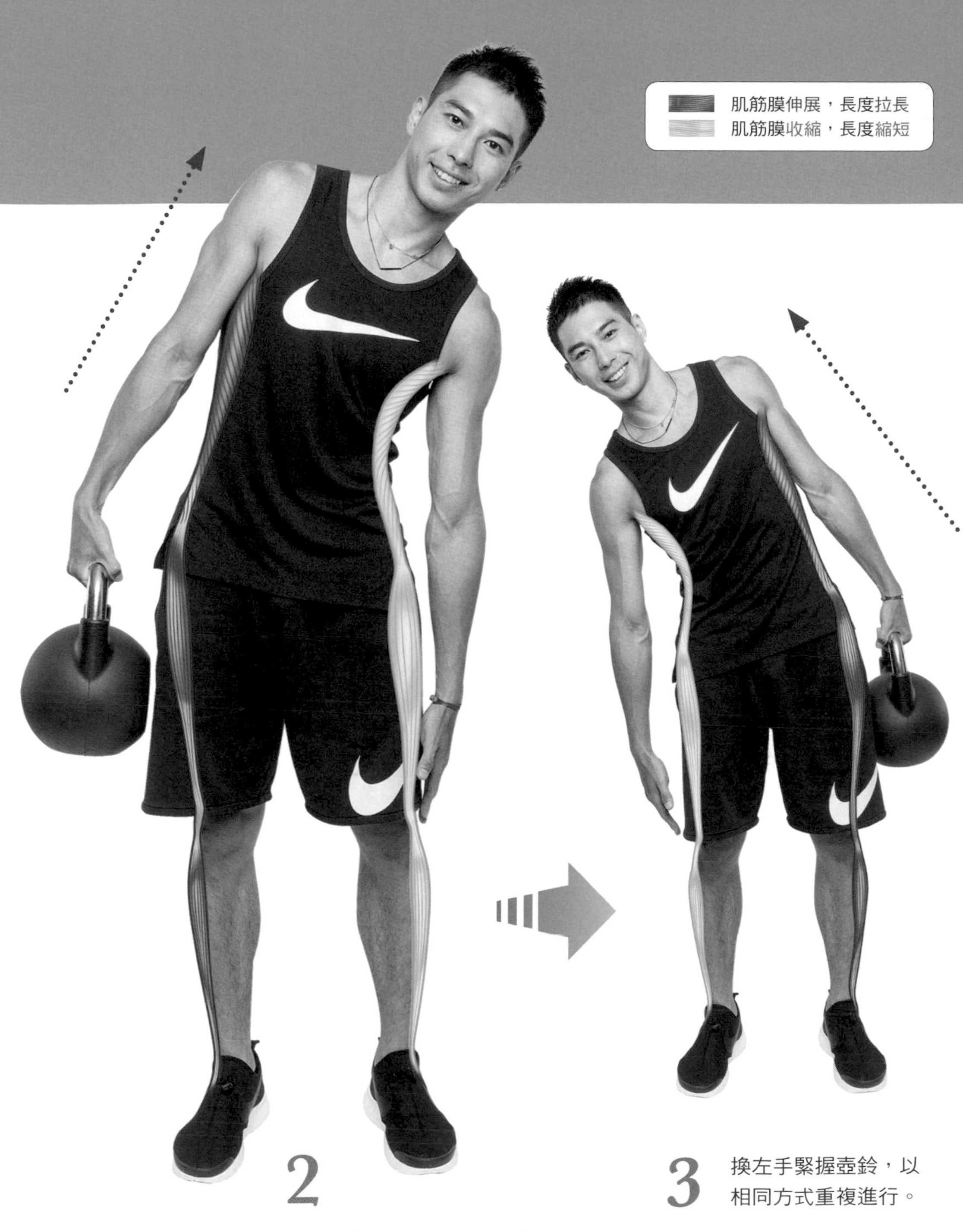

2

收縮左側線肌肉，上半身往左側傾，將壺鈴提起，然後再慢慢放下，回到動作①。

3

換左手緊握壺鈴，以相同方式重複進行。

8～12次/組，2組

C2 ▸ 手持藥球側弓箭步

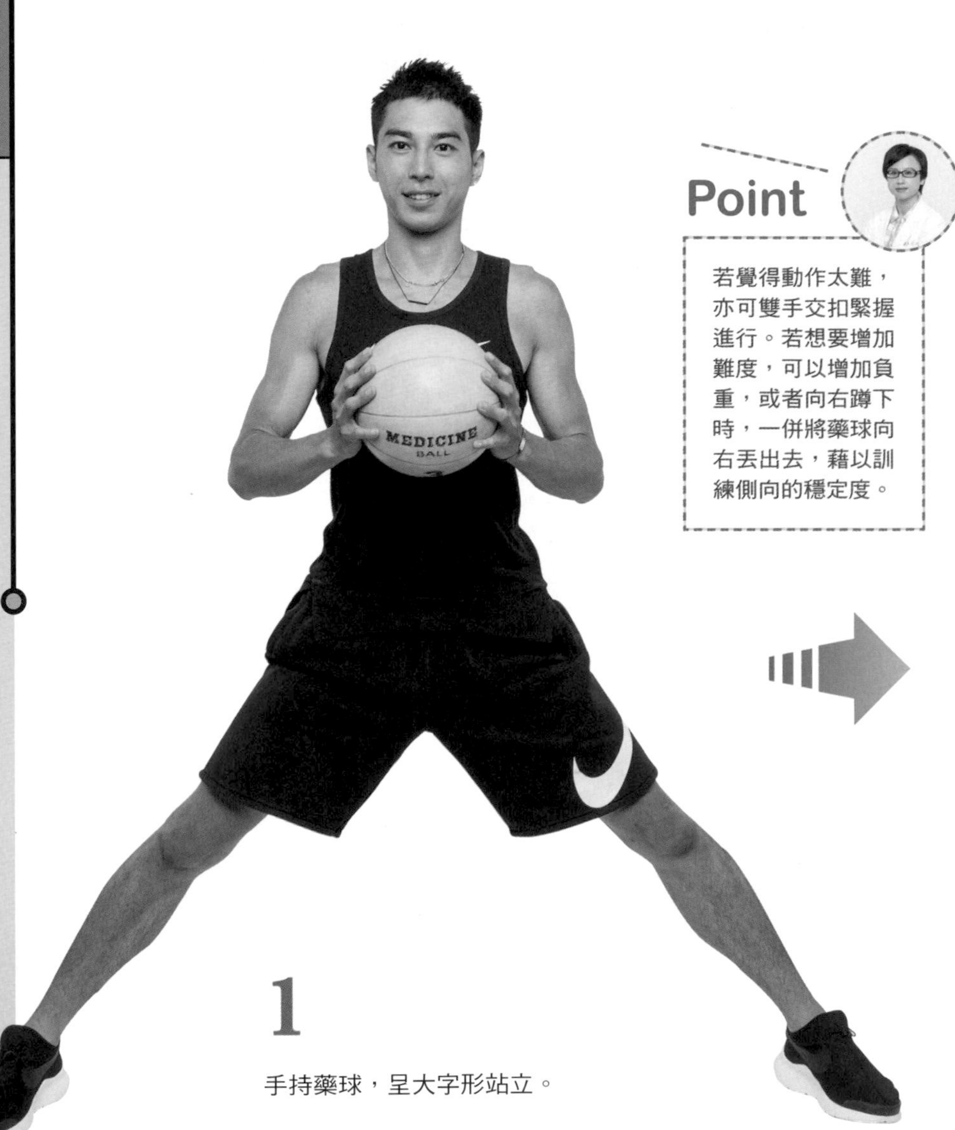

Point

若覺得動作太難，亦可雙手交扣緊握進行。若想要增加難度，可以增加負重，或者向右蹲下時，一併將藥球向右丟出去，藉以訓練側向的穩定度。

1

手持藥球，呈大字形站立。

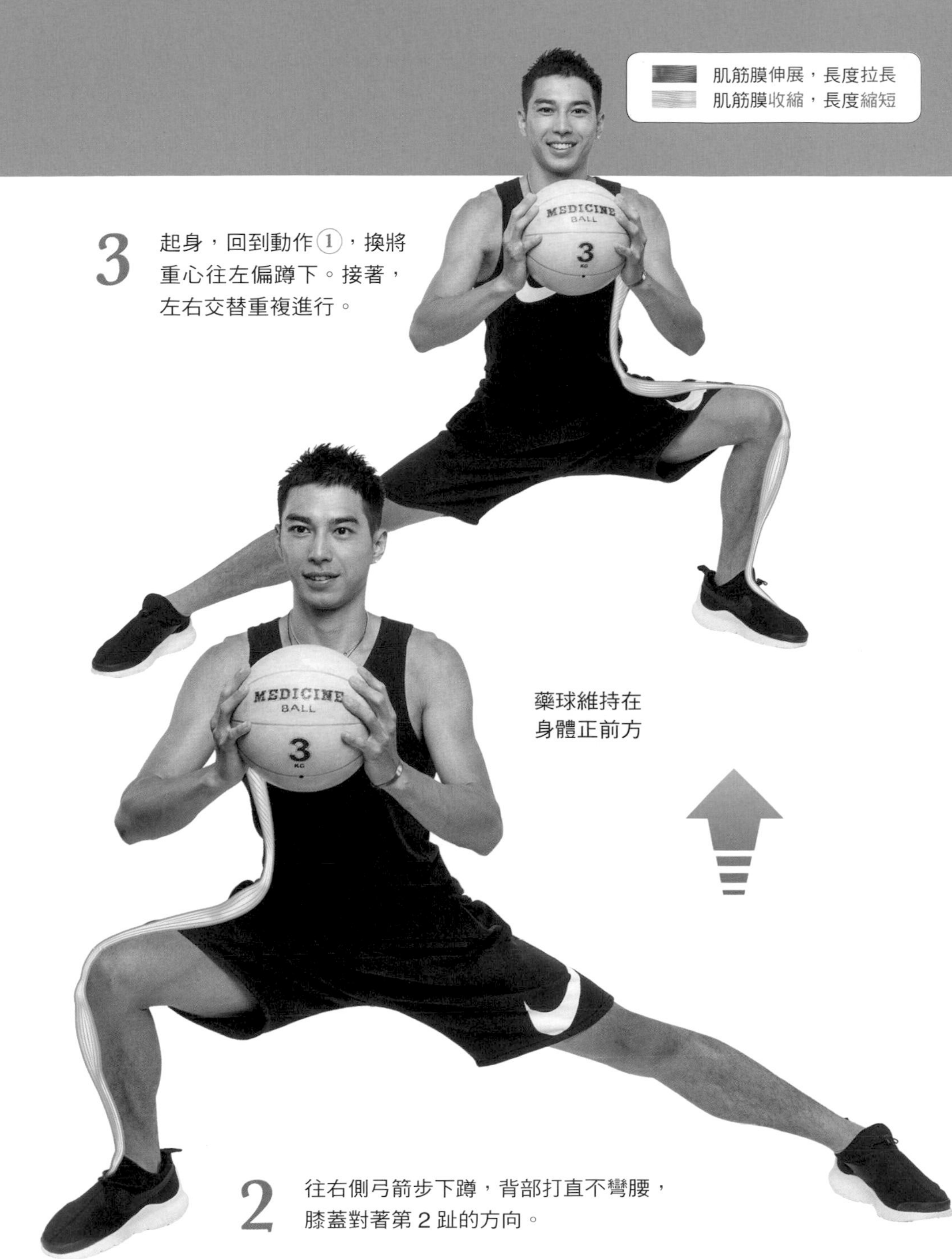

3 起身，回到動作①，換將重心往左偏蹲下。接著，左右交替重複進行。

藥球維持在身體正前方

2 往右側弓箭步下蹲，背部打直不彎腰，膝蓋對著第 2 趾的方向。

Part 4
螺旋線

以「雙重螺旋」的方式纏繞身體，
讓人體做出「軀幹旋轉」的動作。

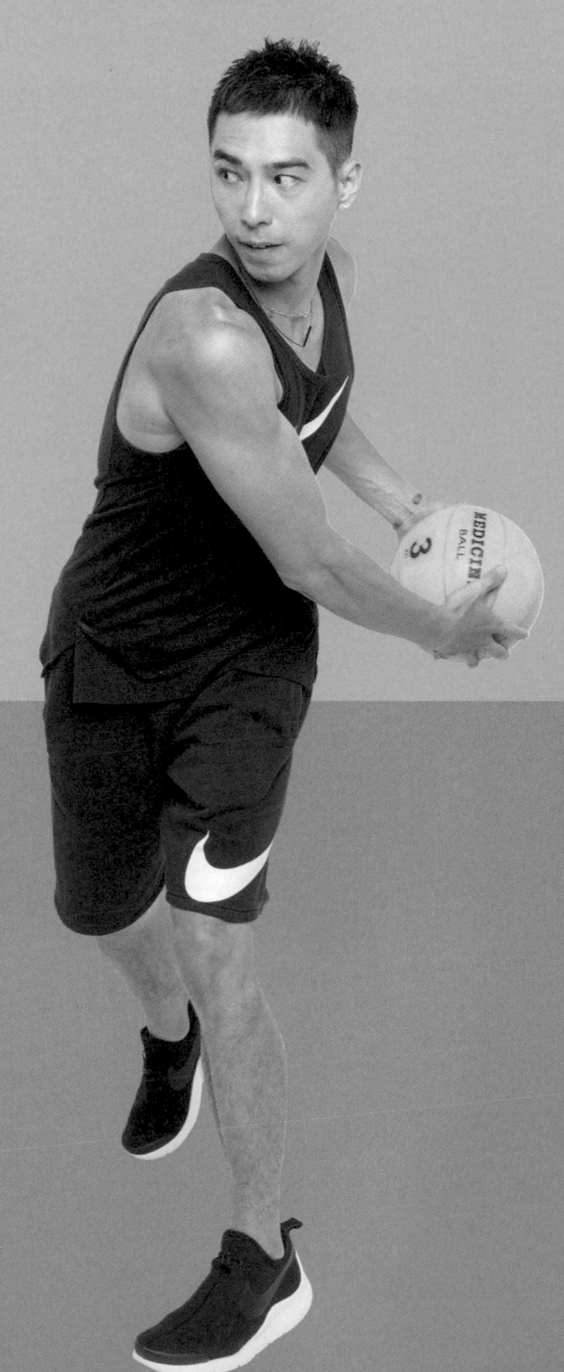

SPIRAL LINE

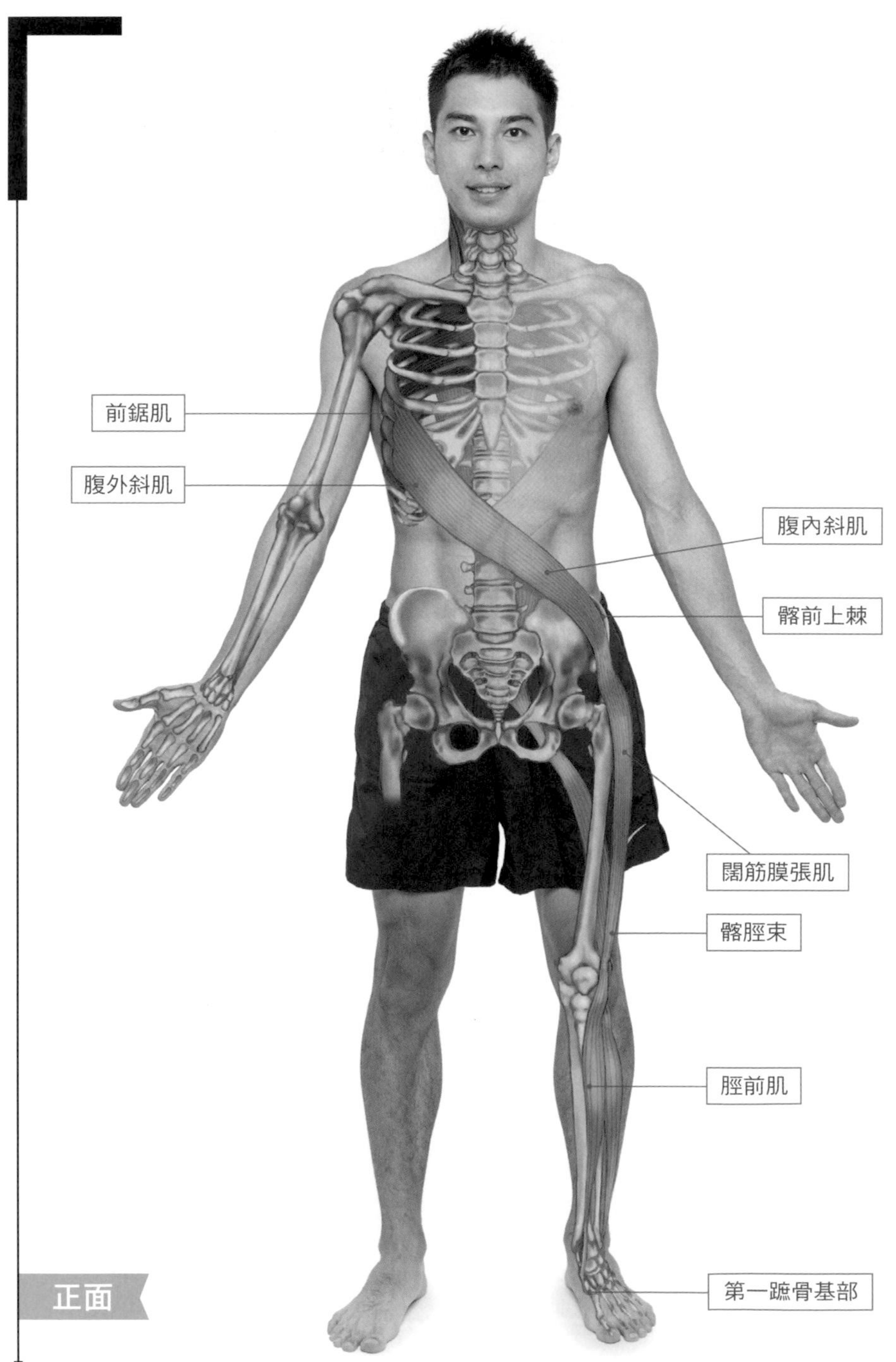

正面

▸▸▸ 螺旋線功能好時，身體會有什麼表現？

1 最強大的旋轉爆發力來源

人類從四足演化到直立，雖然犧牲了奔跑的速度，卻換來了旋轉身體的力量。

四足的動物，它們的動作力量來源，比較多是來自淺前線與淺背線的力量，鮮少有旋轉軀幹的動作，反之，雙足站立的人類，則是以利用螺旋線之力的動作最多。至於可以站起來的四足動物，例如猩猩或熊，因為骨盆到下肢的螺旋線穩定度較差，所以也沒辦法充分的利用螺旋線的力量。反觀人類若想將物體投、拋或踢得很遠，只要充分利用旋轉身體的力量即可，所以，最古老的人類體能競賽，除了跑與跳之外，都是在比螺旋線的爆發力，例如：鉛球、鐵餅或標槍。由此可見，螺旋線是人類輸出「爆發力」最大、最有效率的方式。

換句話說，有好的螺旋線功能，就會有好的旋轉爆發力，因此，所有的投擲類、球拍類或者踢球的運動，都需要良好的螺旋線功能。想像一下網球的揮拍、棒球的揮棒、高爾夫球的揮杆動作等，皆需要螺旋線的幫忙。

此外，技擊類中的許多動作更是旋轉力量最單純、直接的展現，例如出拳或旋踢等，這些動作中都可以看到很漂亮的身體旋轉軌跡。而螺旋線的訓練不只是練力量，也需要高度的技巧，因為在運動競賽中旋轉的動作不僅要有力量，還要能精準無誤，這通常需要很長時間的反覆練習，技巧才能純熟。

2 提供抗旋轉的力量，穩定身體

因為人類是靠雙腳走路，當單腳著地負重時，地面的反作用力會經由下肢往上傳到骨盆，藉由螺旋線再往上傳到對側的軀幹，如此，才能保持骨盆與腳步的相對穩定，不會有過多的相對扭轉。為此，有穩定的骨盆才能讓整個上半身穩定，否則每走一步路，上半身就會往反方向旋轉扭動，除了會浪費許多能量之外，身體的晃動也會讓頭部的視線無法維持水平。

因此，螺旋線除了讓身體旋轉之外，另一個重要功能就是抗旋轉——維持軀幹的穩定；這對人類的直立活動模式而言，非常重要。

▸▸▸ 螺旋線功能異常時，會有什麼問題？

螺旋線如果發生問題，就會產生過度扭轉或扭轉角度受限的情形。一般而言，長時間維持旋轉姿勢，例如：電腦放在身體的側面，或者工作檯面在身體側面；反覆單手勞動工作者，例如：油漆工等；單方向旋轉運動的項目，例如：標槍、高爾夫球、棒球等；習慣不良者；以及習慣翹腳坐、躺著看電視等，都容易造成螺旋線的功能受損。此時，會出現腳踝旋前或旋後、足弓太高或太低、膝部錯位扭轉、骨盆扭轉、肋骨扭轉、肩膀聳高、肩胛向前偏移、頭部傾斜扭轉等問題。除此之外，對運動員或一般人而言，還會出現以下幾種常見症狀：

1 打、投、踢都不準

螺旋線與球類揮拍、投擲運動、踢擊運動等動作有關，因此，如果要讓這些動作做得更快速或更準確，就必須讓螺旋線保持健康有彈性。當螺旋線有任何的損傷、沾黏或者僵硬時，就會影響上述動作的正常發揮。然而，螺旋線的路徑非常長且複雜，並與其他許多肌筋膜線交會，所以螺旋線的問題，是最難發現與矯正的。也正因為螺旋線與其他筋膜線環環箱扣，因此當螺旋線路徑上的任何一個點出問題，整個動作都會歪斜跑掉。

投手失憶症就是一個很好的例子。投球是一個非常需要準度的運動，需要全身的協調，尤其是螺旋線。如果投手的腳踝曾經嚴重受傷，就會影響螺旋線繞過足部的肌筋膜，可能會導致脛前肌過度活化，或者腓骨肌的無力，甚至是筋膜沾黏關節卡住等。像腳踝這樣一個看似無關的地方受傷，就可能因為螺旋線而影響到整個投球的動作，讓投球的動作變得有一點點不太一樣，而這「一點點」的不一樣，就會讓整個投球的準度大大的偏差掉了。

因此，當螺旋線出問題時，不只是旋轉的力量會變差，同時也會影響運動表現的精準度，尤其越需要高技巧的運動，其偏差就會越大。

2 腹斜肌拉傷

「腹外斜肌」與「腹內斜肌」是螺旋線中產生旋轉力量最主要的肌群，也是螺旋線中最容易發生肌肉拉傷的部位，舉凡需要旋轉身體的動作都有可能會造成腹斜肌的拉傷，例如：轉身去拿身後東西、拉行李箱、旋轉身體將東西拋出、用力推東西或者出拳等。但是最容易發生腹斜肌拉傷的，還是需要快速強力旋轉身體的運動項目，例如：網球、棒

如何自我檢測螺旋線的健康？

螺旋線從頭到腳交叉纏繞了整個身體，覆蓋了身體非常多的部位，同時也走過、路過了很多其他的筋膜線，這代表著兩個意義，第一：螺旋線非常重要，也非常全面；第二：越全面越複雜的筋膜線，通常出問題的機率也就越高。事實上，大多數的人的確都有螺旋線的問題，讓我們來做幾個小測試，就可以發現螺旋線對身體的影響有多深遠。

測試 1 旋轉與足弓測試

赤腳站在地板上，雙腳打開與肩同寬，身體盡量往右側旋轉，你會發現右腳的足弓自然而然的拱起來，感覺右腳好像變長了，而同時左腳的足弓塌下去，感覺左腳好像變短了。這樣一個很簡單的動作，就可以造成身體的不對稱，改變雙腳的長度。同理反推，長短腳也有可能只是因為身體旋轉所導致，這就是假性的長短腳，並不是真正的長短腳。由此可見高足弓或者低足弓有可能只是螺旋線張力不均導致，這類的問題只要矯正並且平衡螺旋線的筋膜張力，就可以讓兩隻腳長度與足弓高度變回相等。

測試 2 旋轉與下蹲測試

雙腳打開與肩同寬，身體盡量向右側旋轉，再慢慢蹲下，你會發現左膝比右膝的位置還要往前，然後，左膝往內壓，左膝內側關節的壓力增加，右髖關節的壓力增加；這些明顯的不對稱，都是因為我們故意把身體極度旋轉向右邊所致。但是，試想看看，如果我們的螺旋線本來就有一點點的張力不對稱，身體本來就有一點點小小的扭轉，當我們蹲下來的時候，剛剛觀察到的現象一樣都會出現，只是幅度變小很多很多而已，因此，許多膝關節或髖關節的問題，其實來源也有可能是螺旋線。

測試 3 旋轉與踏步測試

先進行旋轉測試：雙腳打開與肩同寬，身體再盡量分別向左、右側旋轉。觀察一下，大多數的人旋轉向某一邊的柔軟度會比另一邊大，例如：向左側旋轉的角度大於向右側。接下來要做踏步測試，閉上眼睛，盡量保持面向正前方，原地踏步 30 秒，結束之後睜開眼睛，你會發現身體已經不在原位上，並且也不是面向正前方，而是已經轉向某一側，例如：身體轉朝向左側。

從以上測試就可以知道螺旋線的影響力有多大。我們常常以為身體應該是對稱的是正中的，但事實上，身體已經悄悄的被不對稱的螺旋線張力，拉往某一邊了，而本來以為這只是肌筋膜的慣性，可能是因為旋轉到某個方向的頻率太高導致，這充其量不就只是影響身體兩側旋轉角度的差異而已嗎？其實不然，因為令人驚訝的是，當閉上眼睛，關掉視覺的回饋之後，螺旋線的肌筋膜張力甚至能影響動態動作的狀態。

由此可見，從靜態的雙腳長短、足弓高低、膝關節與髖關節的壓力、軀幹旋轉的活動度，到動態動作的狀態等，每一個部分都有螺旋線插手的痕跡。因此，如果想要根治這些問題，就必須要先矯正螺旋線才行。

球、高爾夫球等，因此，經常可以看到報章雜誌上棒球投手腹斜肌拉傷的新聞。（肌筋膜修復肌貼法，見 P.209）

3 髖關節損傷

螺旋線的另一個功能，就是在身體直立移動的過程之中，產生穩定身體的力量，去對抗因為移動產生的額外旋轉，尤其是骨盆相對於足部的扭轉。如果螺旋線的力量不足或功能不佳，在走路或跑步的時候，就會產生多餘的扭轉。這些扭力中很大一部分力量會由髖關節來吸收，長時間下來就會造成髖關節受損，進而產生髖關節夾擠、髖關節唇破損或關節軟骨磨損等問題。

4 足弓塌陷

螺旋線亦是支撐足弓非常重要的筋膜線，因為螺旋線的脛前肌走到足弓上方，作用是從上方把足弓懸吊起來；繞過腳底之後，螺旋線則接到腓骨肌。因此，當螺旋線功能異常的時候，就容易產生足弓塌陷的問題。（肌筋膜修復肌貼法，見 P.210）

5 脊椎關節容易退化

兩側螺旋線的張力如果不對稱，軀幹就會順著張力比較強的那一側旋轉，如此，即使在靜止狀態下，脊椎也會像是扭毛巾一樣，呈現一個扭轉的狀態，這樣會造成脊椎關節間持續有一個壓力。若扭轉的力量太大，就有可能會造成椎弓裂開。即便扭轉的力量不大但長時間持續很久的話，也會形成骨刺或椎間盤退化，而這正就是脊椎關節的磨損老化。

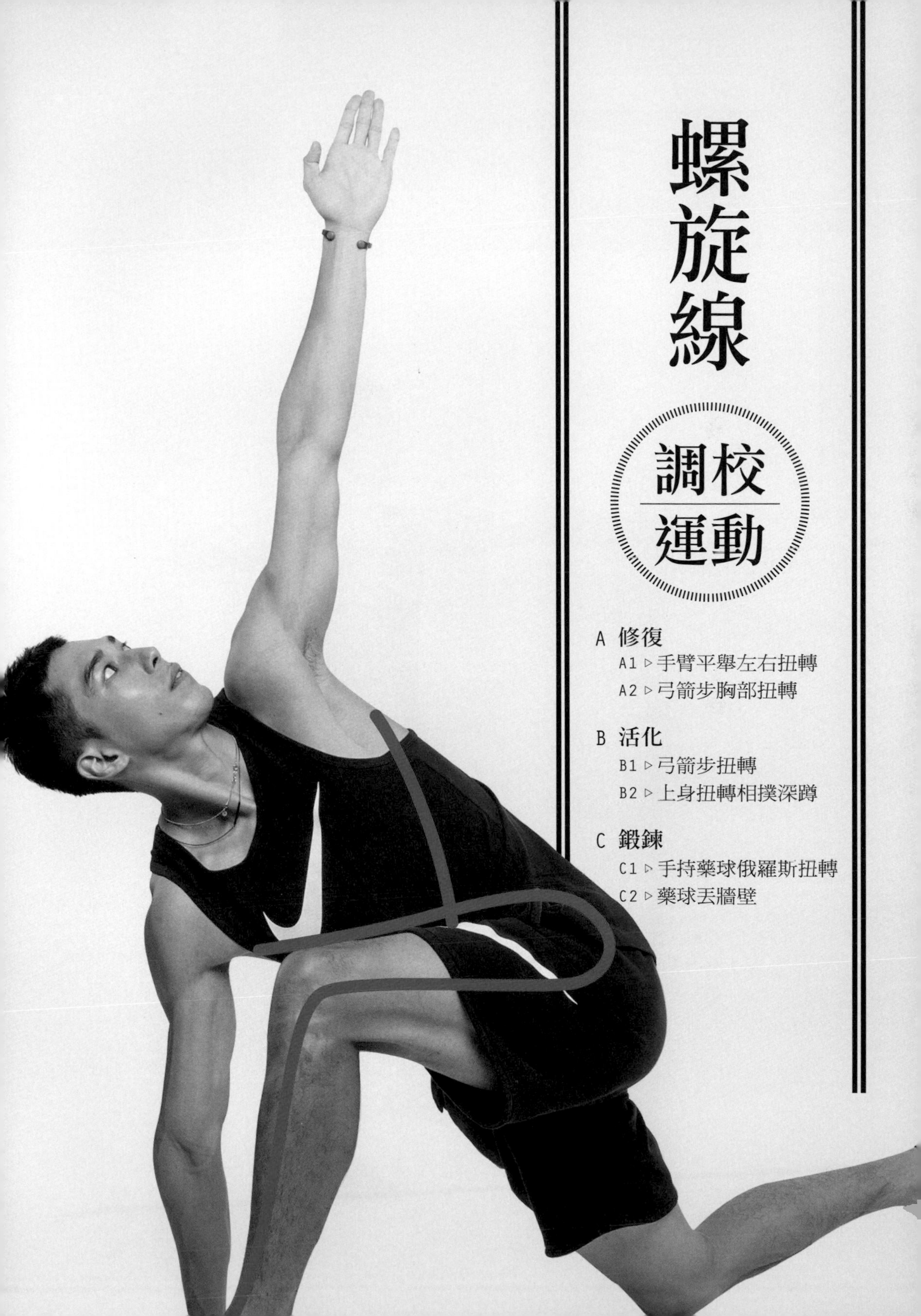

螺旋線

調校運動

A 修復
- A1 ▹ 手臂平舉左右扭轉
- A2 ▹ 弓箭步胸部扭轉

B 活化
- B1 ▹ 弓箭步扭轉
- B2 ▹ 上身扭轉相撲深蹲

C 鍛鍊
- C1 ▹ 手持藥球俄羅斯扭轉
- C2 ▹ 藥球丟牆壁

4～6次／組，2組

A1 ▷ 手臂平舉左右扭轉

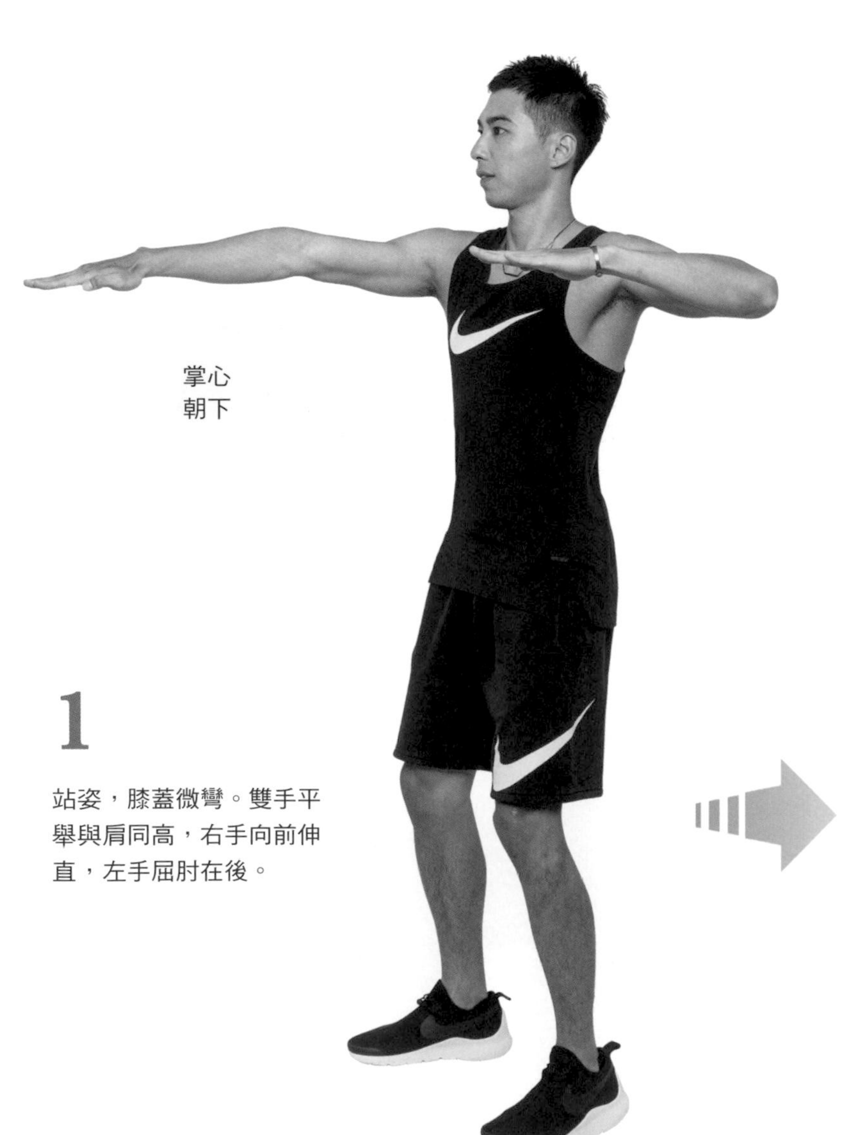

1

站姿，膝蓋微彎。雙手平舉與肩同高，右手向前伸直，左手屈肘在後。

肌筋膜伸展，長度拉長
肌筋膜收縮，長度縮短

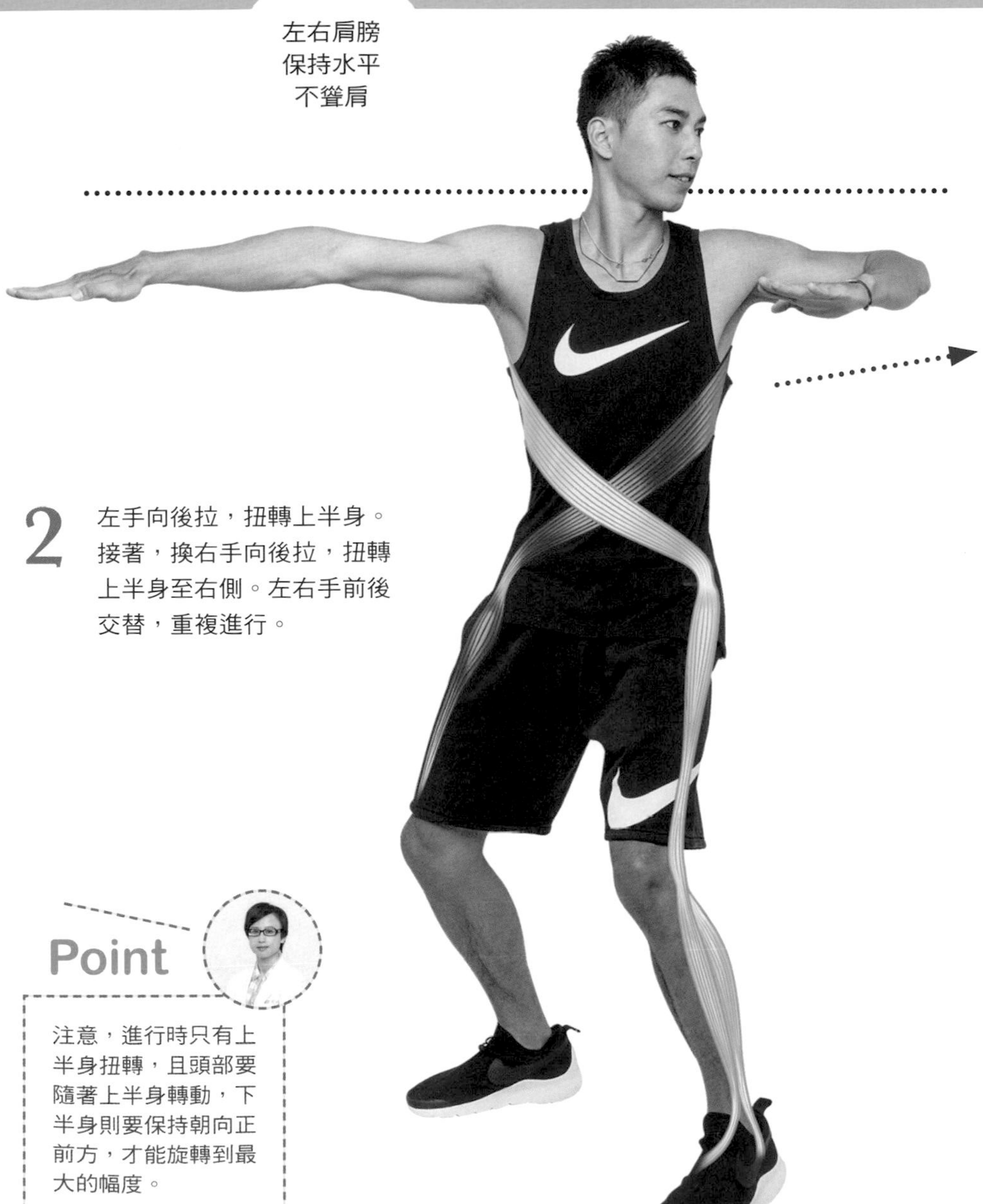

2 左手向後拉，扭轉上半身。接著，換右手向後拉，扭轉上半身至右側。左右手前後交替，重複進行。

Point

注意，進行時只有上半身扭轉，且頭部要隨著上半身轉動，下半身則要保持朝向正前方，才能旋轉到最大的幅度。

4～6次／組，左右各1組

A2 ▷ 弓箭步胸部扭轉

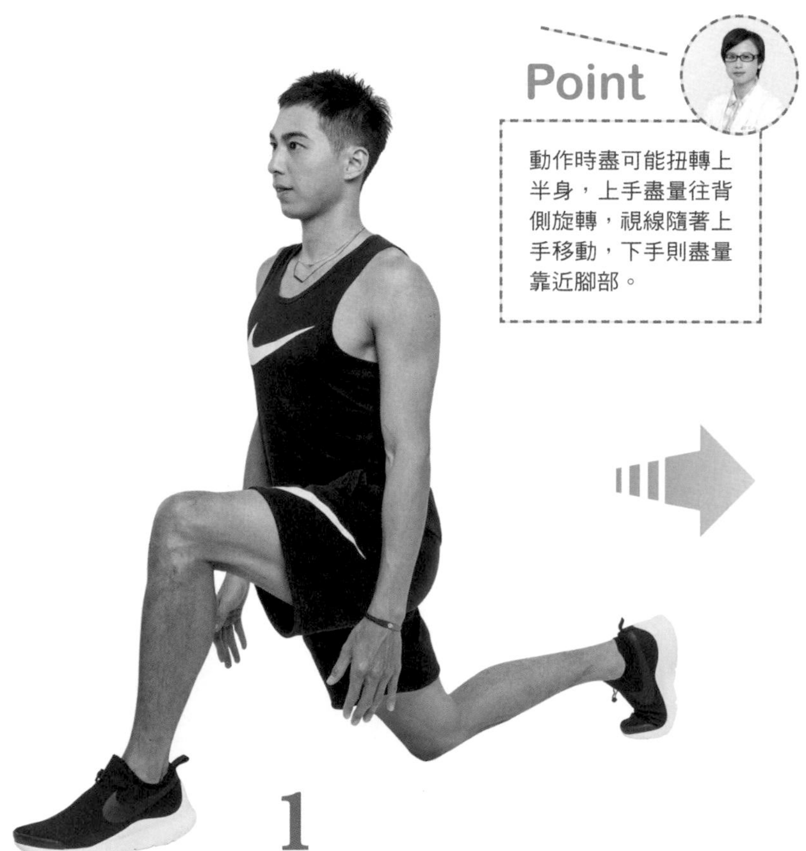

Point

動作時盡可能扭轉上半身，上手盡量往背側旋轉，視線隨著上手移動，下手則盡量靠近腳部。

1

左腳往前跨一步，呈弓箭步姿勢。

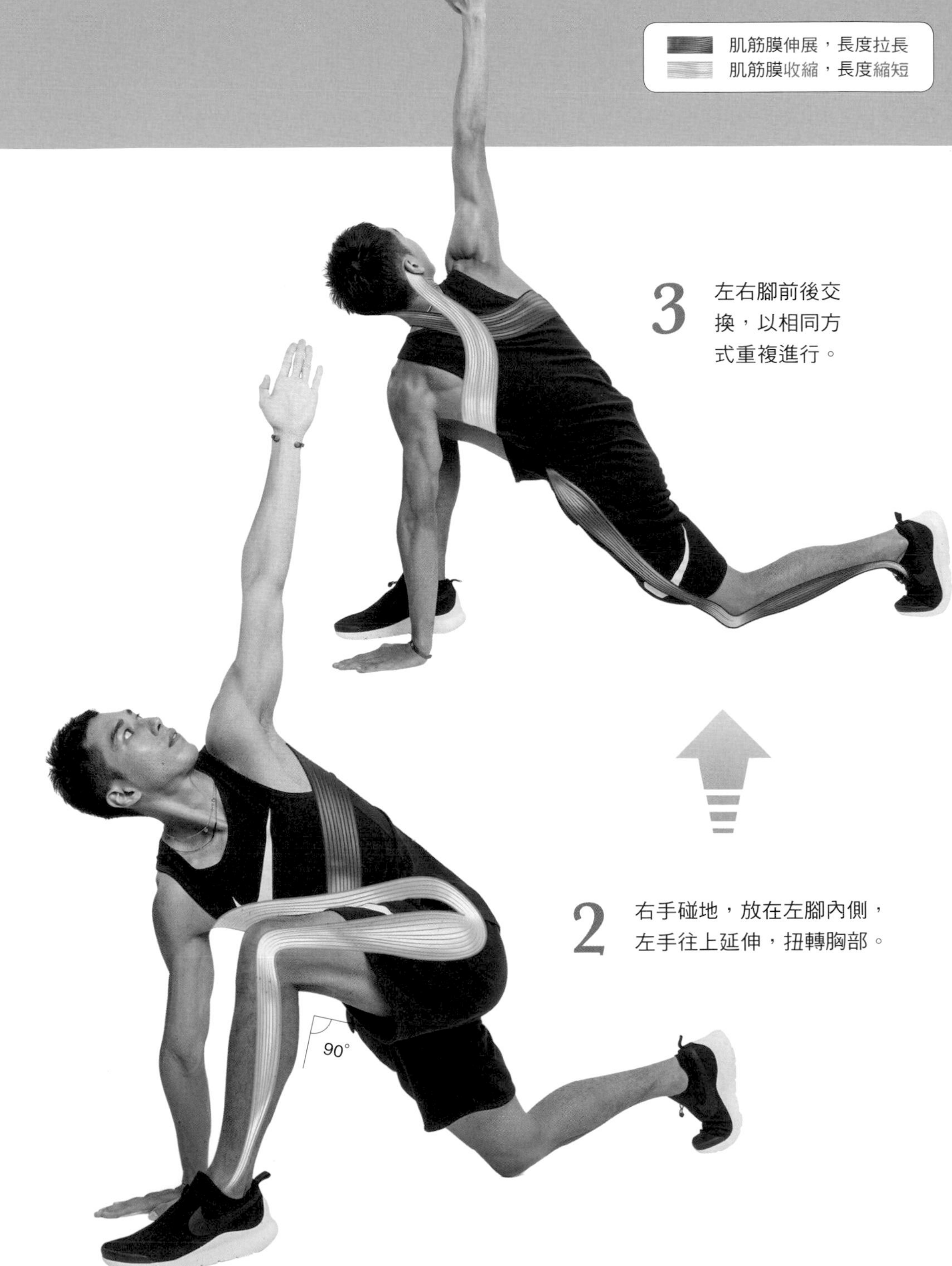

3 左右腳前後交換，以相同方式重複進行。

2 右手碰地，放在左腳內側，左手往上延伸，扭轉胸部。

6～8 次 / 組，左右各 2 組

B1 ▷ 弓箭步扭轉

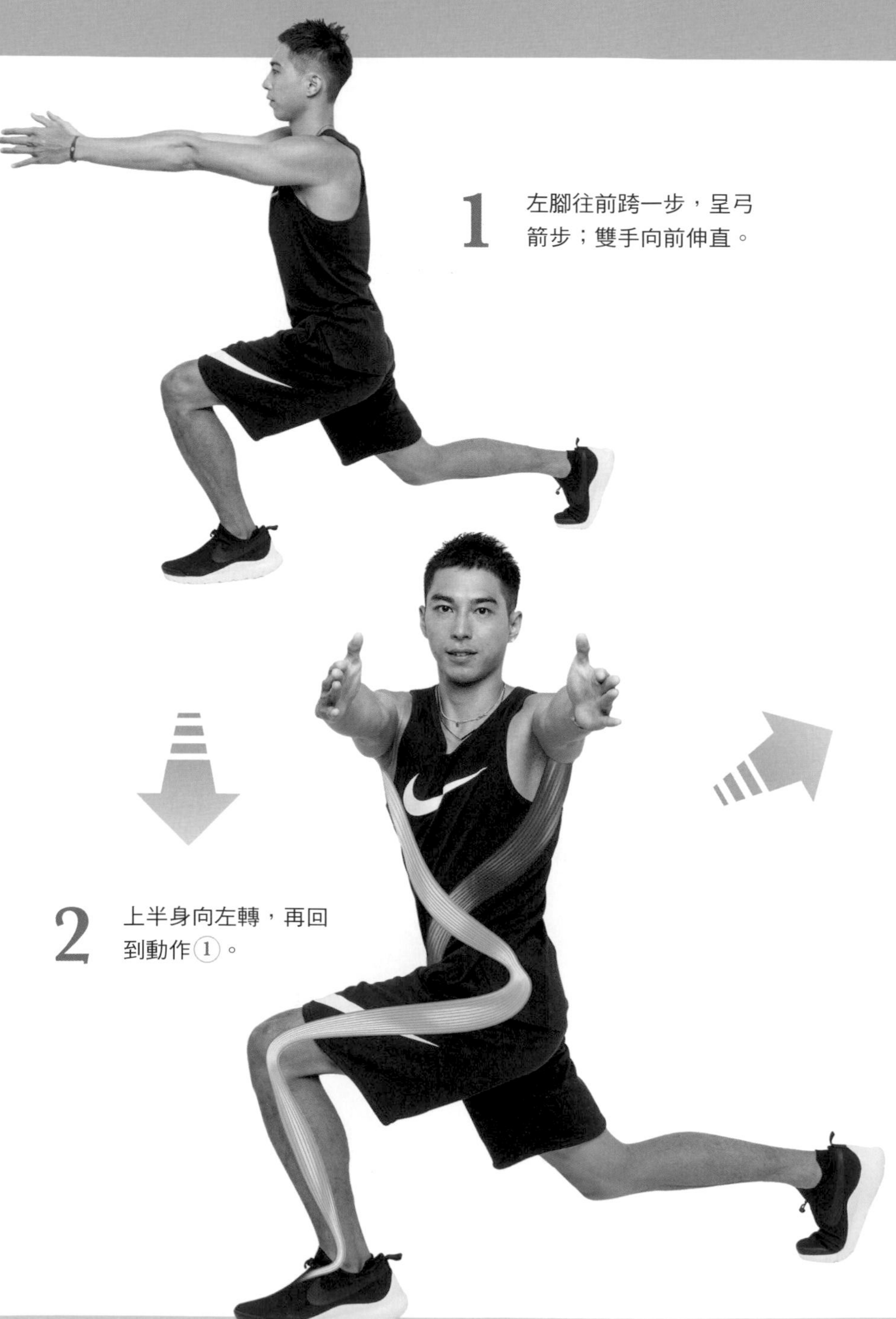

1 左腳往前跨一步，呈弓箭步；雙手向前伸直。

2 上半身向左轉，再回到動作①。

肌筋膜伸展，長度拉長
肌筋膜收縮，長度縮短

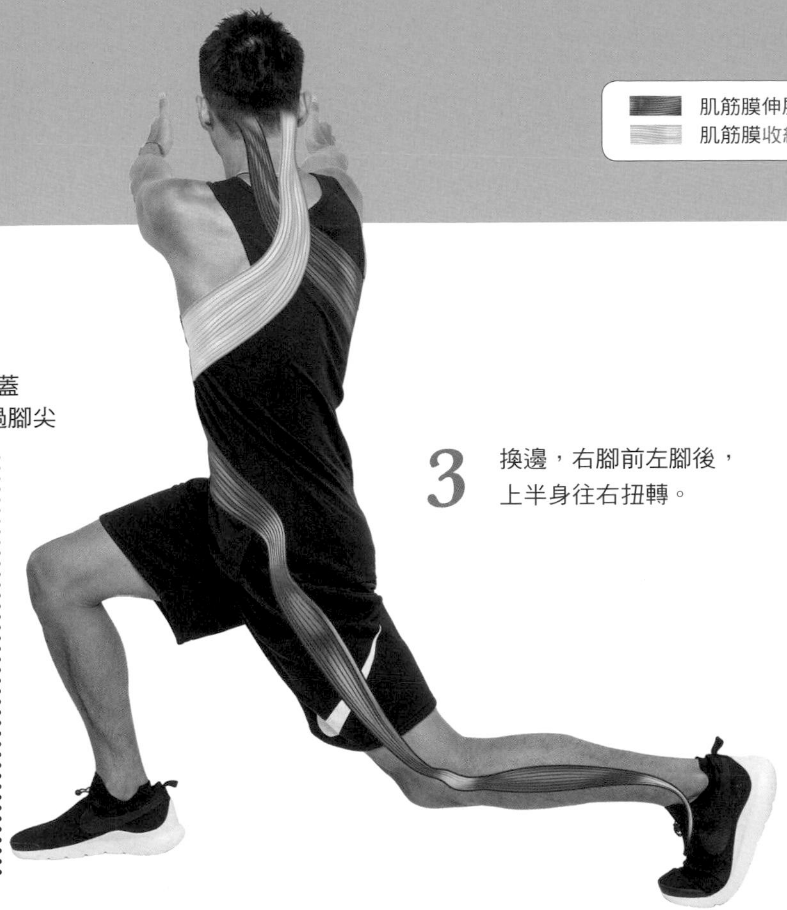

膝蓋
不超過腳尖

3 換邊，右腳前左腳後，
上半身往右扭轉。

進階版

[Advanced]

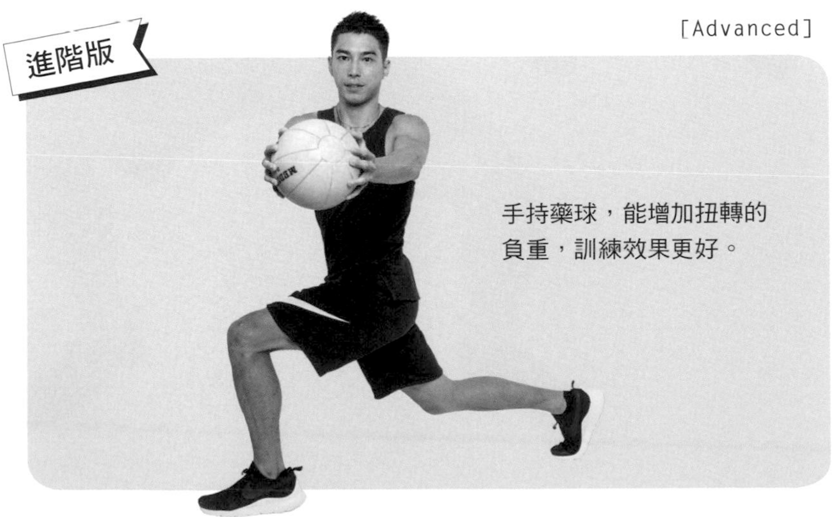

手持藥球，能增加扭轉的負重，訓練效果更好。

6～8次/組，2組

B2 ▷ 上身扭轉相撲深蹲

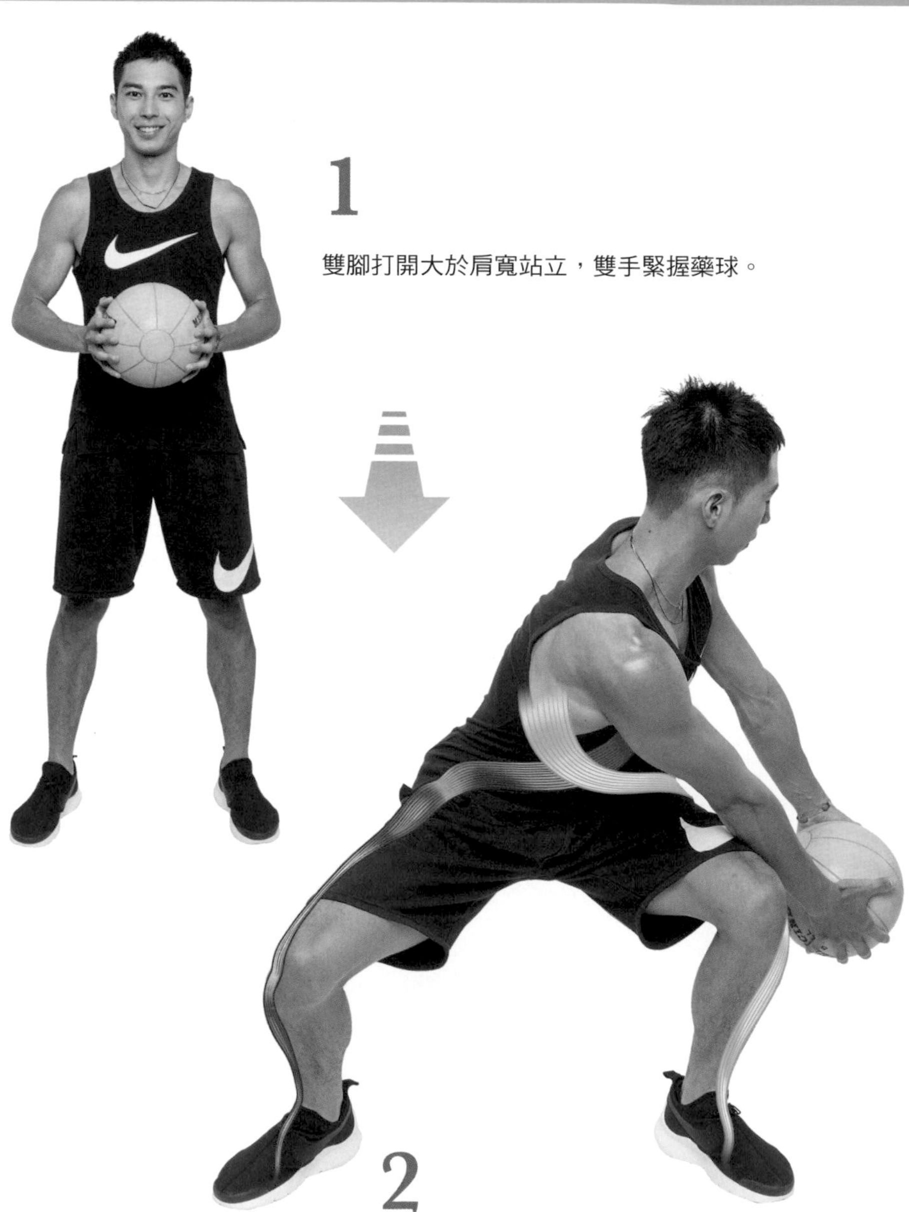

1

雙腳打開大於肩寬站立，雙手緊握藥球。

2

蹲下，同時將藥球往左膝外側放。

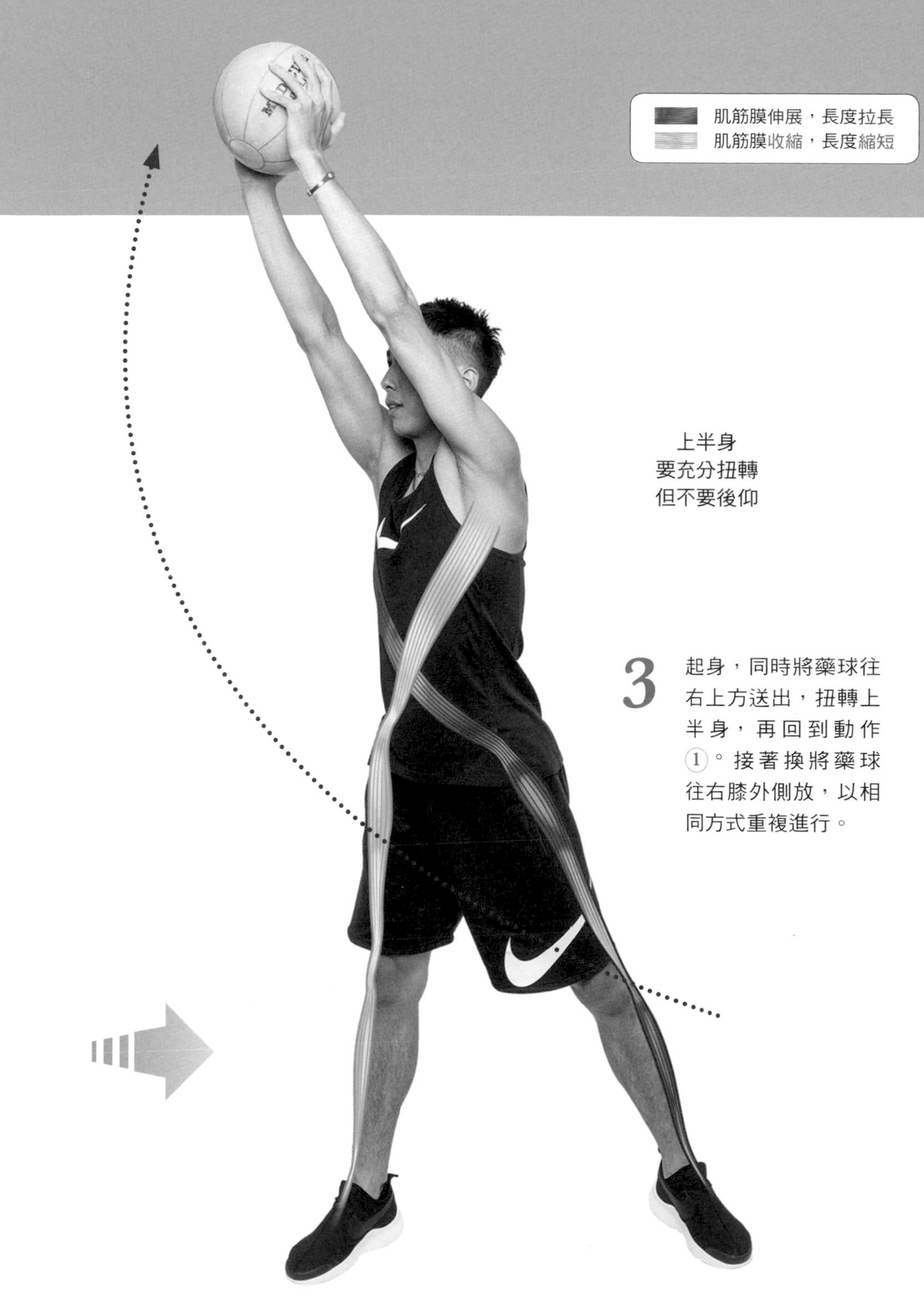

3 起身，同時將藥球往右上方送出，扭轉上半身，再回到動作①。接著換將藥球往右膝外側放，以相同方式重複進行。

8～12次/組，2組

C1 ▷ 手持藥球俄羅斯扭轉

1

坐姿，雙腳離地，膝蓋彎曲，雙手持藥球往左轉。

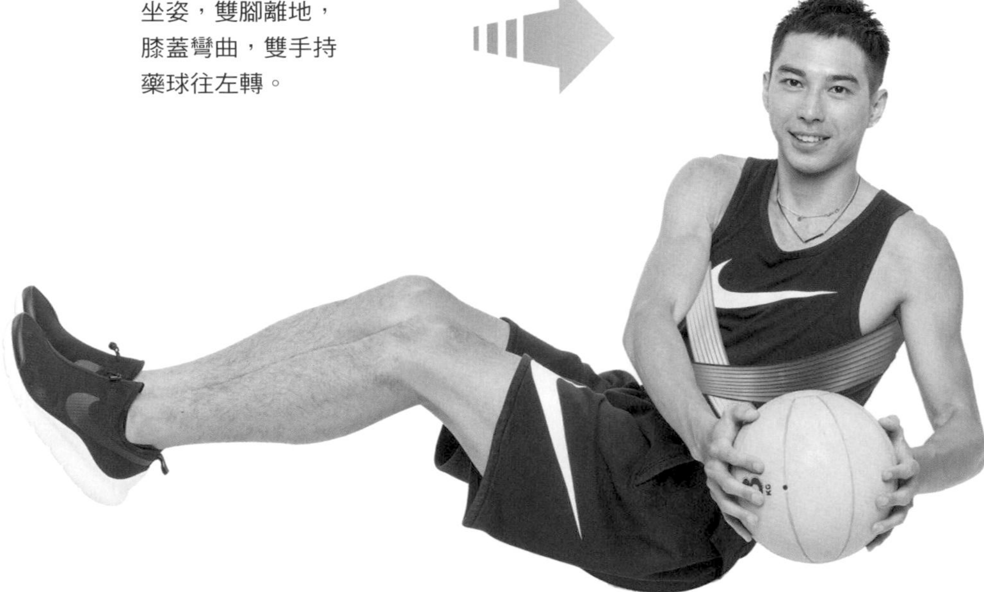

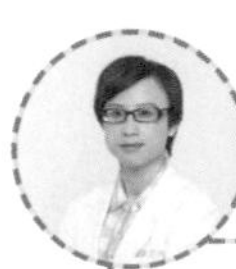

Point

如果扭轉時發現身體不穩定，可以改成屈膝，腳踏在地上。反之，若想提高強度，就讓上身往後躺多一點、雙腳放低一點，如此，訓練效果更好。

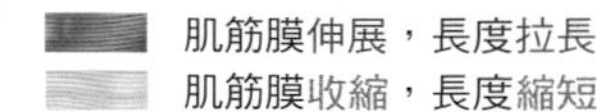

2

維持身體的 V 字形，
將藥球移至前方。

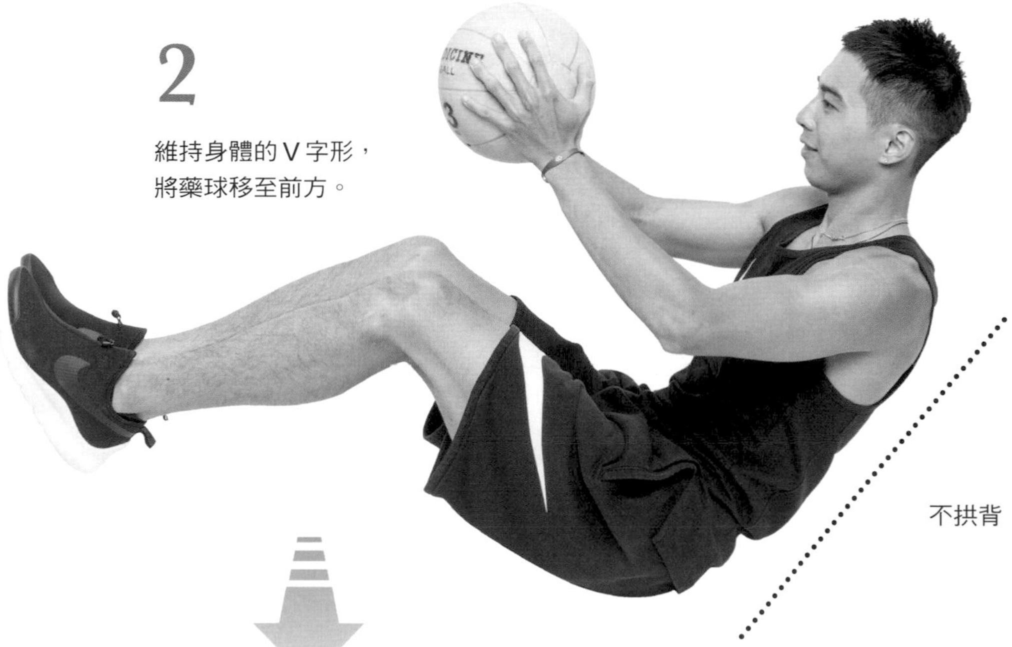

不拱背

3

保持身體穩定，再將藥球移至右方。
接著，依序將藥球送往前方、左方、
右方，重複進行。

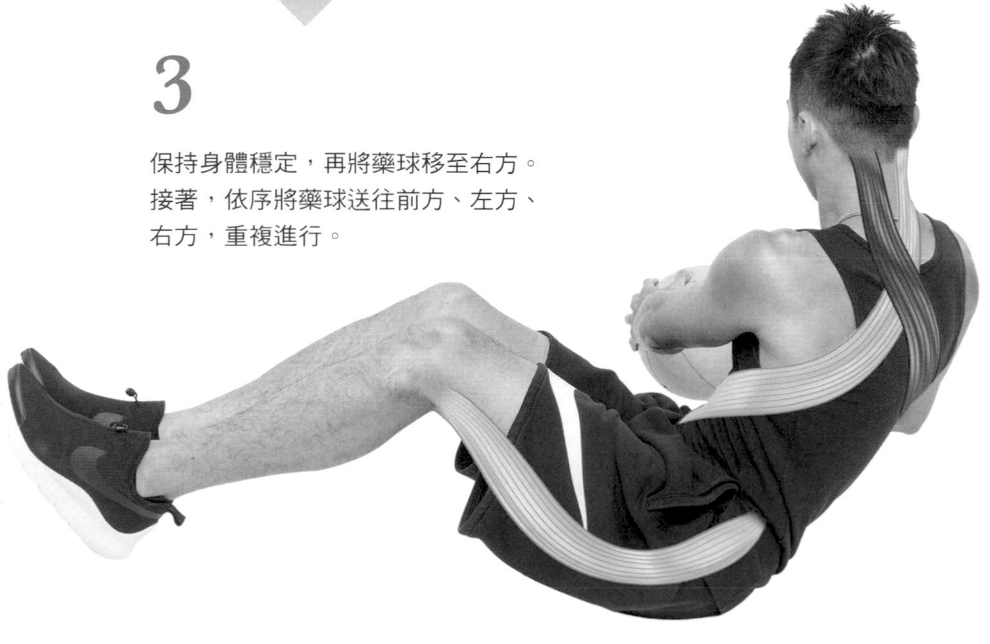

8～12 次 / 組，左右各 2 組

C2 ▷ 藥球丟牆壁

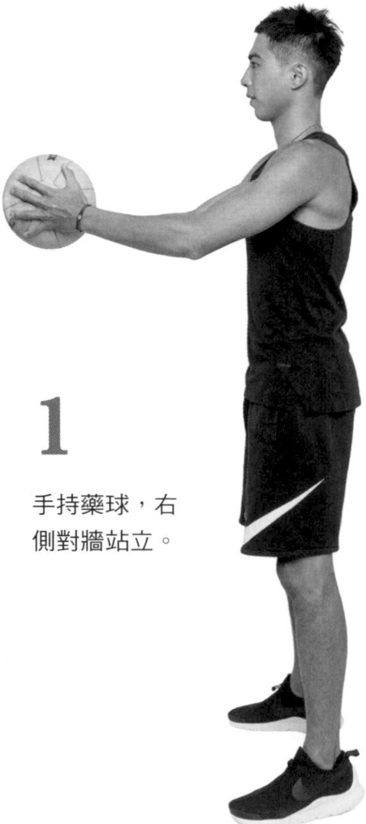

1

手持藥球，右側對牆站立。

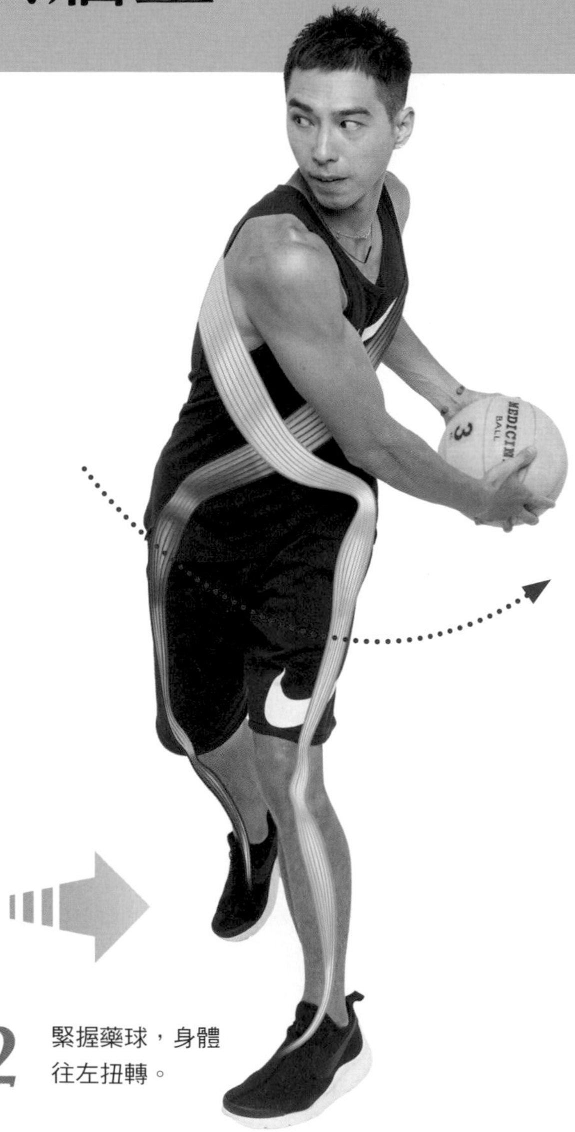

2

緊握藥球，身體往左扭轉。

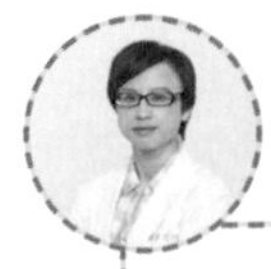

Point

這個動作非常適合兩人進行。互相拋接，訓練效果會更好。

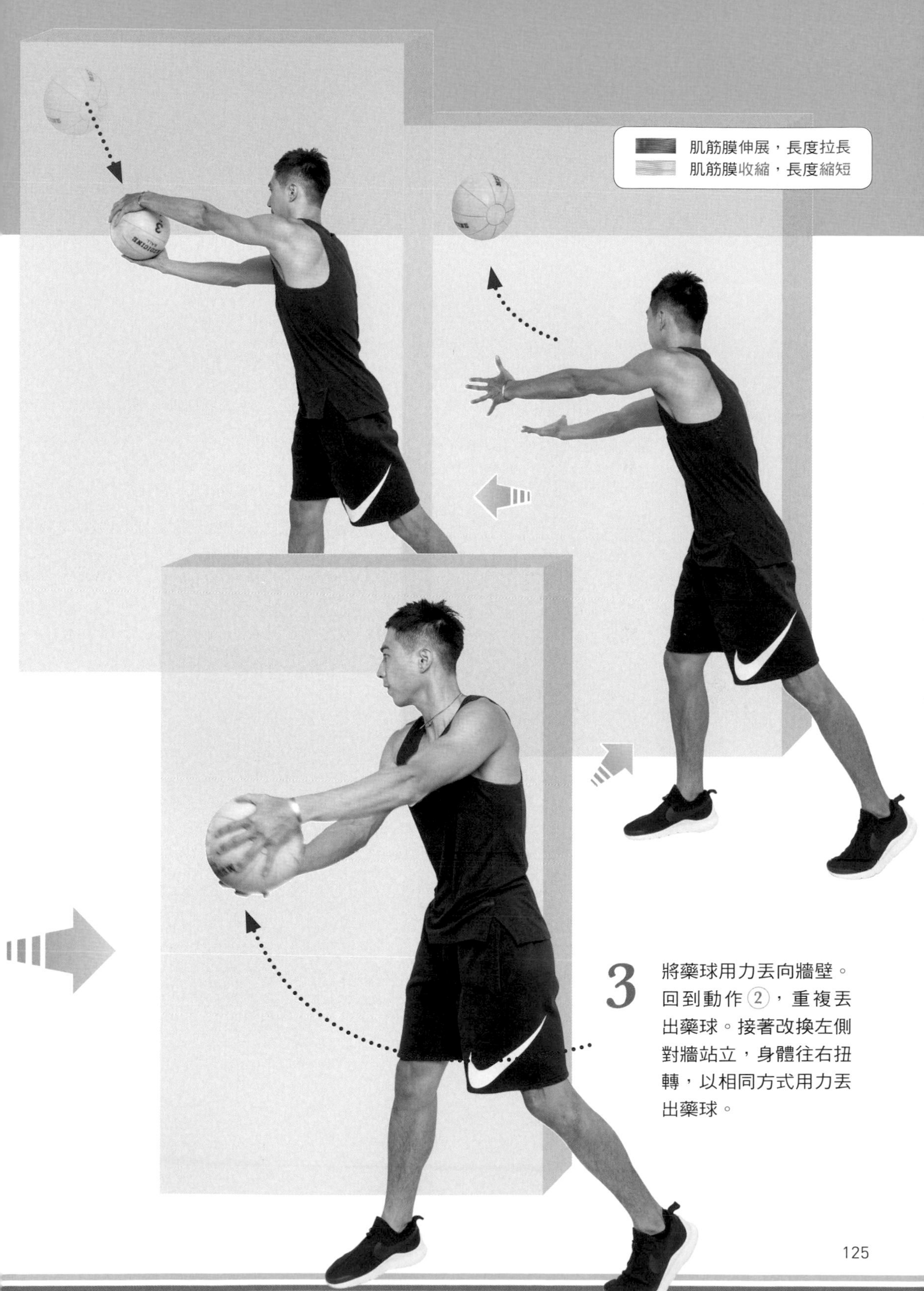

3 將藥球用力丟向牆壁。回到動作②，重複丟出藥球。接著改換左側對牆站立，身體往右扭轉，以相同方式用力丟出藥球。

Part 5
前手臂線

將手臂前側與軀幹連接起來，
負責手指、手肘、肩膀所有「彎曲」與「內收」動作。

FRONT ARM LINE

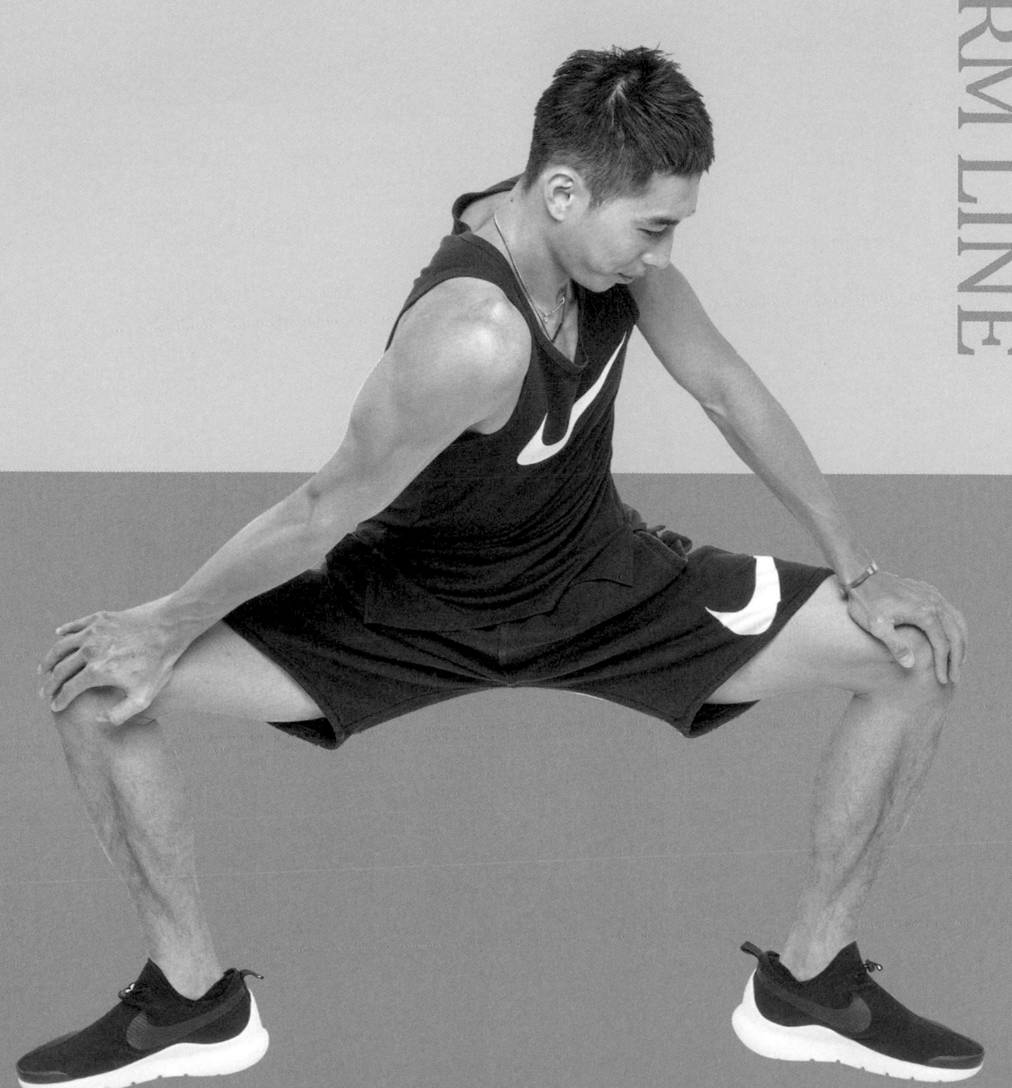

前手臂線

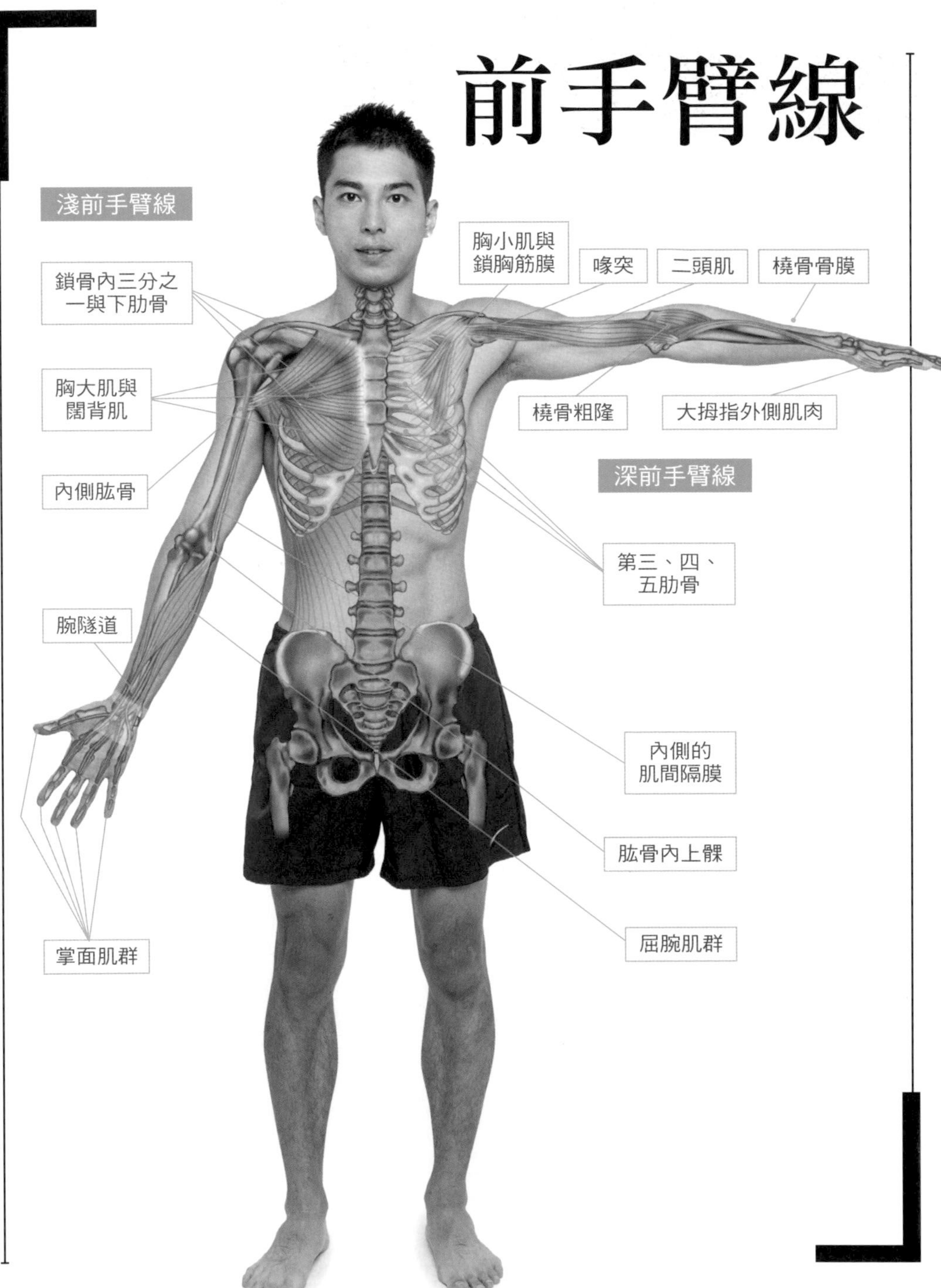

淺前手臂線
鎖骨內三分之一與下肋骨
胸大肌與闊背肌
內側肱骨
腕隧道
掌面肌群
胸小肌與鎖胸筋膜
喙突
二頭肌
橈骨骨膜
橈骨粗隆
大拇指外側肌肉
深前手臂線
第三、四、五肋骨
內側的肌間隔膜
肱骨內上髁
屈腕肌群

▸▸▸ 前手臂線的路徑

前手臂線從前胸部開始，經過手臂的前側，再走到手的掌側及大拇指側。根據深淺不同，又可細分成兩條，分別是「深前手臂線」與「淺前手臂線」。

深前手臂線的出發點是胸小肌的附著點**第三、四、五肋骨**，經過**胸小肌**與**鎖胸筋膜**，走到**喙突**，然後連接到上臂的**二頭肌**，再走到手肘的**橈骨粗隆**。在前臂則經由**橈骨骨膜**與**大拇指外側**的肌肉連接。

淺前手臂線的出發點是胸大肌的附著點**鎖骨內三分之一**與**下肋骨**，經過**胸大肌**與**闊背肌**，連接到**內側肱骨**上。在上臂則經由肱骨**內側的肌間隔膜**連接到**肱骨內上髁**，接著連到前臂的**屈腕肌群**，穿過**腕隧道**，最終連接到手指的**掌面肌群**。

▸▸▸ 前手臂線的功能

手臂線的功能就是將手臂與軀幹連接起來，而前手臂線位於身體的前側，其功能就是將手臂的前側與肋骨和胸骨連接起來，因此前手臂線主要是將前側的手指、手臂、肩膀與胸部整個串聯成一線。

在動態上，前手臂線負責所有彎曲與內收的動作，例如：彎曲手指、彎曲手肘、彎曲肩膀與內收手臂等。以上肢而言，這些在身體前側執行的動作，在日常生活中佔非常大的比例，因此，前手臂線的問題也很常見，例如；圓肩、肩夾擠、旋轉肌肌腱炎、網球肘、腕隧道症候群、媽媽手，這些都與前手臂線的功能失調有關。

▸▸▸ 前手臂線功能好時，身體會有什麼表現？

1 手掌抓握能力佳，可做出精細的手指動作

前手臂線經過手部的掌面，因此如果功能良好，手部的抓握力量就可以提高，讓手指精細動作的控制力跟著提升。也就是說，前手臂線對於需要抓握力量的運動，與手指細微動作的工作有很大的關係。為此，許多需要長時間手指精細動作的人，例如：畫家、雕刻家、工匠等，或者需要很大的手指力量的工作，例如：按摩師、麵包師傅、打掃工作等，擁有強健的前手臂線對他們而言，就會特別重要。

2 提升上肢向前揮動的力量表現

前手臂線在身體前面，將上肢與軀幹連接在一起，因此可以將軀幹的力量，經由前手臂線傳遞到上肢。舉例而言，當我們做手臂向前揮動的動作時，如果前手臂線的功能良好，就可以更有效率地將力量從軀幹傳遞到前側手臂，大幅提升揮動球拍的速度；這對於球拍類運動的正手拍爆發力，有很大的助益。

3 提升將身體向上拉的力量

前手臂線從胸肌連到二頭肌，是最主要控制「上拉動作」的肌肉筋膜群，因此若前手臂線的功能良好，那麼上肢向上拉的力量就會提升。所謂的上拉動作，就是拉單槓的動作，也就是雙手抓住單槓，然後將身體往上拉，讓身體靠近單槓，這個動作雖然在日常生活中不是很常見，對現代人類的生活狀態也不是非常重要，但卻是演化史上的一個證據。因為，這個動作只有在手向上舉高的時候，並且手抓住某個固定點，身

體放鬆向下垂掛時，整個手臂的張力才會真正跟胸部連成一線，因為，當手臂放下來在身體兩邊的時候，前手臂線在肩關節前側，從二頭肌連到胸小肌之間有一個很大的轉折，但是如果將手往上舉高，這個轉折就會消失了，這樣一來前手臂線才能夠真正連成一條線。

▸▸▸ 前手臂線功能異常時，會有什麼問題？

前手臂線功能不佳時，肩膀（肱骨）會往前位移，導致肩膀前凸或者圓肩；手肘與手腕則會傾向彎曲的姿勢。另外，胸肌訓練過度；手經常需要拿重物者，例如：餐廳服務員、媽媽；手經常需要用力握住東西，例如：打高爾夫球、廚師；手指需要長時間出力者，例如按摩師、美髮業等，都可能會有前手臂線功能異常的問題。

1 胸肌緊繃拉傷

近來健身風氣盛行，許多人都花很多時間在鍛鍊胸肌，因此胸肌拉傷的情況也越來越普遍。而有些人是因為長時間維持肩膀前突下垂這種不良的姿勢，導致胸小肌過度緊繃受傷。因此，不管是胸肌的緊繃或者拉傷，都與前手臂線的強健與否有關。（肌筋膜修復肌貼法，見 P.204）

2 二頭肌肌腱炎

二頭肌拉傷多發生在需要經常拿重物者，或者重量訓練時不小心受傷。至於二頭肌肌腱炎，則比較屬於是慢性的過度使用問題。（肌筋膜修復肌貼法，見 P.211）

3 高爾夫球肘

高爾夫球肘就是屈腕肌肌腱與肱骨內上髁交接處的發炎，常見於需要用力做「屈腕動作」的運動，例如：高爾夫球或棒球，或者需要反覆屈腕的工作，例如：打掃或揉麵糰等。因此訓練前手臂線對於高爾夫球肘也有改善的作用。（肌筋膜修復肌貼法，見 P.213）

4 媽媽手

媽媽手就是翹起與往外打開大拇指的肌腱發炎。大拇指的動作對於手的功能來說非常重要，幾乎所有的手指動作都需要大拇指的參與，因此，大拇指的肌腱發炎很常見。一旦發炎之後，只要打開大拇指或者彎曲大拇指都會疼痛。然而，深前手臂線經過大拇指外側的肌筋膜，因此，媽媽手其實與深前手臂線有著密不可分的關係。當出現媽媽手時，整條深前手臂線都需要徹底放鬆伸展。（肌筋膜修復肌貼法，見 P.212）

5 腕隧道症候群

以現代人的工作形態來說，長時間的打電腦或拿手機等姿勢，都非常容易壓迫到腕隧道內的正中神經，造成腕隧道症候群。有時，不只是因為局部的壓迫到正中神經而已，也有可能是因為整條淺前手臂線的張力不正確所致。因此出現腕隧道症候群時，應該也要徹底伸展、放鬆整條淺前手臂線。（肌筋膜修復肌貼法，見 P.212）

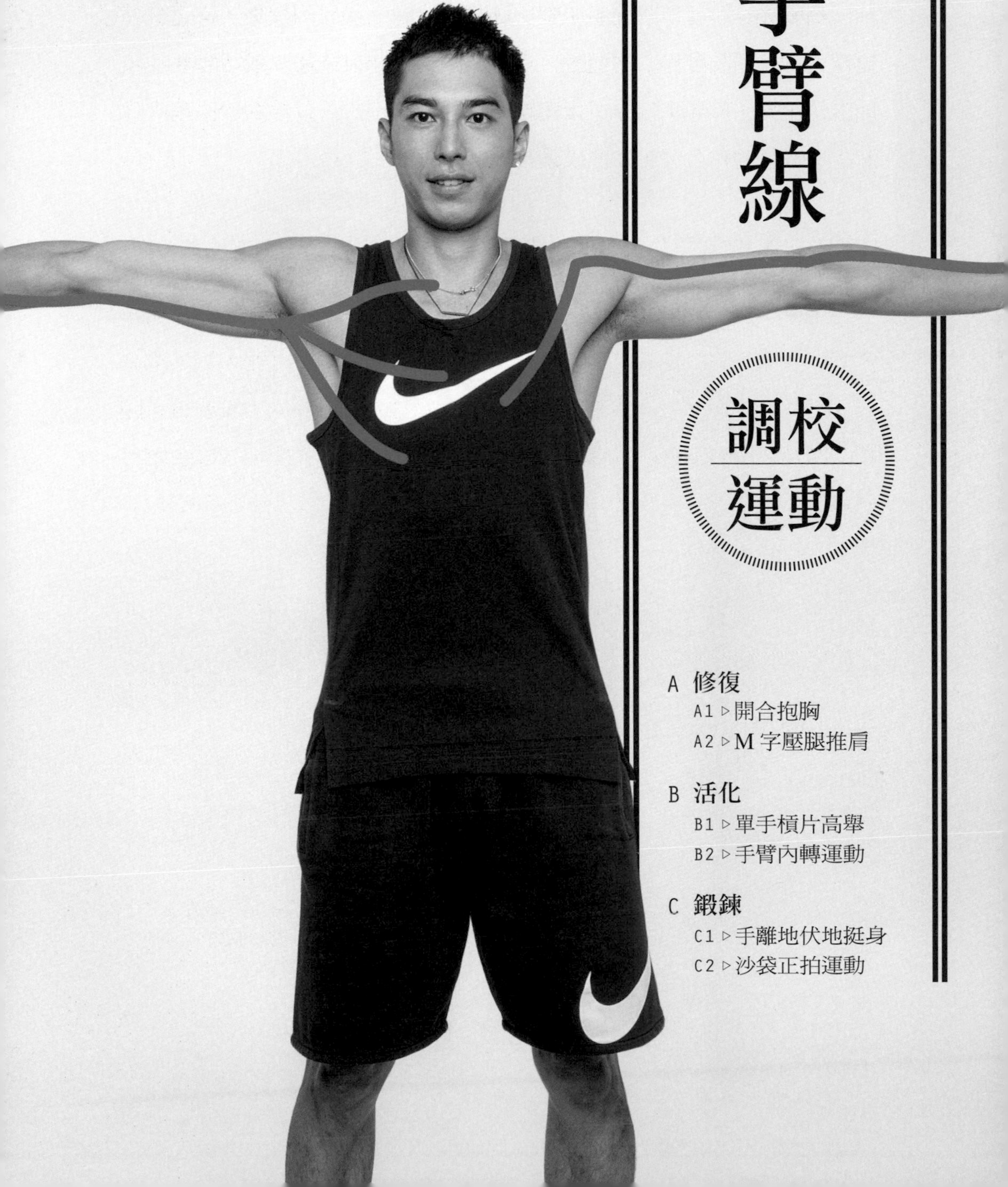

前手臂線

調校運動

A 修復
- A1 ▷ 開合抱胸
- A2 ▷ M 字壓腿推肩

B 活化
- B1 ▷ 單手槓片高舉
- B2 ▷ 手臂內轉運動

C 鍛鍊
- C1 ▷ 手離地伏地挺身
- C2 ▷ 沙袋正拍運動

4～6次/組，2組

A1 ▷ 開合抱胸

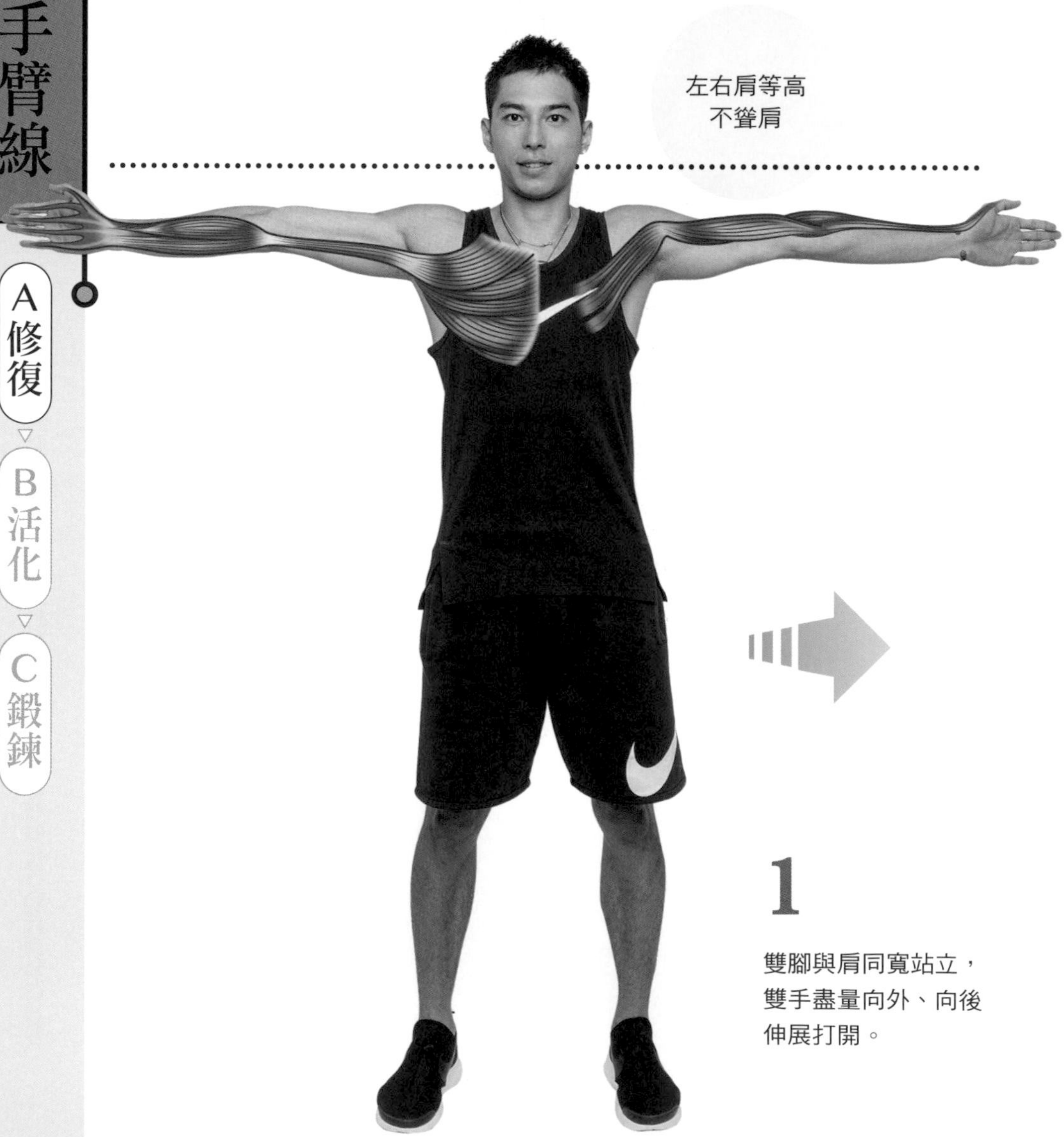

左右肩等高
不聳肩

1

雙腳與肩同寬站立，
雙手盡量向外、向後
伸展打開。

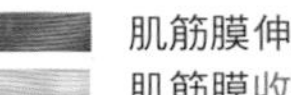
肌筋膜伸展，長度拉長
肌筋膜收縮，長度縮短

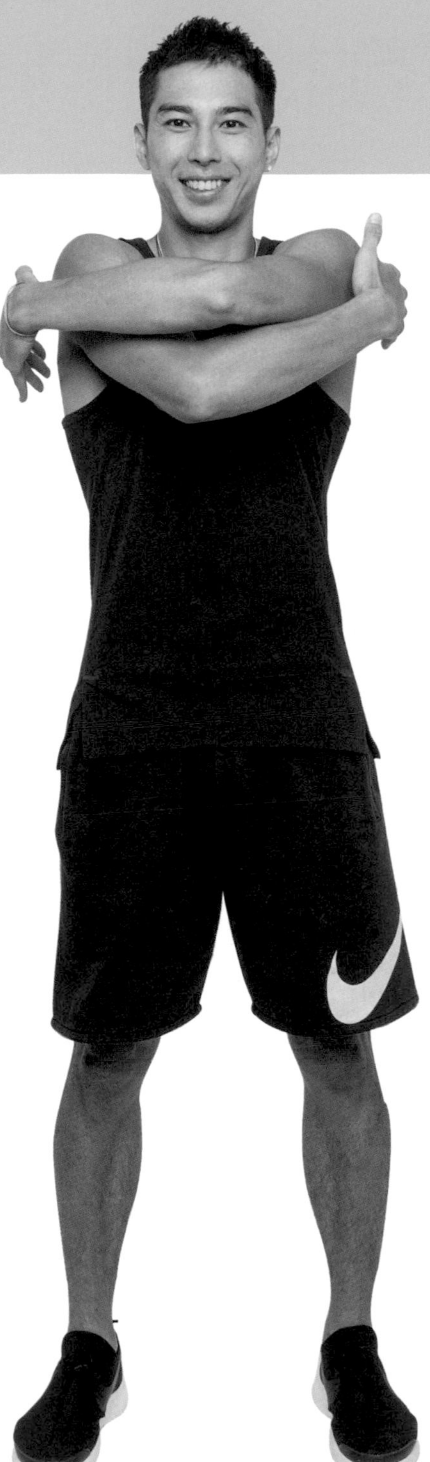

2

雙手往前收，交叉抱胸。
反覆打開、抱胸的動作。

4～6次/組，2組

A2 ▷ M字壓腿推肩

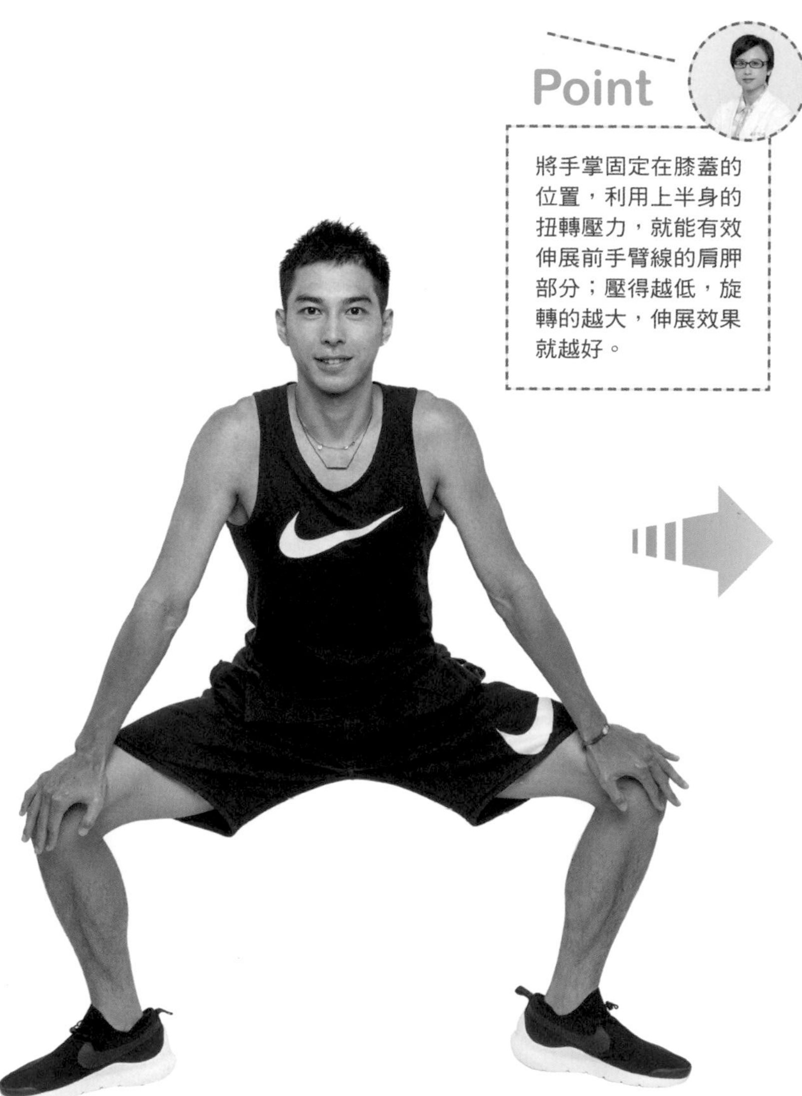

Point

將手掌固定在膝蓋的位置，利用上半身的扭轉壓力，就能有效伸展前手臂線的肩胛部分；壓得越低，旋轉的越大，伸展效果就越好。

1 腳尖朝外蹲下，雙腳打開，雙手壓在兩側膝蓋上。

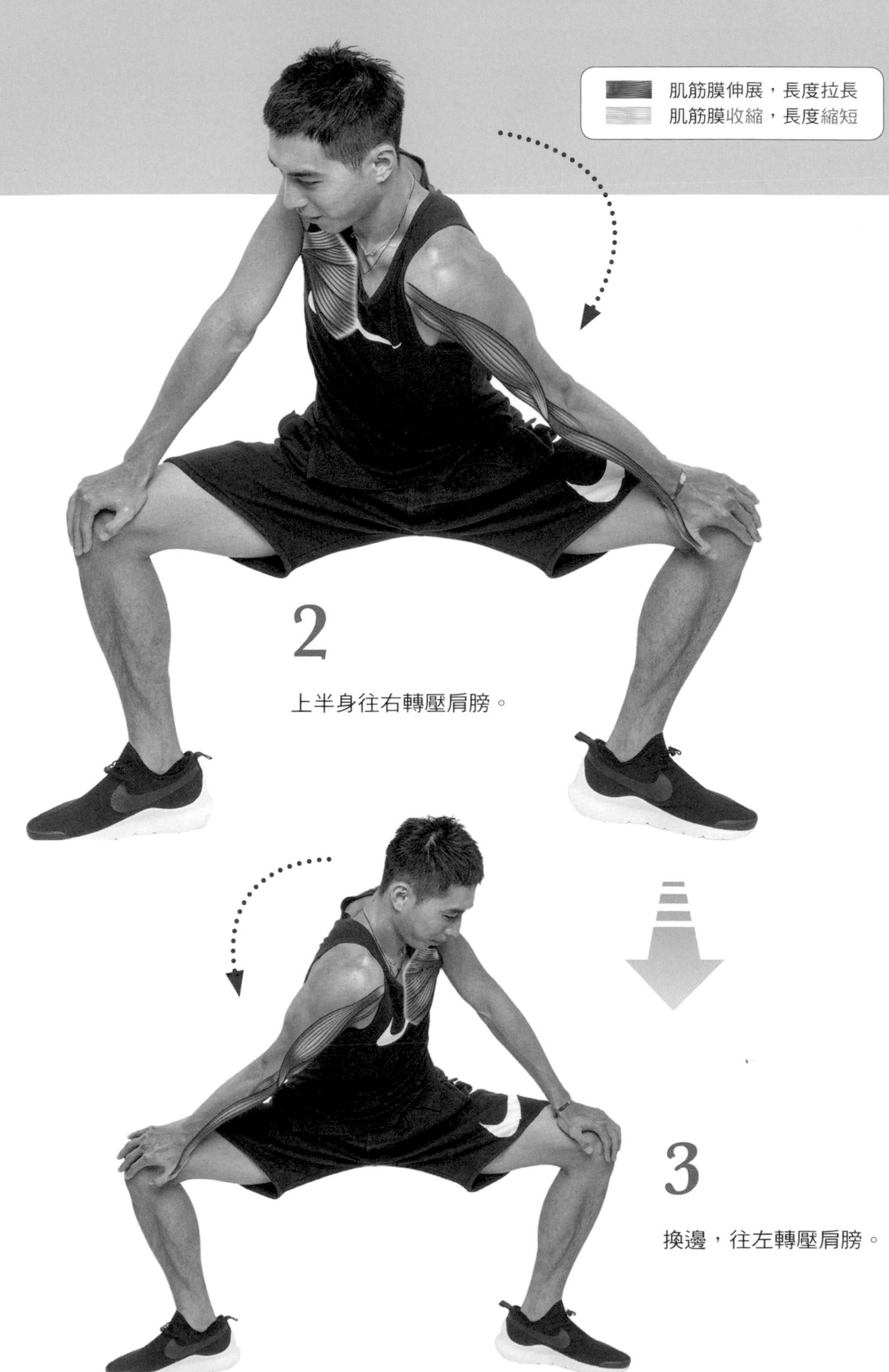

2

上半身往右轉壓肩膀。

3

換邊，往左轉壓肩膀。

6～8次／組，左右各1組

B1 ▷ 單手槓片高舉

1

屈膝平躺，右手伸直持槓片，
放在右斜後方。

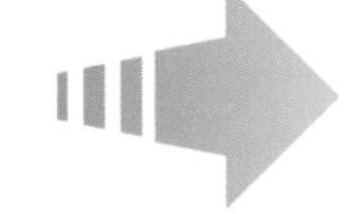

肌筋膜伸展，長度拉長
肌筋膜收縮，長度縮短

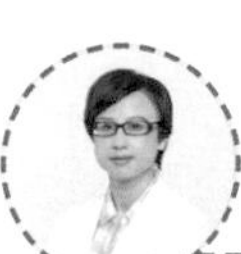

Point

槓片重量大小，可以依照個人能力而定，判定標準是動作時能保持手腕伸直，不擠壓手腕。若家中沒有槓片，也可以改拿其他好握拿的重物，例如水瓶。

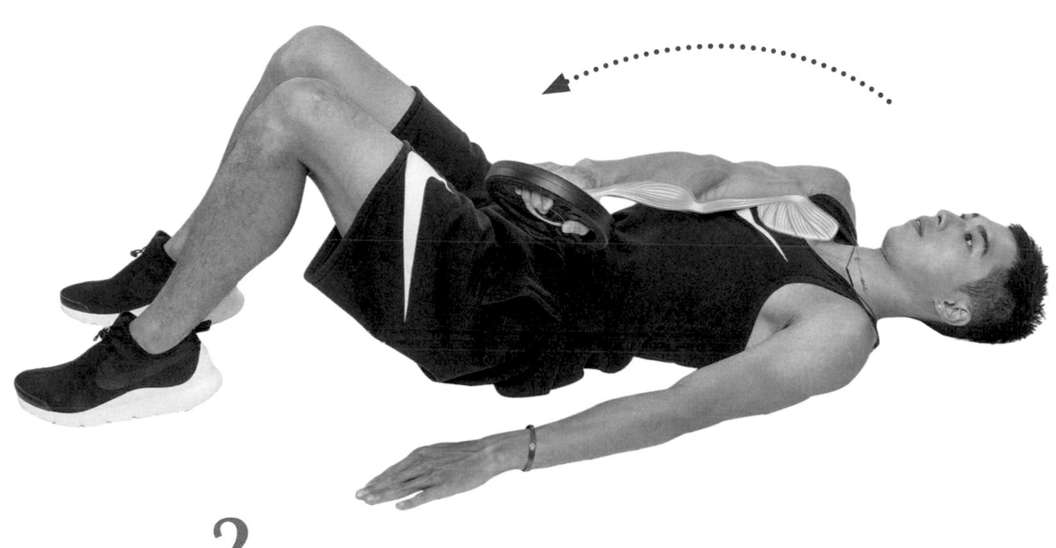

2

右手高舉，將槓片置於左斜前方，不落地，重複往後放、往前放 4 ～ 6 次後，再換左手，以相同方式重複進行。

6～8 次 / 組，左右各 1 組

B2 ▷ 手臂內轉運動

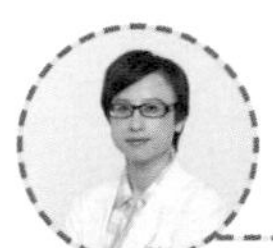

Point

動作時，盡可能保持下背貼地，使用手臂的力量內轉。若發現進行時下背會不自覺得抬起，就表示槓片的重量太重了。

1

屈膝平躺，左手持槓片，手臂彎曲呈 90 度。

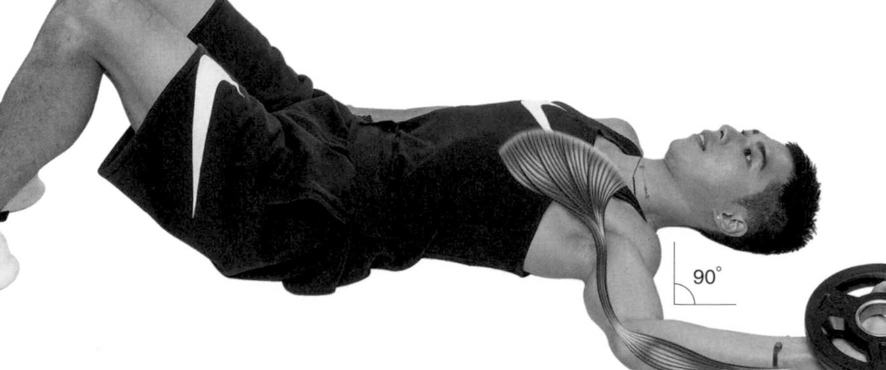

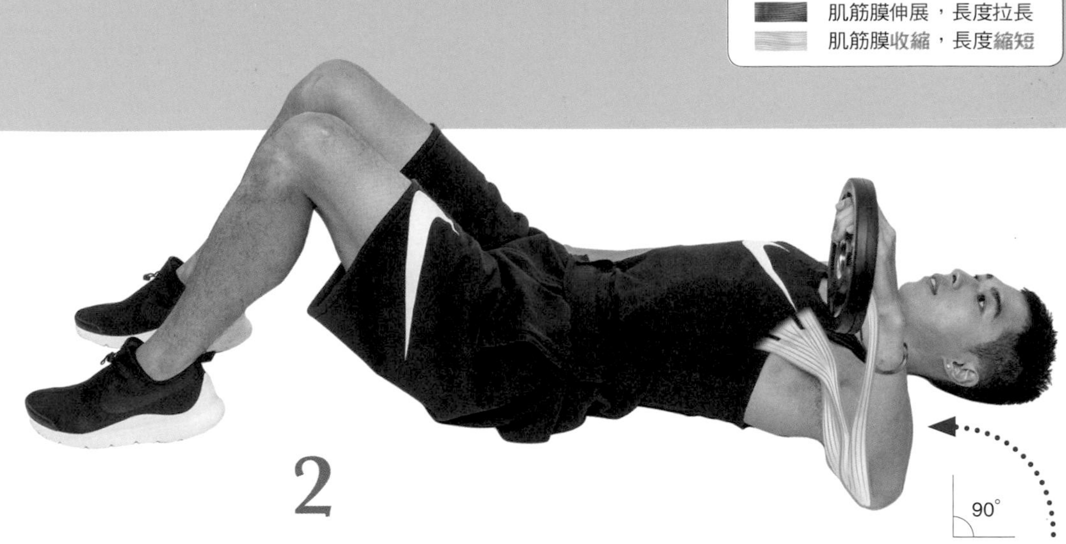

2

保持手臂彎曲 90 度，將槓片舉起，
與地面垂直。

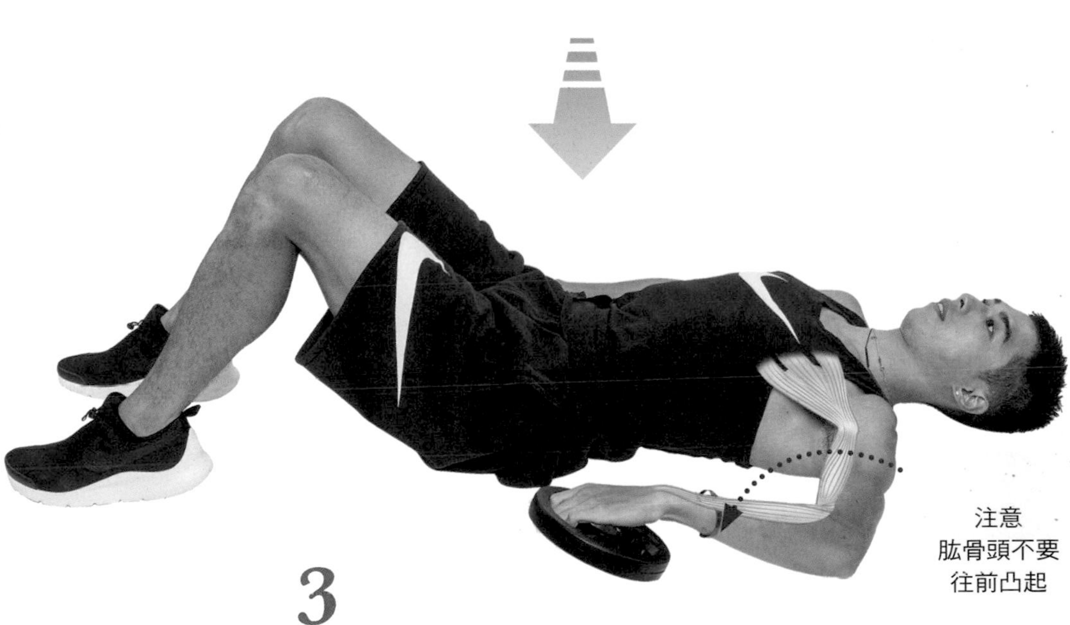

3

繼續保持彎曲，將槓片往前放，不落地。
再換右手，以相同方式重複進行。

8～12次/組，2組

C1 ▷ 手離地伏地挺身

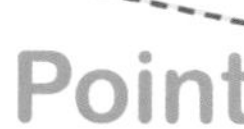

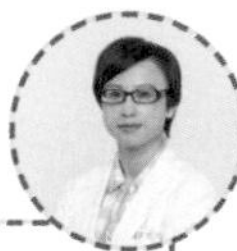

這個動作難度較高，如果覺得太困難，也可以改做手持藥球（或其他好丟拋的重物）在胸前，用左右手連續交互傳球的動作，也可以達到不錯的訓練效果。

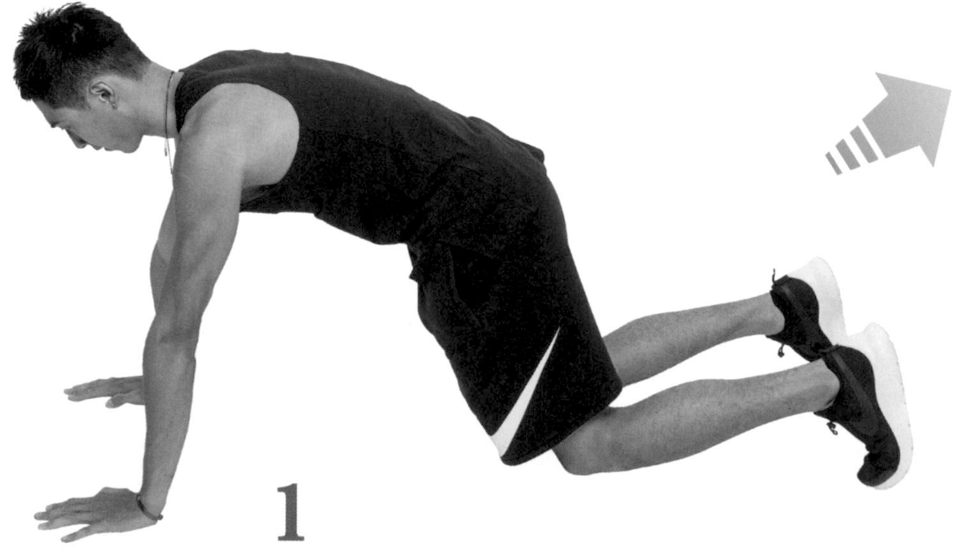

1

跪姿，呈伏地挺身預備姿勢。

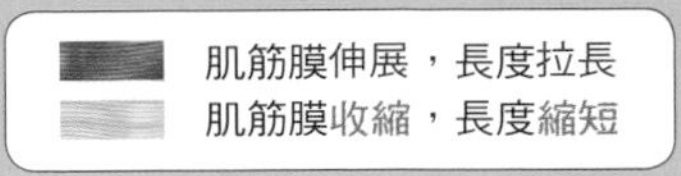

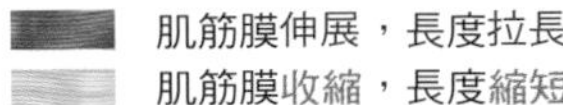

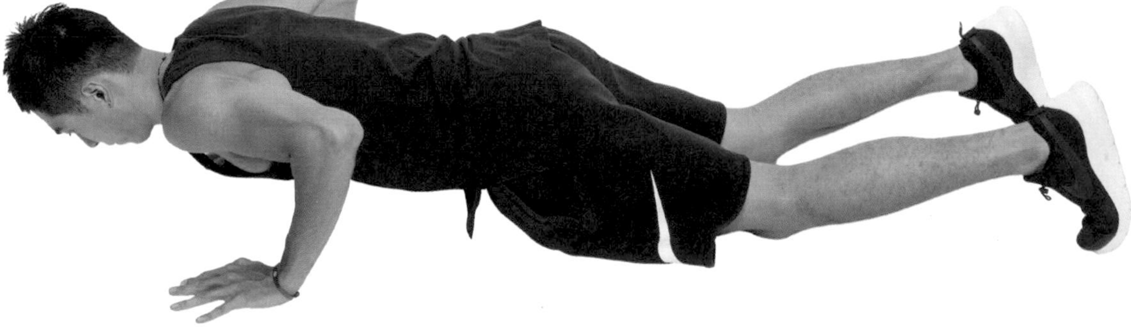

2 身體下壓，讓手臂彎曲呈 90 度。

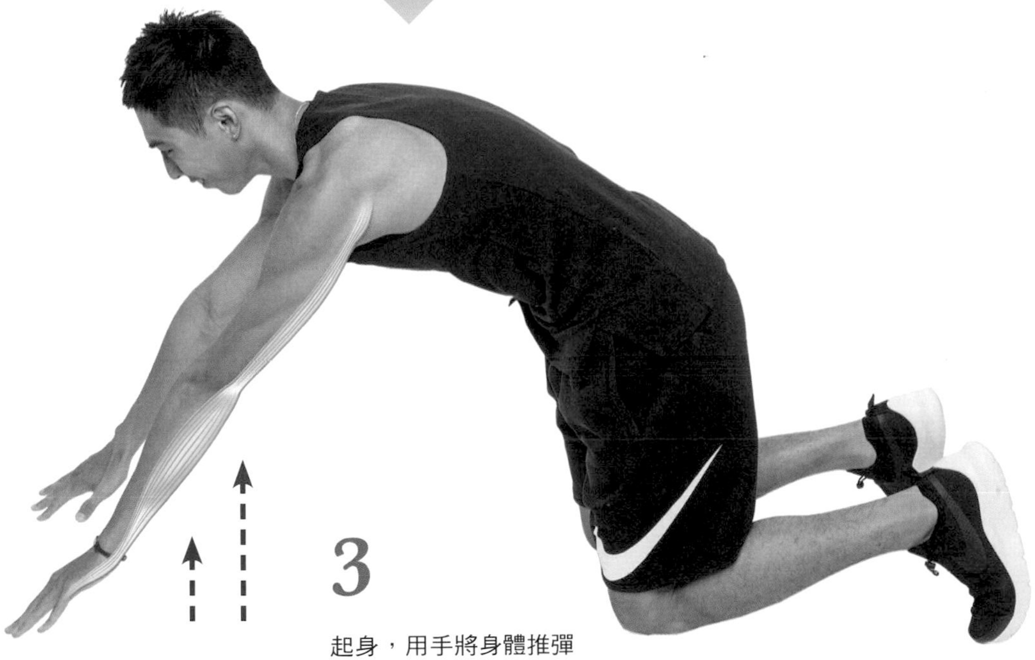

3 起身，用手將身體推彈起來，再回到動作②，重複 8 ～ 12 次。

8～12次/組，左右各1組

C2 ▹ 沙袋正拍運動

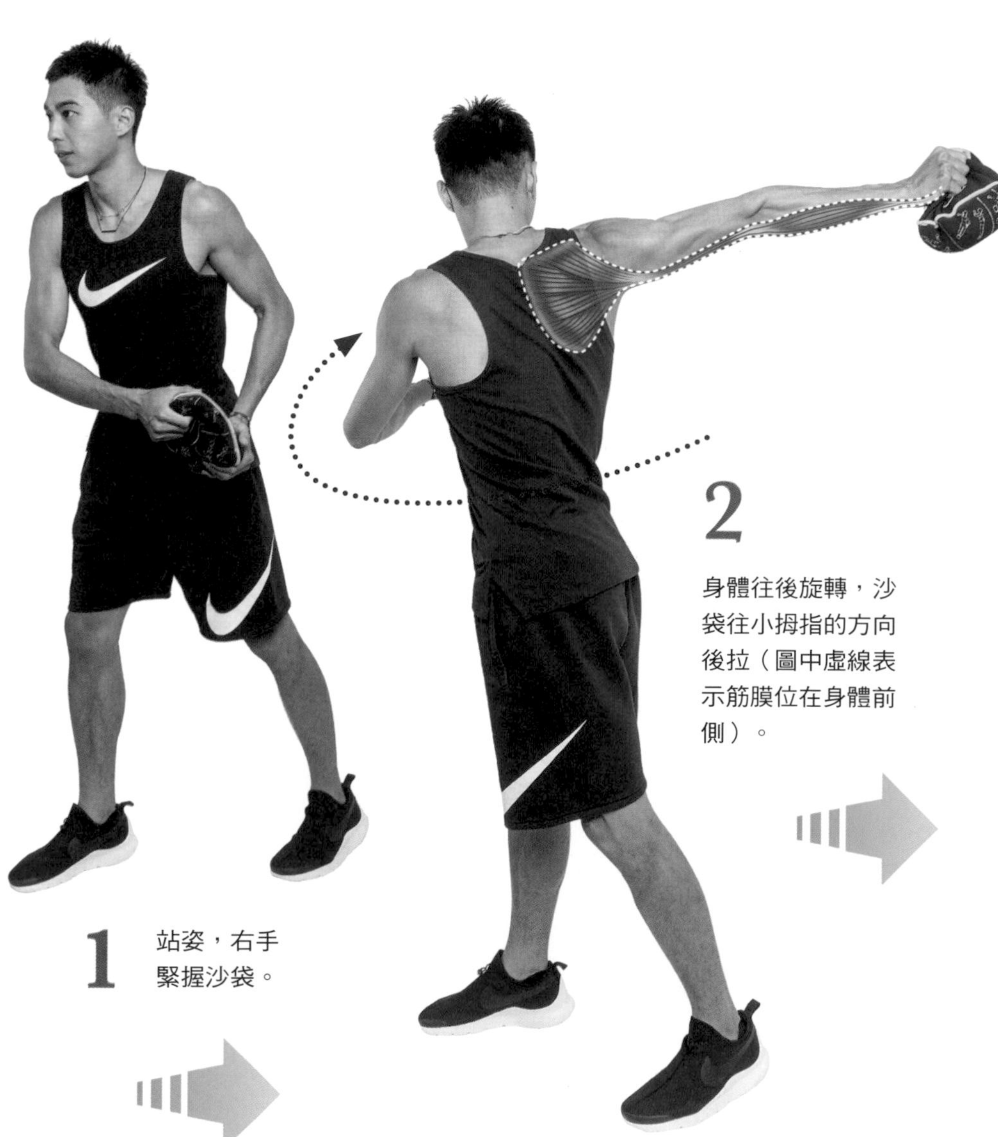

1 站姿，右手緊握沙袋。

2 身體往後旋轉，沙袋往小拇指的方向後拉（圖中虛線表示筋膜位在身體前側）。

肌筋膜伸展，長度拉長
肌筋膜收縮，長度縮短

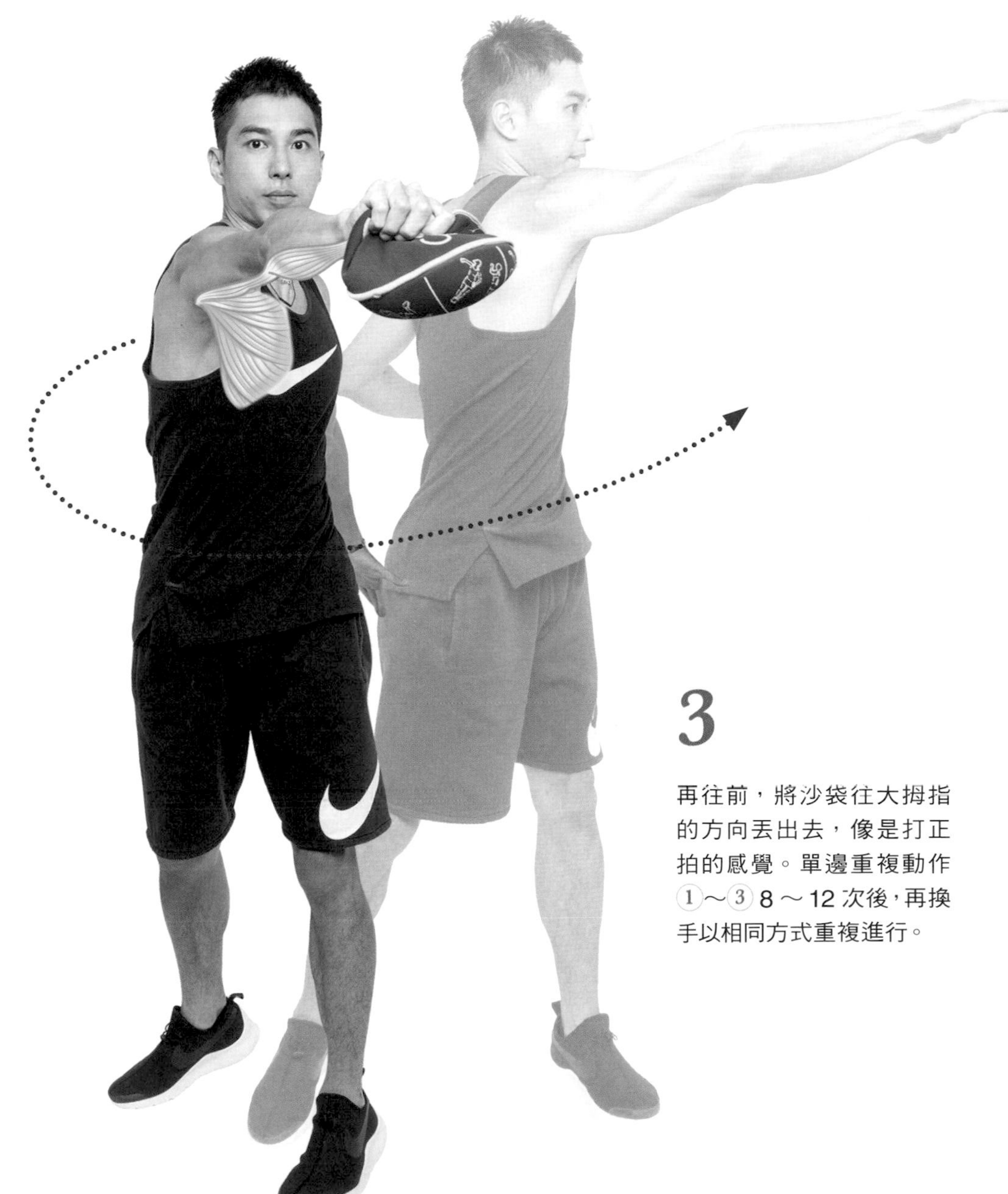

3

再往前，將沙袋往大拇指的方向丟出去，像是打正拍的感覺。單邊重複動作①～③ 8 ～ 12 次後，再換手以相同方式重複進行。

Part 6
背手臂線

將手臂背側與軀幹連接起來，
負責手指、手肘、肩膀所有「伸直」與「外展」動作。

BACK ARM LINE

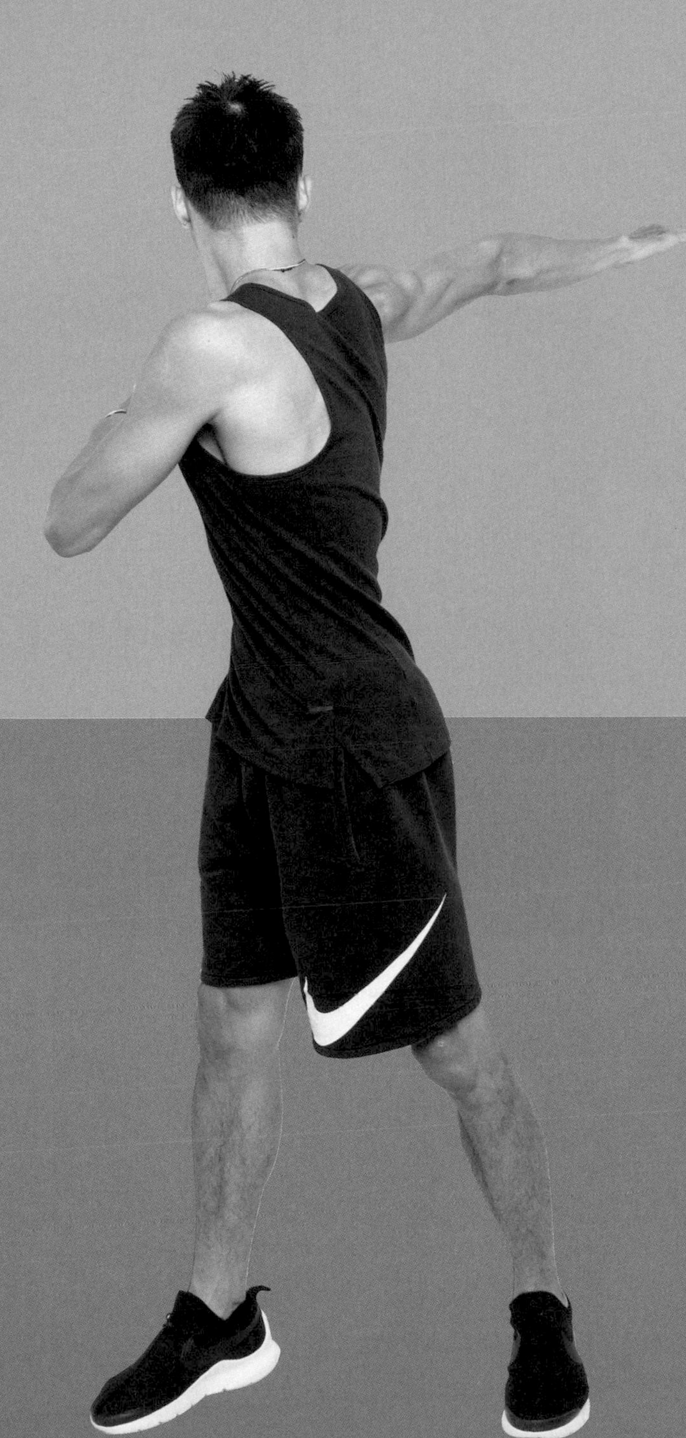

背手臂線

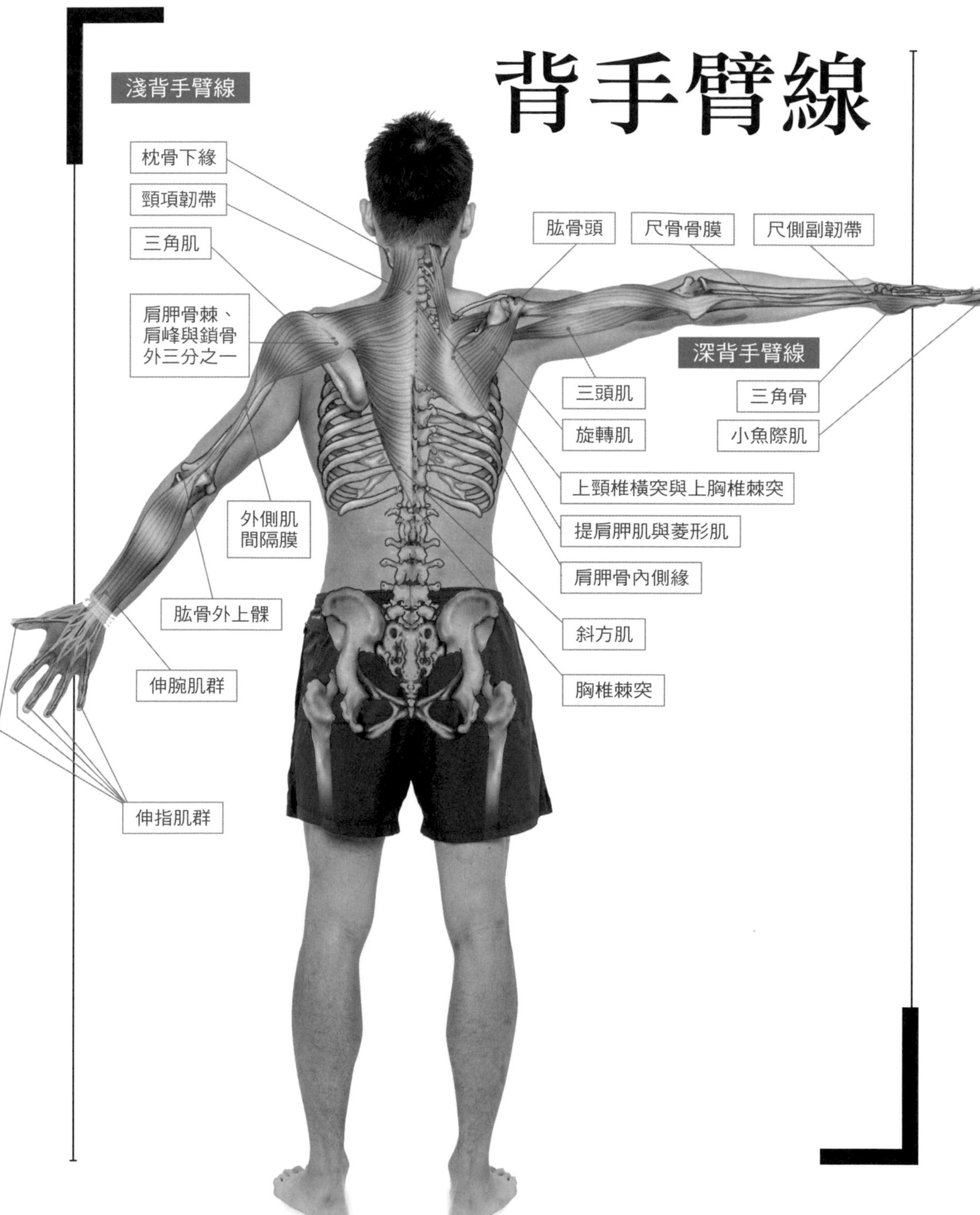

淺背手臂線
枕骨下緣
頸項韌帶
三角肌
肩胛骨棘、
肩峰與鎖骨
外三分之一
外側肌
間隔膜
肱骨外上髁
伸腕肌群
伸指肌群
肱骨頭
尺骨骨膜
尺側副韌帶
深背手臂線
三頭肌
三角骨
旋轉肌
小魚際肌
上頸椎橫突與上胸椎棘突
提肩胛肌與菱形肌
肩胛骨內側緣
斜方肌
胸椎棘突

▸▸▸背手臂線的路徑

背手臂線從後頸部經過上背，沿著手臂的後側，走到手的背側及小指側。根據深淺不同又可細分成兩條，分別是「深背手臂線」與「淺背手臂線」。

深背手臂線是從**上頸椎的橫突與上胸椎的棘突**開始，經過**提肩胛肌**與**菱形肌**，連接到**肩胛骨內側緣**，再經由**旋轉肌群**（包括**棘上肌**、**棘下肌**與**小圓肌**），接到**肱骨頭**之後，轉成**三頭肌**，繼續往前臂接到尺骨。沿著**尺骨的骨膜**，連接到手腕的**尺側副韌帶**，繞過**三角骨**之後，就是小指外側的**小魚際肌**。

淺背手臂線則是從**枕骨下緣**、**頸項韌帶**和**胸椎棘突**出發，經由**斜方肌**，連接到**肩胛骨棘**、**肩峰**與**鎖骨外三分之一**，然後就轉成包圍住肩膀的**三角肌**。往下走在上臂**外側的肌間隔膜**，直到**肱骨外上髁**之後，連接到前臂的**伸腕肌群**，最終走到手指背側的**伸指肌群**。

▸▸▸背手臂線的功能

背手臂線把手臂的背側與上背部的肩胛骨和胸椎連接起來，將手指、手臂、肩膀的背側與肩胛的肌肉連成一線，因此，背手臂線負責所有伸直與外展的動作，例如：伸直手指、伸直手肘、外展手臂、後縮肩胛等。換言之，只要是用手將東西推出去或者向後拋出去的動作，或者是單純的出拳動作，其力量來源大多是來自背手臂線。

▸▸▸ 背手臂線功能好時，身體會有什麼表現？

1 手臂向後揮動更有力，向前揮動更快速

背手臂線在身體的背面，將手臂與軀幹連接，可以將軀幹的力量經由背手臂線傳送到上肢，尤其是手臂往後揮動的動作。如果背手臂線的功能良好，手臂向後揮的力量就會提升很多，因此，對於球拍類運動的反拍動作非常重要。此外，如果手臂向後揮動速度加快，向後拉拍的時間就會縮短，因此正拍向前揮動的時間點就可以提前，除了擊球點可以提前之外，還會有更充裕的時間去抓到更好的正拍擊球點，所以，背手臂線對於球類運動的正反拍來說，都非常重要。

2 手臂伸直更有力，向前向上推更容易

背手臂線經過菱形肌、斜方肌、三角肌和三頭肌，這群肌肉筋膜控制著「手臂打直」的動作，若背手臂線功能良好，則手臂打直的力量就能增加，前推的力量就可以大大提升。以運動來說，伏地挺身、籃球的雙手胸前傳球、武術或者拳擊的直拳等；以日常生活來說，把東西舉過肩膀，例如：曬衣服、把書放到書架的上層等，或者將東西向前推，例如：推揉麵糰、推摩托車等；以上這些動作都和背手臂線密不可分。

3 協調、控制手指的精細動作

背手臂線控制著手腕和手指伸直的動作。如果手指想要執行動作，則手腕必須要維持向上翹起的姿勢，手指才有空間產生動作，手指也才會有功能。換言之，手指的功能，必須要背手臂線的配合才能夠產生。

背手臂線與前手臂線的關係密切？

在日常生活中，背手臂線的動作相對於前手臂線而言，其能做出的動作少很多，因為需要用到手臂的動作大多都在身體的前側完成，所以，前手臂線通常都比背手臂線的肌力要強，因此前手臂線的肌筋膜通常也都比背手臂線還要緊繃。像這樣前、後筋膜線的不均衡，會導致許多看起來好像是前手臂線的問題，但其實真正的原因是背手臂線太弱所致。

圓肩就是一個很好的例子。所謂圓肩就是肱骨不在肩關節的正中心，肱骨往前側與下方移動，外觀上看起來肩膀圓圓的往前突出。乍看之下，可能會覺得是因為前手臂線的胸肌太緊繃的關係，把肱骨往前往下拉，但原因通常不這麼單純，很多人其實是因為背手臂線的旋轉肌、後三頭肌、菱形肌或者斜方肌太弱，無法抵抗前手臂線的拉力，導致肱骨或者肩胛往前方移動的結果。因此評估肩關節時，應該全面性的去考量，才能找到一網打盡的完美矯正方式。

不只有緊繃會出問題，肌力太弱也是問題來源

以上述的例子來說，如果是前手臂線的胸肌太緊，就要伸展前手臂線；如果是背手臂線太弱，就需要做肌力訓練，不要一昧的覺得只有緊繃會造成問題，肌力太弱也常常是問題的來源。現代人使用電腦鍵盤的時間非常長，手指長時間處於彎曲的狀態，因此，彎曲手指的張力比張開手指的力量要大很多，長時間下來可能會造成手指關節與肌腱容易發炎，甚至腕隧道症候等。但是只要好好伸展彎曲手指的肌筋膜，強化伸直手指的肌筋膜，這些手指與手腕疼痛的問題就能獲得很大的緩解。

上肢的肩膀、手肘、手腕、手指關節都會受到前後手臂筋膜線拉扯的影響，這些關節會被拉向肌筋膜緊繃的那一邊，並且遠離肌筋膜無力的那一邊，因此，當遇到上肢關節的疾病時，疼痛的地方不一定是有問題的地方，有時候疼痛部位的對側才是真正的病灶所在。換言之，唯有前手臂線與背手臂線的張力平衡，才不容易出現上肢關節的相關疾病。

此外，手指的動作非常精細，只有當伸手指與屈手指的肌群完美協調時，手指才能精準的做出動作。

▸▸▸ 背手臂線功能異常時，會有什麼問題？

背手臂線緊繃時，肩膀（肩胛骨）傾向往後、往上位移，容易導致聳肩或肩胛骨翹起來；手肘會傾向伸直的姿勢，手腕則會翹起來。因此，如果是背手臂線無力，那麼就容易導致圓肩。背手臂線功能異常比較常出現在喜歡聳肩者或者駝背等姿勢不良者，以及手經常需要用力握住東西的人，例如打網球、打羽毛球、切菜、煮麵等；手指要長時間出力者，例如：打電腦、蓋印章、洗衣、揉麵糰、扭毛巾等，這些人的背手臂線通常都比較弱。

1 肩頸部肌筋膜疼痛症候群

所謂的肩頸部肌筋膜疼痛症候群，其主要症狀就是主觀的肩頸部肌肉緊繃痠痛，而這個症狀最特別的地方，是患者只要放假就覺得好像都不會痛了，但只要一回去開始工作，或者工作的時間太長就又會開始痛。想必這是絕大多數的人都經歷過的問題。

當發現肩頸部的肌肉摸起來好像有一些硬塊在裡面，甚至會硬的像石頭一樣，且不管怎麼按摩都沒辦法放鬆時，這就是典型的肩頸部肌筋膜疼痛症候群。這個問題，通常與過多聳肩的工作或者長時間駝背工作有關。（肌筋膜修復肌貼法，見 P.205）

2 旋轉肌肌腱炎

旋轉肌群包含很多條肌肉，包括：棘上肌、棘下肌、小圓肌、肩胛下肌，這些肌肉與肩關節的穩定度有很大的關係，而很多肩膀的疾病都是因為旋轉肌力量太差，導致肩關節不穩定所致。然而，旋轉肌群位於深背手臂線上，所以當深背手臂線出問題時，也就容易產生旋轉肌肌腱發炎的情況。（肌筋膜修復肌貼法，見 P.205）

3 三頭肌肌腱炎

三頭肌是手肘伸直最主要的力量來源，也是深背手臂線經過的位置。如果手肘反覆過多彎曲與伸直的動作，就會使三頭肌承受過多力量，造成發炎，例如：伏地挺身、棒球、羽毛球或者桌球運動，就容易出現三頭肌肌腱炎。（肌筋膜修復肌貼法，見 P.211）

4 網球肘

網球肘就是手腕伸直肌群與肱骨外上髁的交接處發炎，可以是肌腱端發炎，也可以是骨膜端的發炎。在日常生活中，若長時間做出「抓握的動作」，例如：切菜、打掃、擦東西、塗東西等，就會造成手腕伸肌肌群過度使用，產生伸腕肌肌腱發炎，也就是俗稱的網球肘。

以運動來說，則多發生在球類運動，不管是棒球・網球・羽毛球或高爾夫球，只要是球拍、球桿類的運動，都有可能會發生網球肘的問題。有一個非常容易判斷網球肘的方式，那就是一用力握拳，手肘外側就會疼痛，如果有這種情況，那麼診斷為網球肘的機率就非常高。（肌筋膜修復肌貼法，見 P.213）

5 手腕尺側韌帶損傷

手腕尺側韌帶是非常容易損傷的部位，因為手腕的支撐結構比較薄弱，卻經常需要負荷不成比例的大重量，例如：做啞鈴胸推訓練時，雖然胸肌可以輕鬆推起 30 公斤的重量，但手腕卻無法穩定住這個重量，因此就非常容易扭傷手腕的韌帶，尤其是尺側的韌帶。因此，若想要徹底解決這個問題，除了負重過多的時候需要戴護腕之外，深背手臂線的強化訓練也非常重要。（肌筋膜修復肌貼法，見 P.204）

背手臂線

調校運動

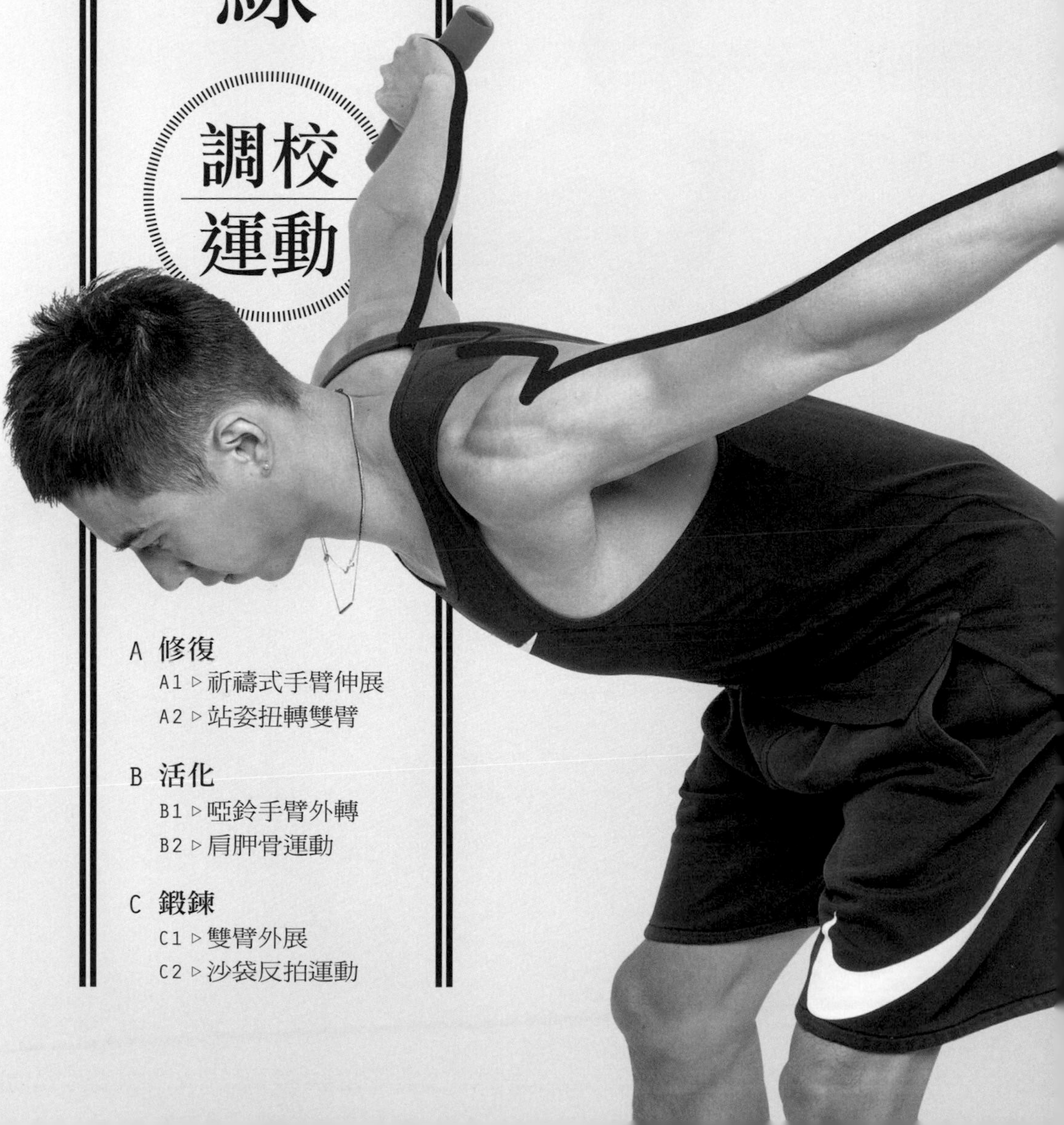

A 修復

A1 ▷ 祈禱式手臂伸展

A2 ▷ 站姿扭轉雙臂

B 活化

B1 ▷ 啞鈴手臂外轉

B2 ▷ 肩胛骨運動

C 鍛鍊

C1 ▷ 雙臂外展

C2 ▷ 沙袋反拍運動

4～6次／組，2組

A1 ▸ 祈禱式手臂伸展

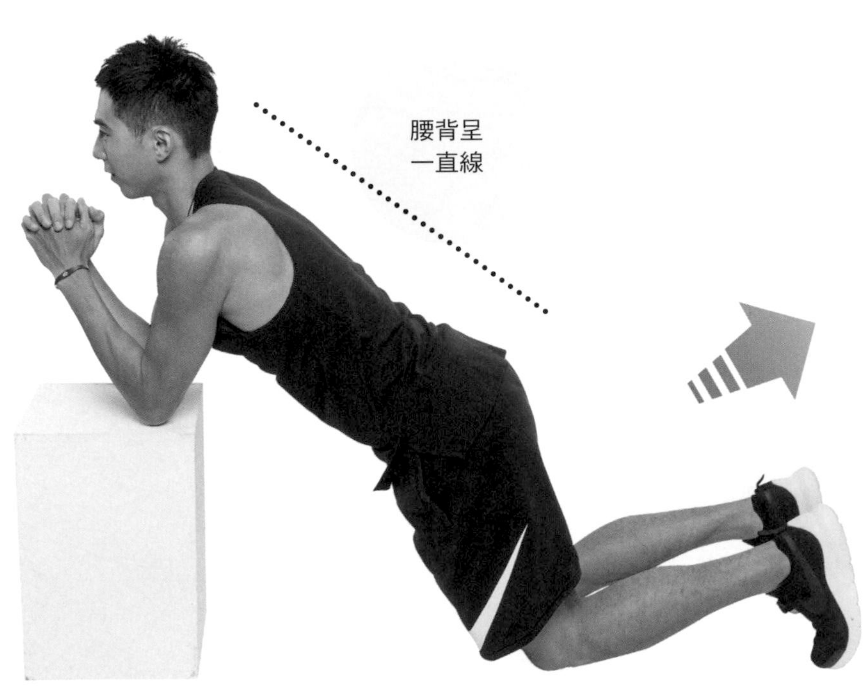

1 雙手握拳，手肘靠在桌上，
腰背打直不駝背。

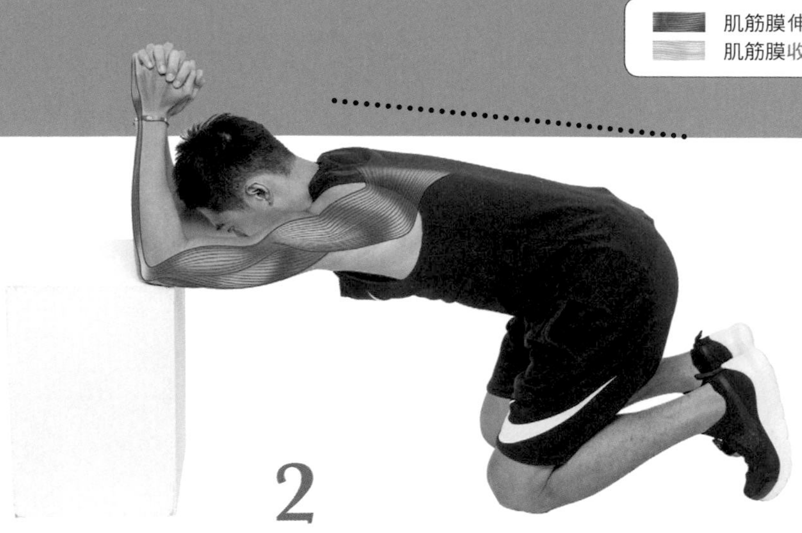

2

頭部往下放，讓背部呈一條水平線。

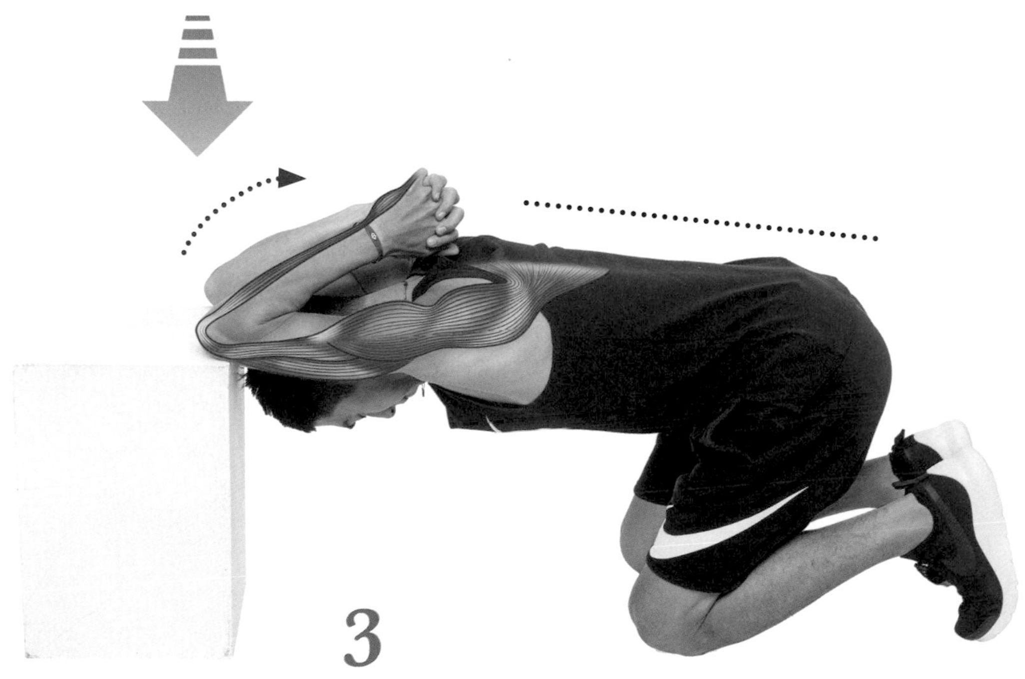

3

雙手手臂向後拉，伸展後側手臂。
再起身回到動作①，重複進行。

4～6次／組，2組

A2 ▸ 站姿扭轉雙臂

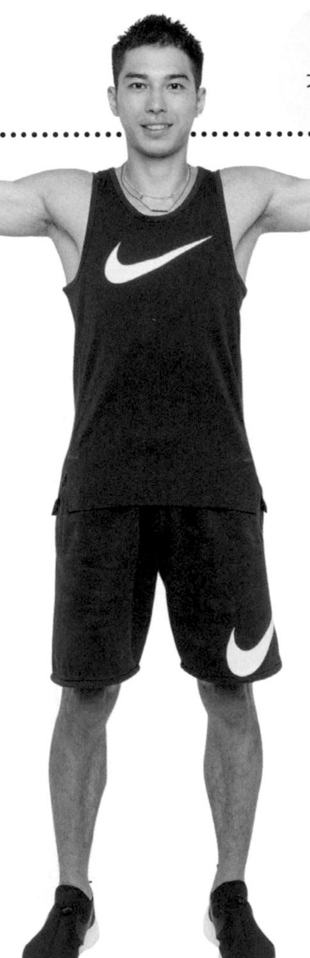

Point

動作時，頭部也要跟著旋轉，這樣手臂旋轉的幅度才夠大。

1 站姿，雙手往兩側打開，呈大字形。

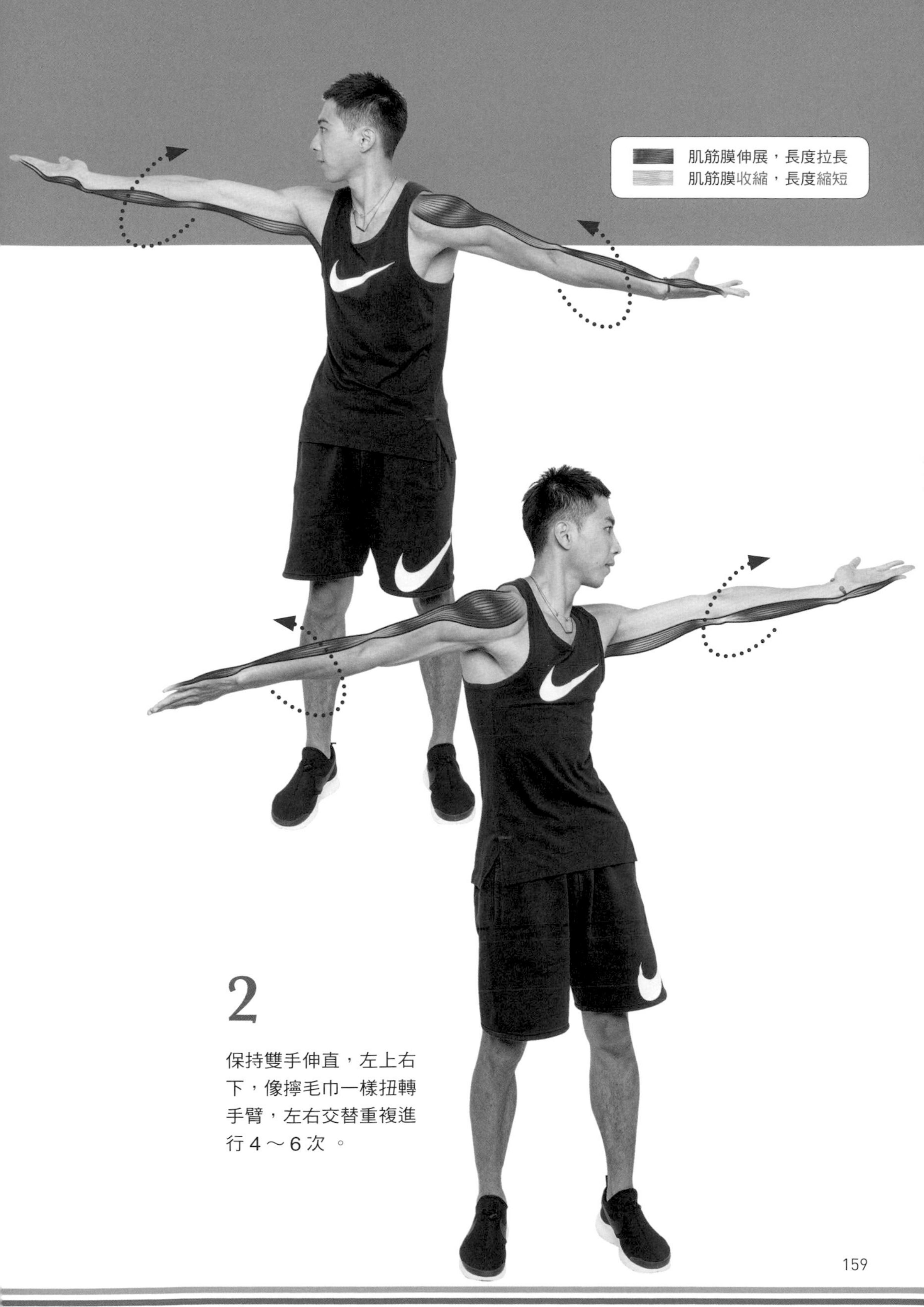

2

保持雙手伸直，左上右下，像擰毛巾一樣扭轉手臂，左右交替重複進行４～６次 。

6～8 次 / 組，2 組

B1 ▶ 啞鈴手臂外轉

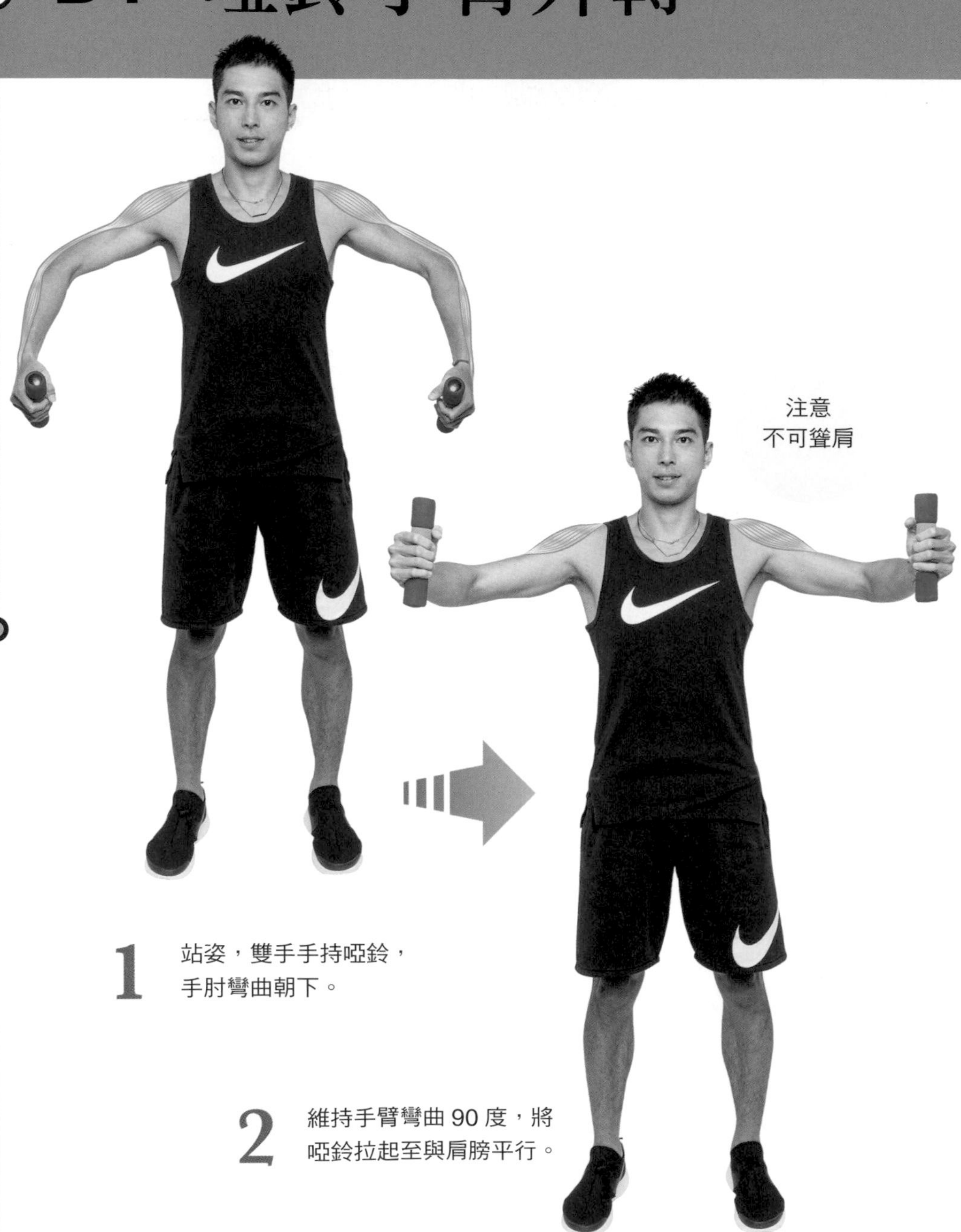

1 站姿，雙手手持啞鈴，手肘彎曲朝下。

2 維持手臂彎曲 90 度，將啞鈴拉起至與肩膀平行。

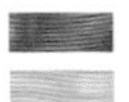

肌筋膜伸展，長度拉長
肌筋膜收縮，長度縮短

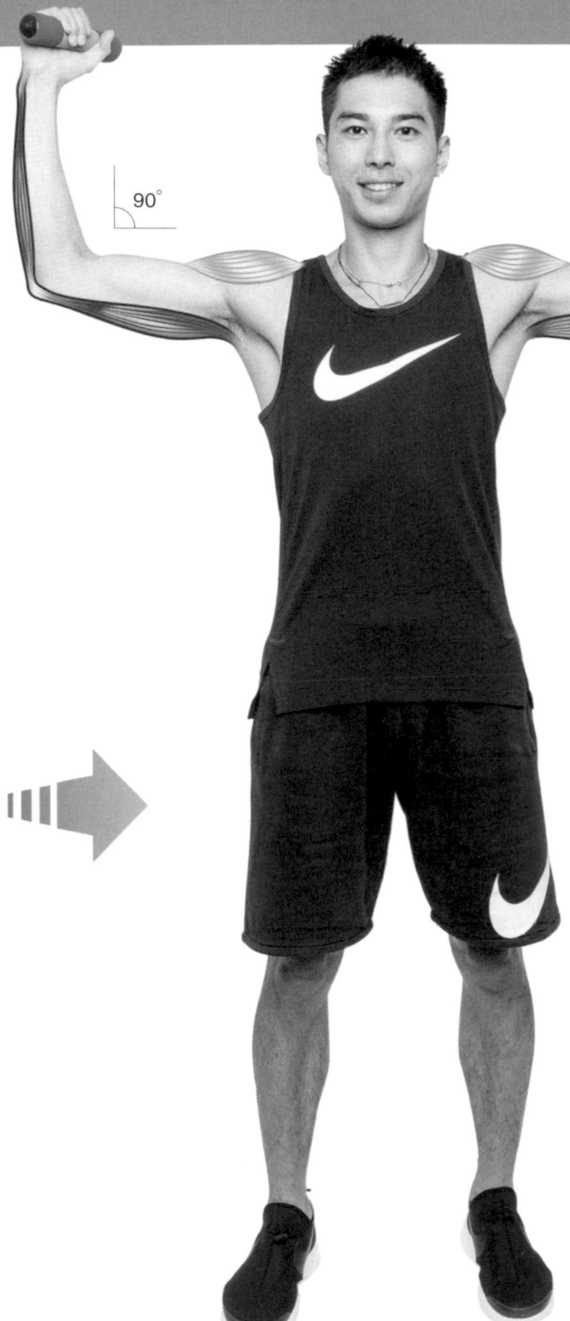

90°

90°

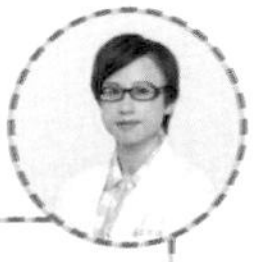

Point

若家中沒有啞鈴，可改用好握拿的水瓶。如果覺得負重太困難，也可以先以徒手握拳的方式進行。

3

保持手肘彎曲，盡量向後旋轉到底，再回到動作①，重複進行。

6～8次／組，2組

B2 ▸ 肩胛骨運動

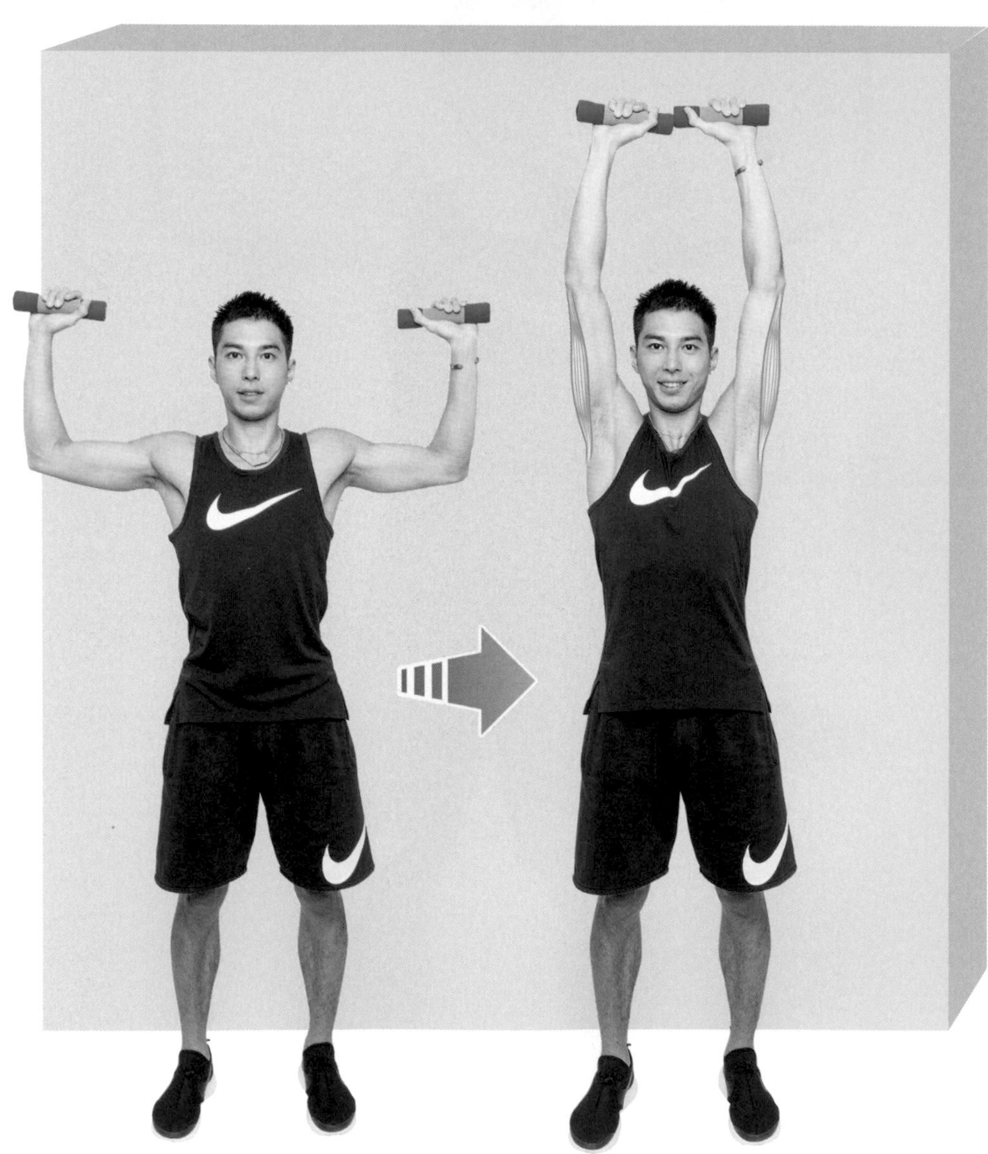

1　手持啞鈴，手臂彎曲90度，背部緊靠牆壁站立。

2　手臂貼著牆壁，往上伸直到手臂靠近耳朵。

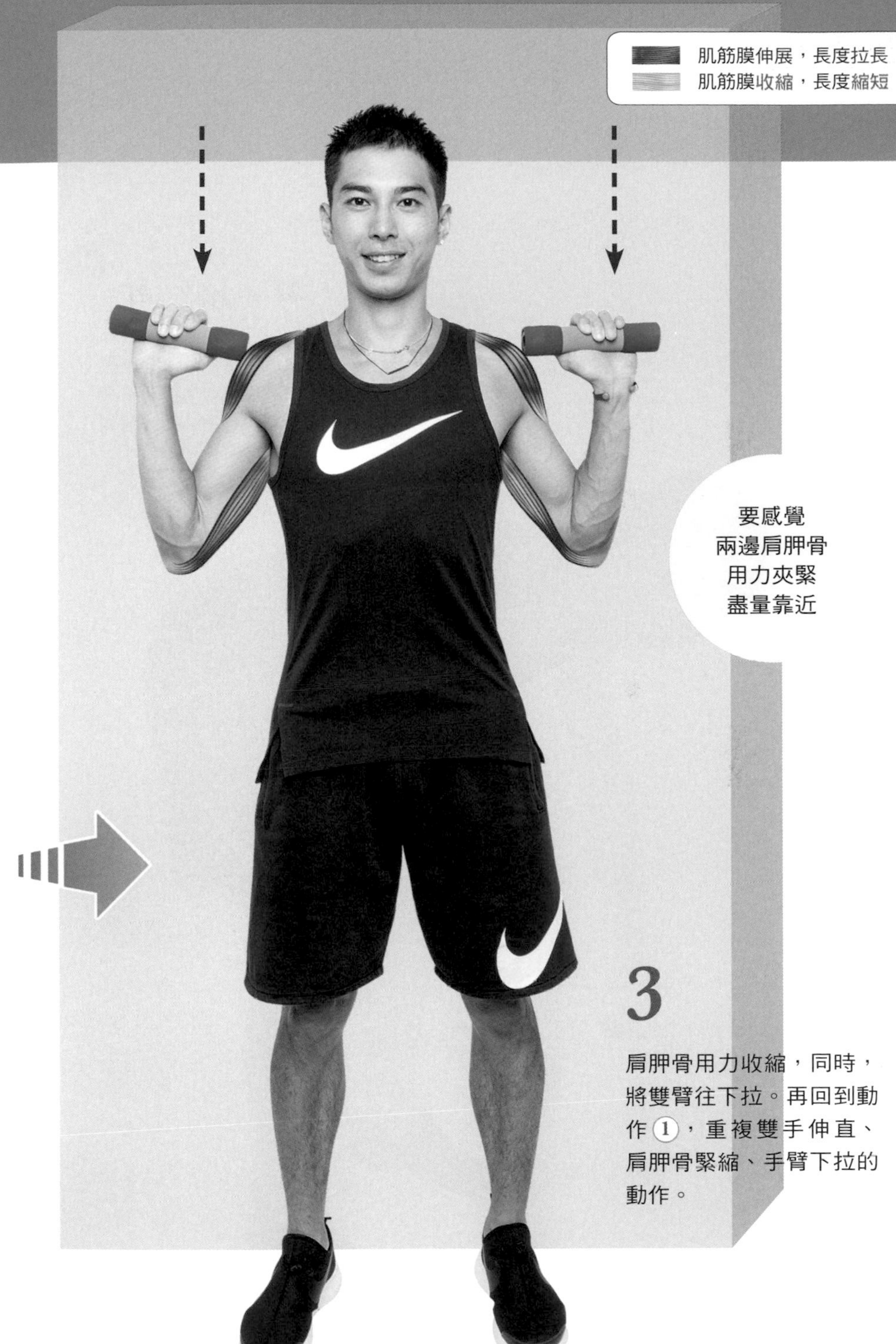

3

肩胛骨用力收縮，同時，將雙臂往下拉。再回到動作①，重複雙手伸直、肩胛骨緊縮、手臂下拉的動作。

8～12 次 / 組，2 組

C1 ▸ 雙臂外展

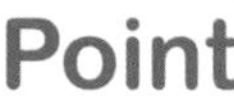
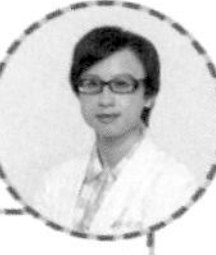

進行至動作②時，注意手腕不可彎曲，以免受傷。若有彎曲的情形表示負重太重，建議降低重量或徒手握拳進行。

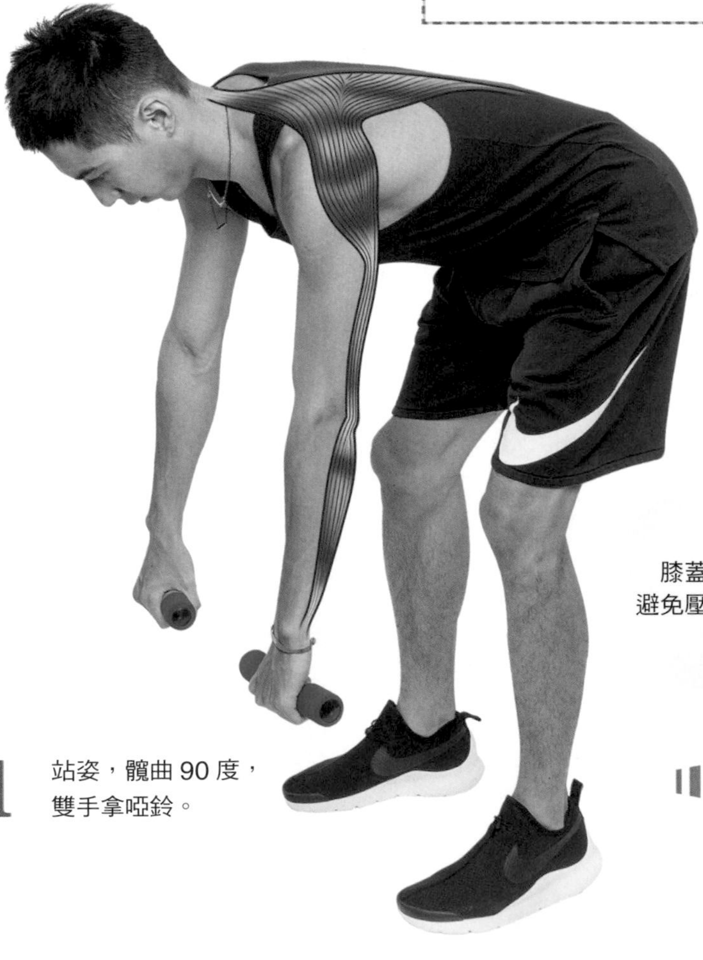

膝蓋微彎
避免壓力過大

1 站姿，髖曲 90 度，雙手拿啞鈴。

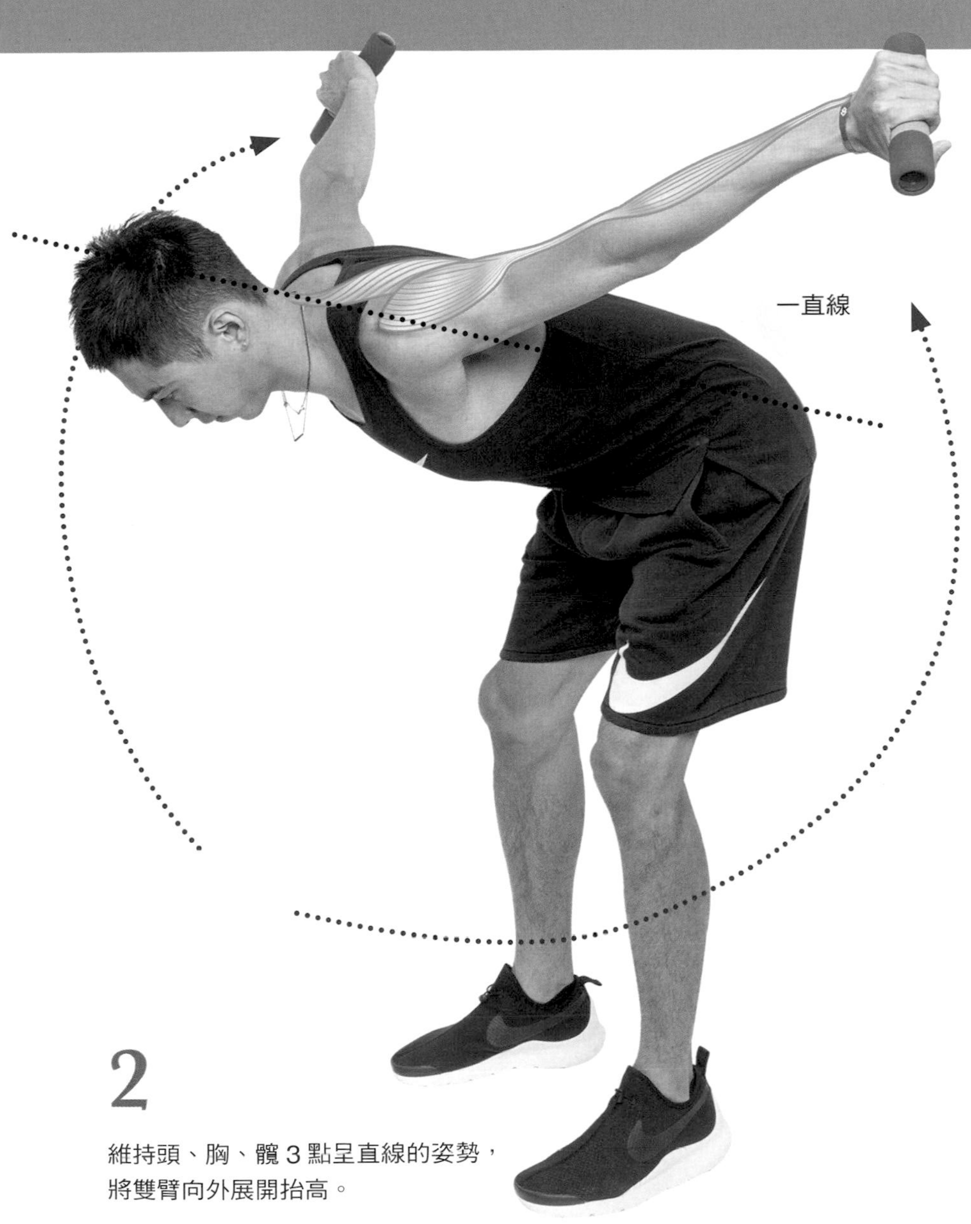

2

維持頭、胸、髖 3 點呈直線的姿勢，
將雙臂向外展開抬高。

8～12 次 / 組，左右各 1 組

C2 ▶ 沙袋反拍運動

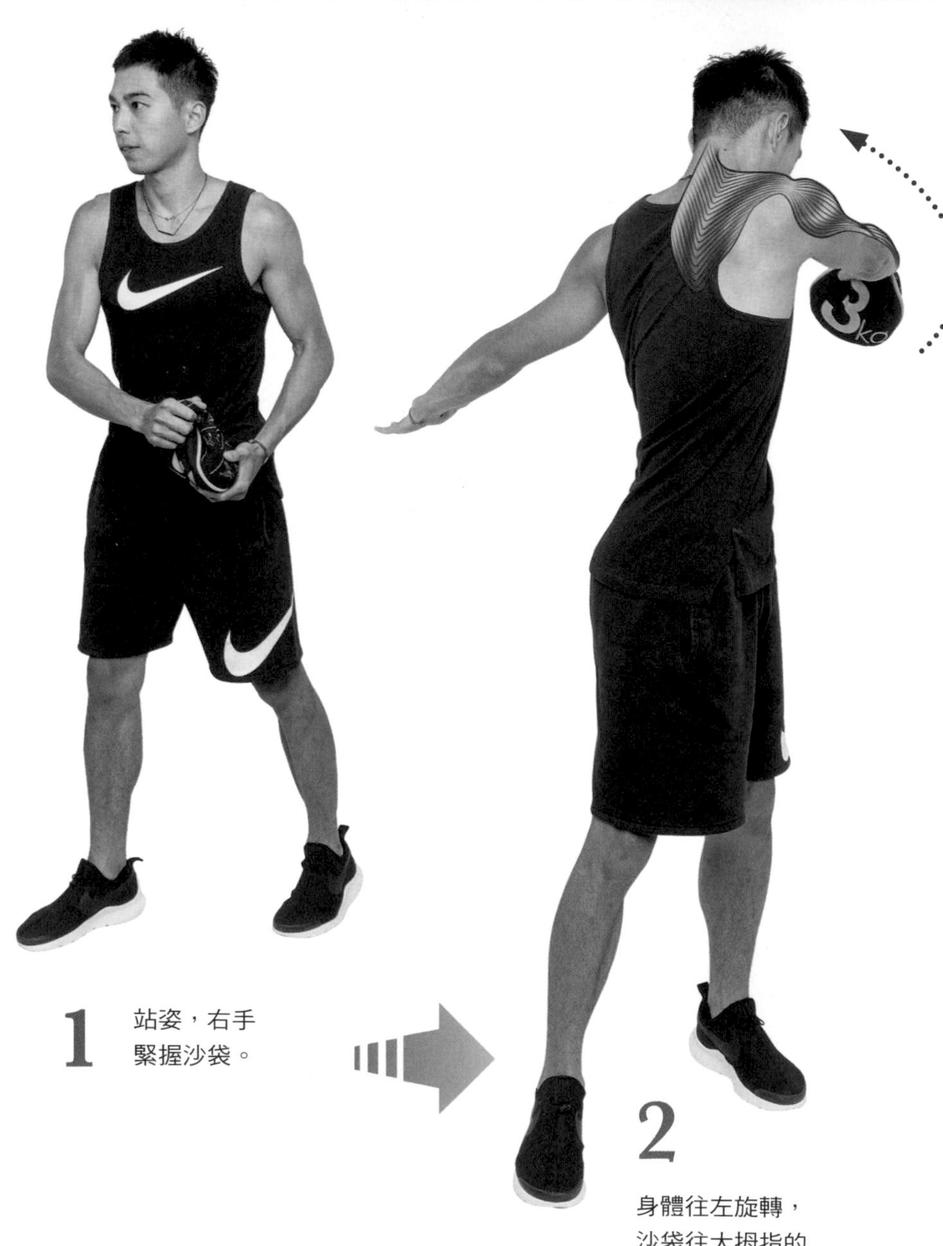

1 站姿，右手緊握沙袋。

2 身體往左旋轉，沙袋往大拇指的方向後拉。

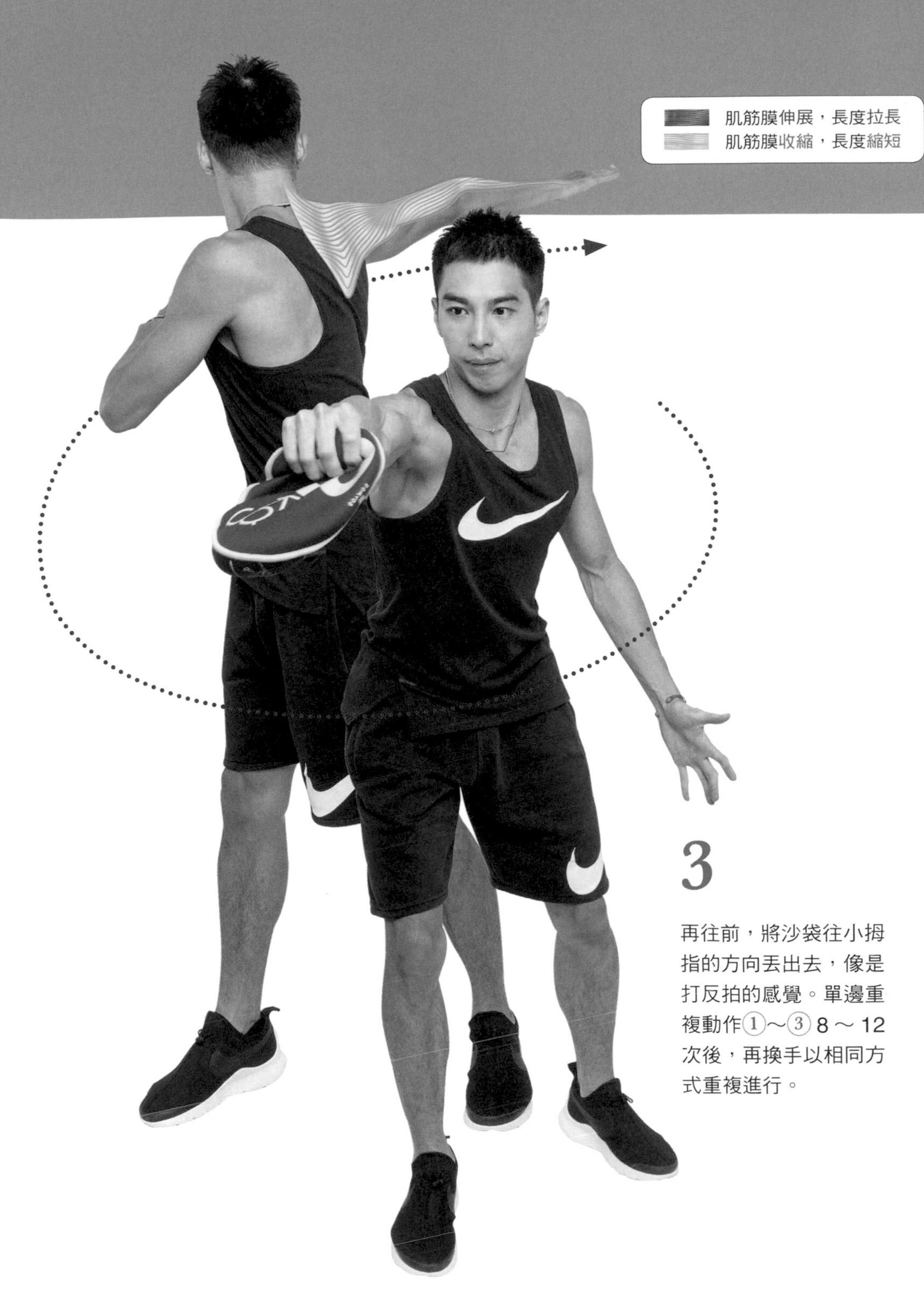

3

再往前，將沙袋往小拇指的方向丟出去，像是打反拍的感覺。單邊重複動作①～③ 8～12次後，再換手以相同方式重複進行。

Part 7
功能線

多是淺層肌肉，與靜態的的直立姿態維持無關，
與動態的動作平衡關係較密切。

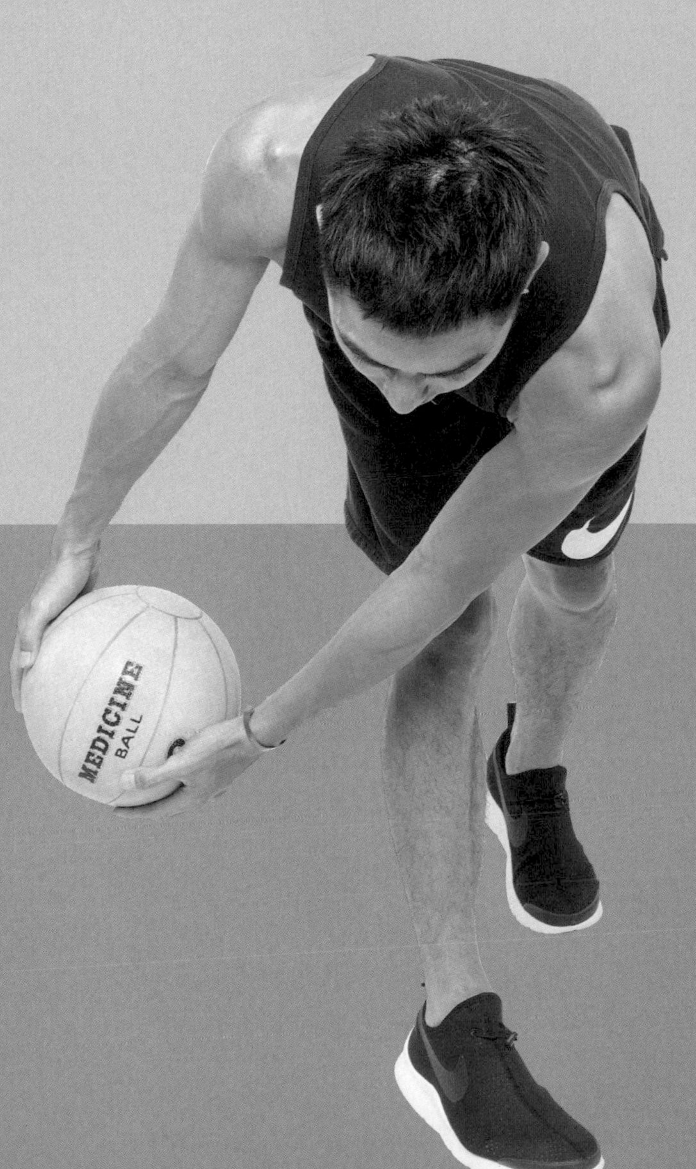

FUNCTIONAL LINE

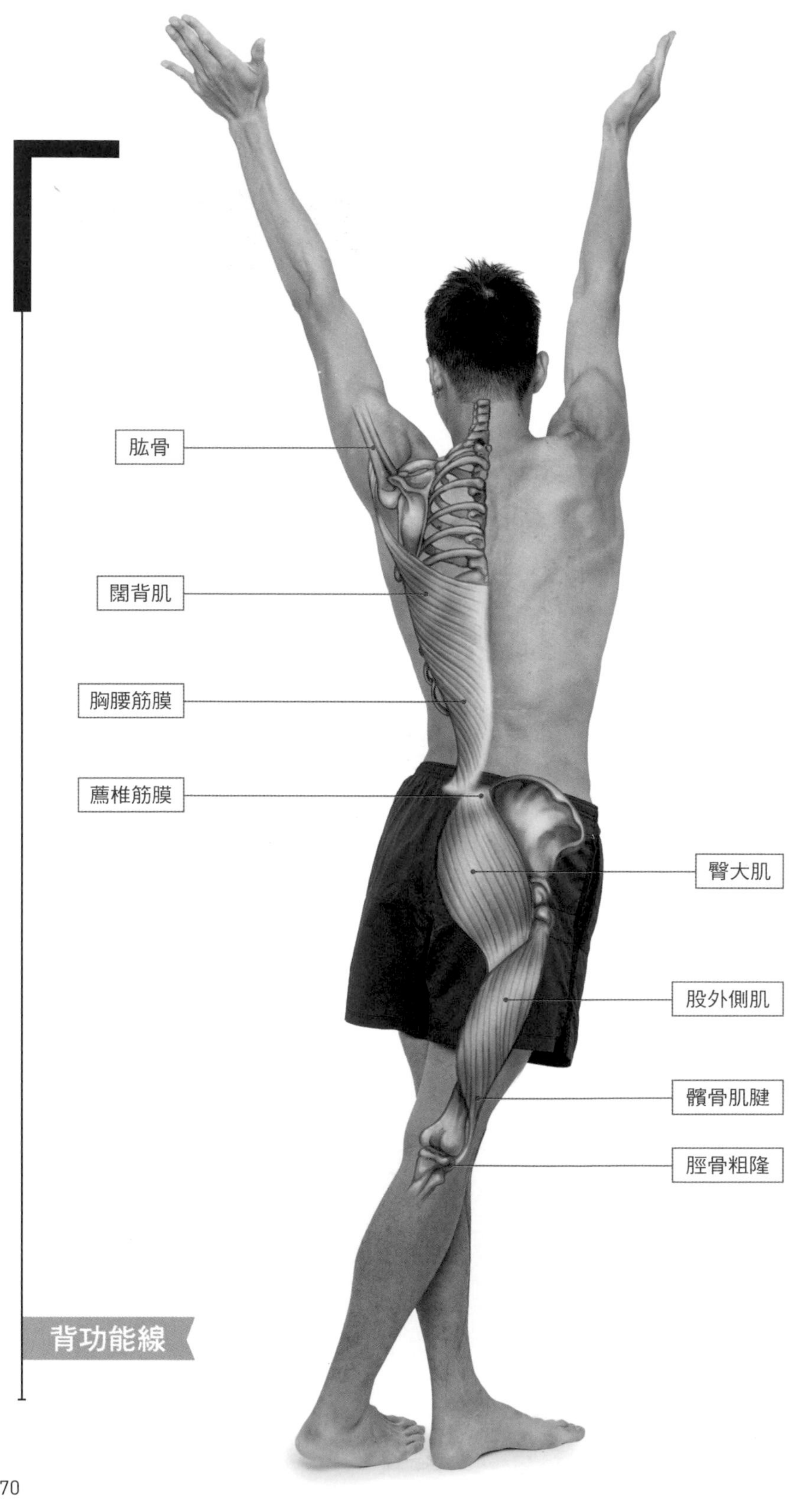

背功能線

功能線

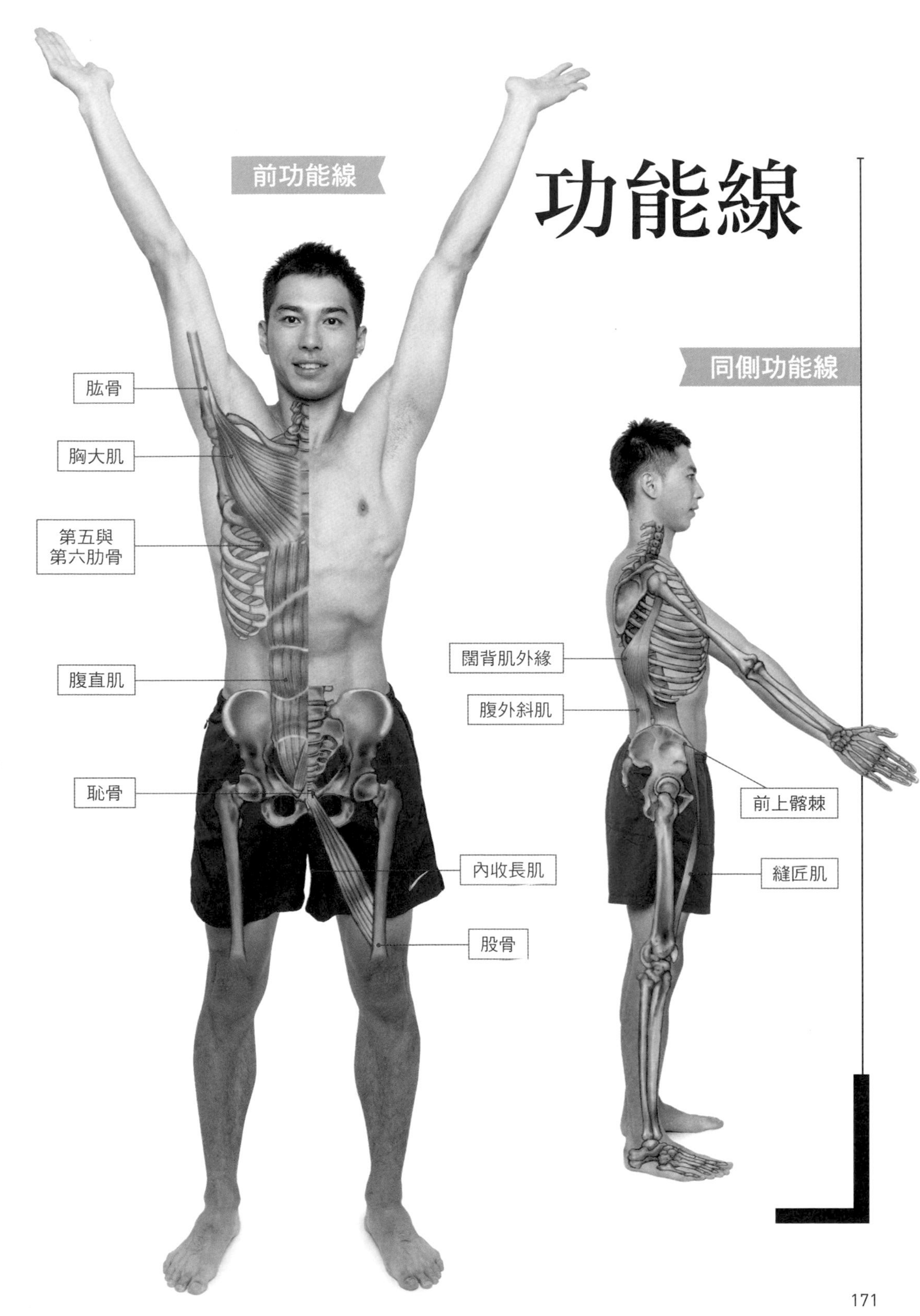

▸▸▸ 功能線的路徑

功能線分為背功能線、前功能線與同側功能線三種。前功能線與背功能線，分別在身體的前側與背側，以 X 形的方式螺旋交叉。而同側功能線則從手臂到下肢都走在身體的同一邊，左右兩側各一條，沒有交叉。功能線的作用大多與旋轉有關，所以也可以說功能線是螺旋線的補充線。

背功能線從**闊背肌**在**肱骨**上的附著點開始。闊背肌是人體唯一一條連接手臂與下背部的肌肉，闊背肌上連手臂，下連**胸腰筋膜**，然後在**薦椎筋膜**處交叉，走到對側**臀大肌**，繼續往下走到**股外側肌**，接到**髕骨肌腱**，終止於**脛骨粗隆**。

前功能線起始於**胸大肌**在**肱骨**上的附著點，接著走到**第五與第六肋骨**處，再連接到**腹直肌**，走到**恥骨**之後，交叉走到對側的**內收長肌**，終止於對側的**股骨**上。

同側功能線也是從闊背肌開始，不過同側功能線是走在**闊背肌外側**的肌纖維，連接到最下方的三根肋骨，再走到**腹外斜肌**的後側纖維，然後連接到**前上髂棘**，往下走到**縫匠肌**，終止於鵝掌肌腱與內側脛骨的連接點上。

▸▸▸ 功能線的功能

前面介紹過的所有筋膜線，只有手臂線與功能線，可以連接手臂與軀幹，但是功能線不只是將手臂與軀幹連接，還將這個連接延伸到下肢；而這個巧妙的設計，最主要的功能就是能夠延長手臂的力臂長度，所以，一樣是揮動手臂的動作，如果可以啟動功能線，就能產生更大的力量讓身體表現更好。

同理，當踢腳的時候，如果可以啟動功能線，那麼踢腳的力量也會大很多。因為功能線將手臂連接到了軀幹，再連到下肢。其實除了螺旋線，其他軀幹區筋膜線的動能，也可以藉由功能線將力量延伸傳遞到手臂或下肢。

此外，前面介紹的淺背線、淺前線或側線等，這些筋膜線都與站姿的調控有關，比較容易有筋膜短縮、僵硬的問題，而功能線大多是淺層的肌肉，因此與站姿的姿態維持比較無關，但卻與動態的姿態平衡比較有關。尤其是對側的手臂與大腿的平衡，可以藉由功能線來調控，例如：行走時肩膀與對側髖的抗衡，或跑步時上肢與下肢的交叉擺動。而在動作的穩定度上，又能夠藉由對側的功能線來強化與穩定個體，讓力量可以準確的發揮出來。

▸▸▸ 功能線功能好時，身體會有什麼表現？

1 提升投擲能力

除了同側功能線之外，前功能線與背功能線在身上是螺旋交叉的形式，因此動作也是螺旋交叉的方向。簡單來說，就是一側的手臂向著另一側下肢的方向揮動。

以右手持拍的網球發球動作為例，右手舉高往左腳外側的方向下壓，這就是典型的功能線動作。因此，在站姿下，所有手臂向對側旋轉下壓的動作都是功能線的作用。為此，當功能線作用良好時，這些動作的力量與準確度都會提升，像是標槍、網球的發球、羽毛球的扣球・棒球的投球等。

2 提升抬腿踢腳的能力

功能線連接對側的手臂跟大腿，因此，相同的道理，將投球轉換成踢球，將手下壓換成抬腿；如果功能線作用良好的話，踢球的力量與控制力也會大幅提升，抬腿的爆發力跟流暢度也會增加。這對於足球或者跨欄等運動都會非常有幫助。

3 用手來帶動腳

功能線是身體中，唯一一條同時連接上肢與下肢的筋膜線。因此，揮動手臂的動力，可以藉由功能線的傳遞，去帶動腳步的移動。舉例說明，跑步的時候，如果手臂揮動快速且有力量，那麼跑步的速度也會加快，又或者是說跑不動的時候，也能藉由揮動手臂來讓自己的腳步可以繼續跑下去。

▸▸▸ 功能線功能異常時，會有什麼問題？

1 肩膀容易受傷

當功能線發生異常的時候，就容易有肩膀的傷害。原因是當手臂做太大幅度擺動時，如果可以利用功能線的肌筋膜力量來減速，就能將張力分散，但如果只利用肩膀局部的肌肉來減速，長期累積下來，肩關節周圍的肌腱與韌帶不斷被拉扯，慢慢的就會出現肩關節的損傷。

例如：棘上肌或者棘下肌破裂，甚至是關節囊的損傷、關節唇撕裂等。也因此球類運動者，不管是棒球投手、網球發球、羽毛球或排球等，都需要有良好的功能線輔助，否則很容易產出現肩膀的運動傷害。

2 髖、膝容易受傷

功能線出問題時也會導致下肢的運動傷害。以跑步為例，跑步的時候手腳需要有相對的擺動，跑的速度越快，或者步幅越大，擺動的幅度就需要更大，越需要功能線來維持對側手腳間的平衡。

為此，如果功能線有問題，抗衡對側手腳間扭轉的能力就會變差。以跑者來說，問題比較容易表現在下肢，例如：臀大肌緊繃、股外側肌痠痛、內收肌緊繃拉傷、髕骨肌腱炎、縫匠肌拉傷和鵝掌肌肌腱炎等。

所謂的「功能」，就是實用性

功能線可以視為螺旋線的輔助線，換句話說，功能線在人體中是不一定要存在的筋膜線，其存在的理由，主要是延長動作產生的力臂，讓肢體的末端動作盡可能的加速。而生活中需要被加速的動作，通常都是非常功能性的，換句話說，功能線的動作都相當實用：可以把東西丟或踢的更快更遠。

為此，如果想要提升功能線的作用，其訓練也必須是功能性的，以健身房的訓練工具來說，我們可以發現大多數固定式器材的動作都是非功能性。舉例說明，訓練股四頭肌的機器，是坐在有靠背的椅子上，讓膝關節彎曲到伸直的動作。在這樣的機器上，所有的關節都被固定，只有膝關節可以活動，而在日常生活中，幾乎找不到這樣的動作型態。因此，這樣的訓練雖然可以讓股四頭肌變得比較有力氣，卻不一定可以轉移到日常生活中。

用機器訓練的肌力，無法有效運用在生活中

而自由重量或自身體重訓練相較於機器訓練，就屬於比較功能性的訓練，因為，關節沒有被固定住，只要是跟負重或者動作有關的關節都會用到，舉例來說：負重深蹲對身體的刺激就比坐姿踢腿要多很多。

雖然這兩個動作的股四頭肌都需要用力，但是，負重深蹲除了股四頭肌之外，臀肌與小腿肌肉也都需要用力。臀肌用力是為了將屁股往上往前推，協助股四頭肌完成站起來的動作，而小腿肌群是為了穩定雙腳腳踝，讓身體可以穩穩地站住。類似深蹲這樣的動作，在生活中比比皆是，所以，負重深蹲的效益比較能轉移到日常生活中。此外，自由重量是多關節運動，運動範圍較大，因此對筋膜的刺激也比較多，為此，筋膜的成長也會比較快速。

建議大家如果上健身房鍛鍊，可以選擇一些自由重量，例如啞鈴、槓鈴或壺鈴來練，不要從頭到尾只練機器，一直在機器上訓練會花掉更長的時間，而且效果更差，也不容易練到筋膜哦！

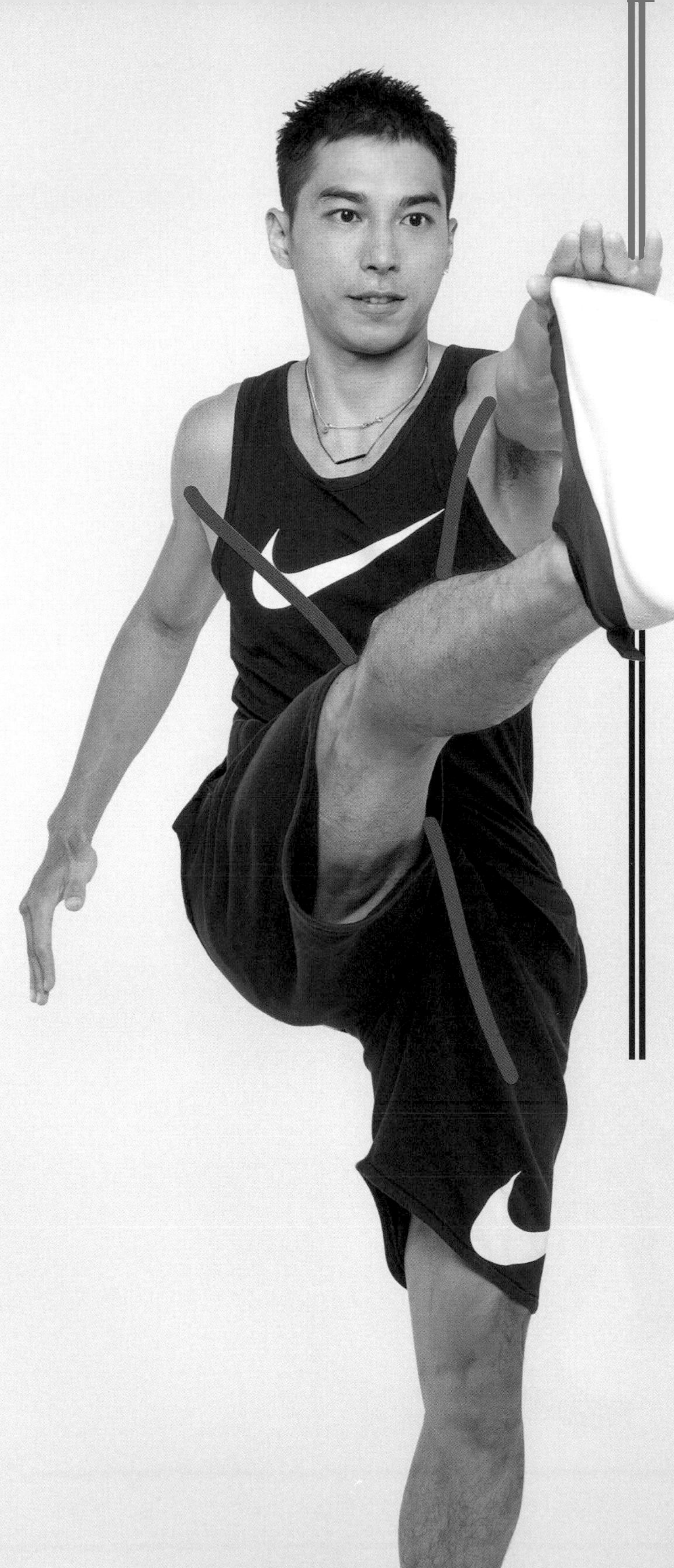

功能線

調校運動

A 修復
▹前後跨步扭轉上身

B 活化
▹左右交替踢腳

C 鍛鍊
▹轉身擲藥球

4～6次/組，左右各1組

A ▹ 前後跨步扭轉上身

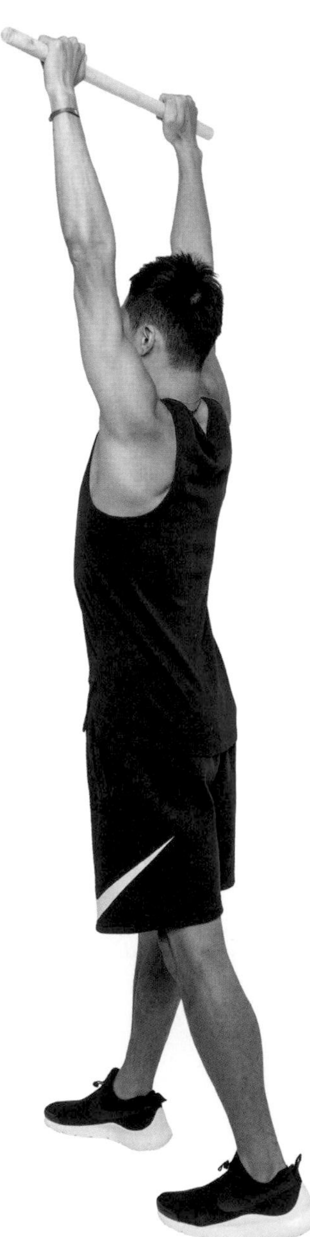

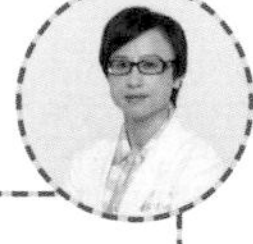

Point

球棒可以改拿任何好抓握的長條狀物品，重量不用太重。若肌力足夠的人，也可以嘗試手抓住單槓、腳離地，做旋轉下半身的動作，訓練效果更好。

1

右腳前、左腳後站立，雙手持球棒兩端，高舉過頭。

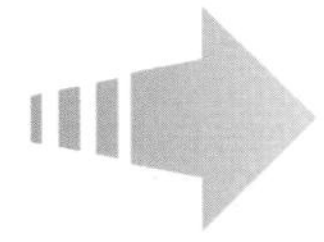

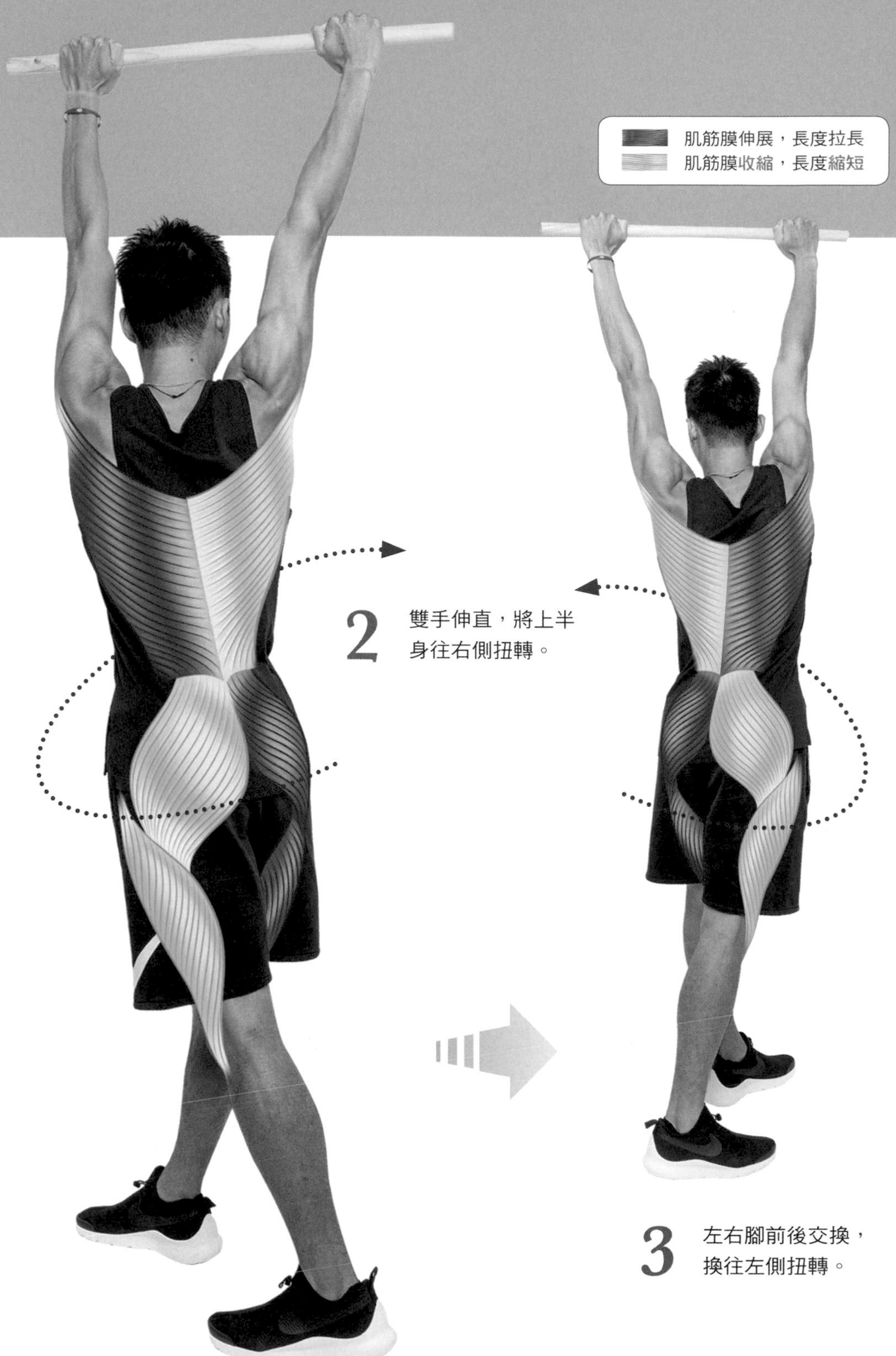

2 雙手伸直，將上半身往右側扭轉。

3 左右腳前後交換，換往左側扭轉。

6～8次／組，左右各1組

B ▷ 左右交替踢腳

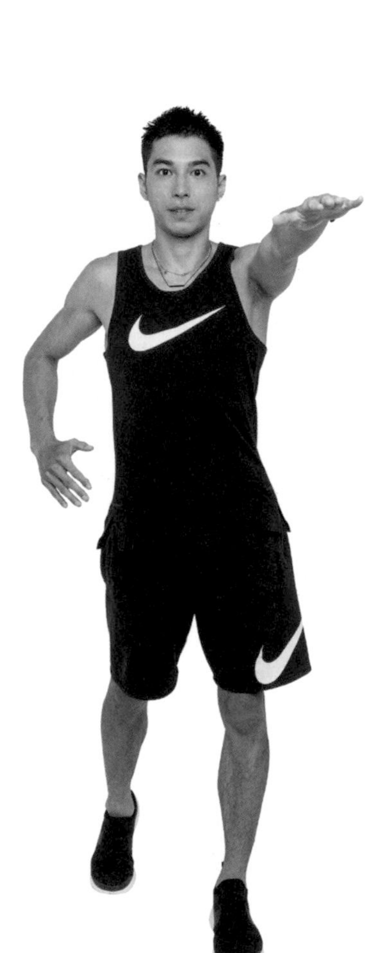

1

右腳前、左腳後站立，右手向前伸直。

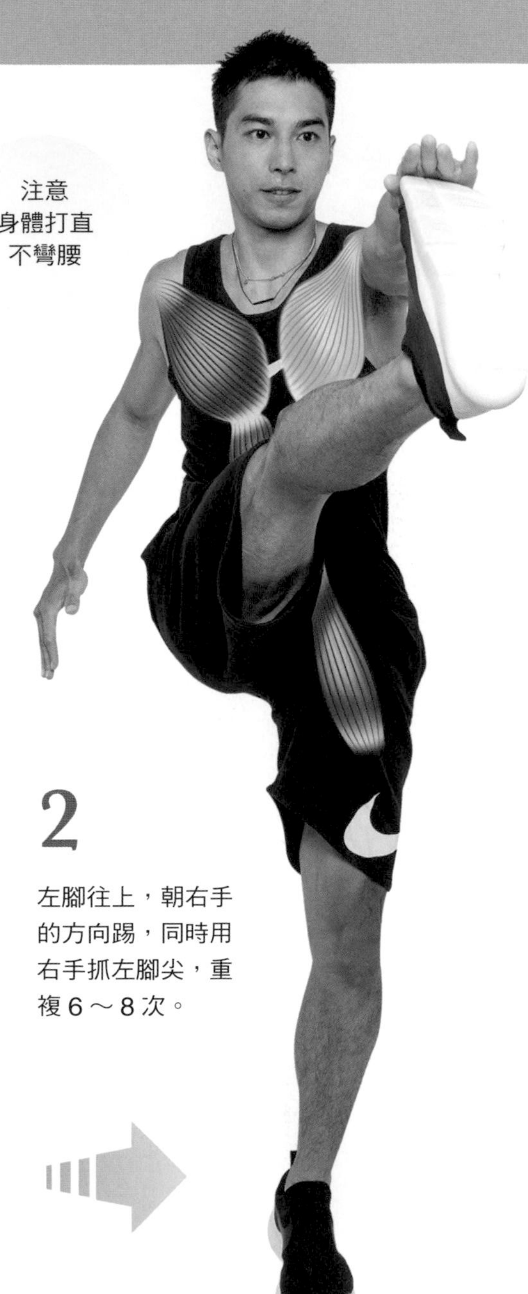

注意身體打直不彎腰

2

左腳往上，朝右手的方向踢，同時用右手抓左腳尖，重複6～8次。

肌筋膜伸展，長度拉長
肌筋膜收縮，長度縮短

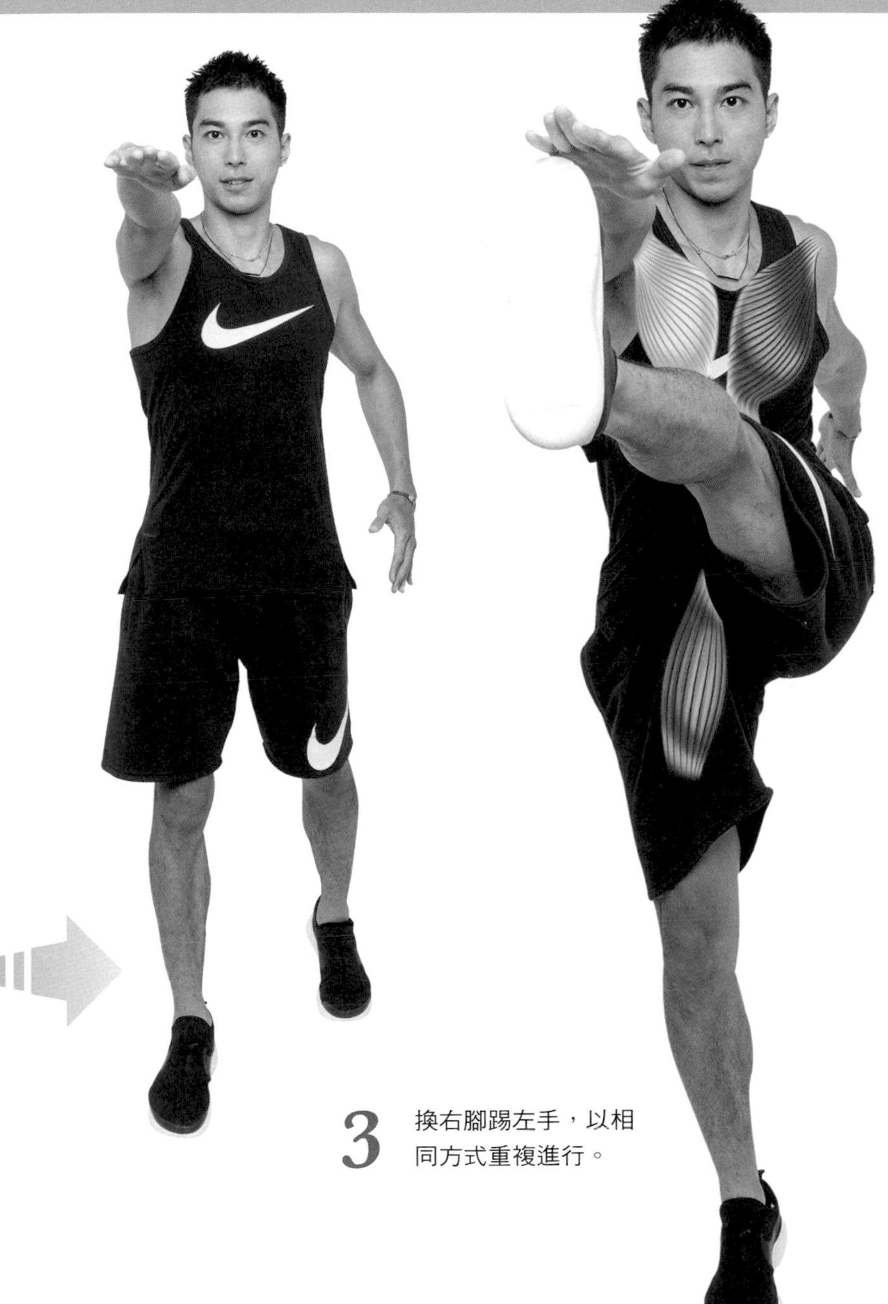

3 換右腳踢左手，以相同方式重複進行。

8～12 次 / 組，左右各 1 組

C ▸ 轉身擲藥球

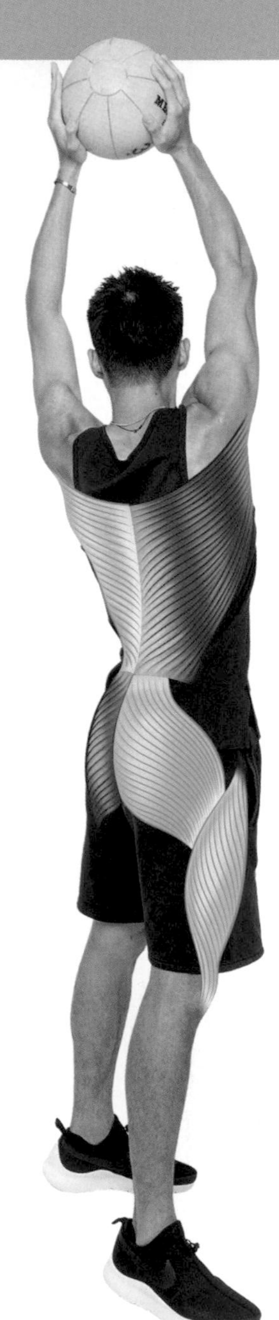

Point

動作時，注意上半身的動作為旋轉向下，過程中脊椎呈一直線，不要駝背彎腰。另外，可以從動作①做到動作②，也可以從動作②做到動作①。

1

右腳前左腳後站立，雙手持藥球高舉過頭，上半身往左扭轉，臉朝向左側。

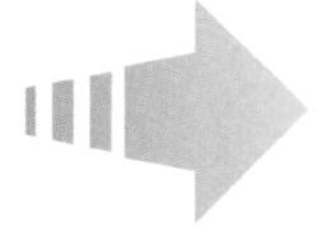

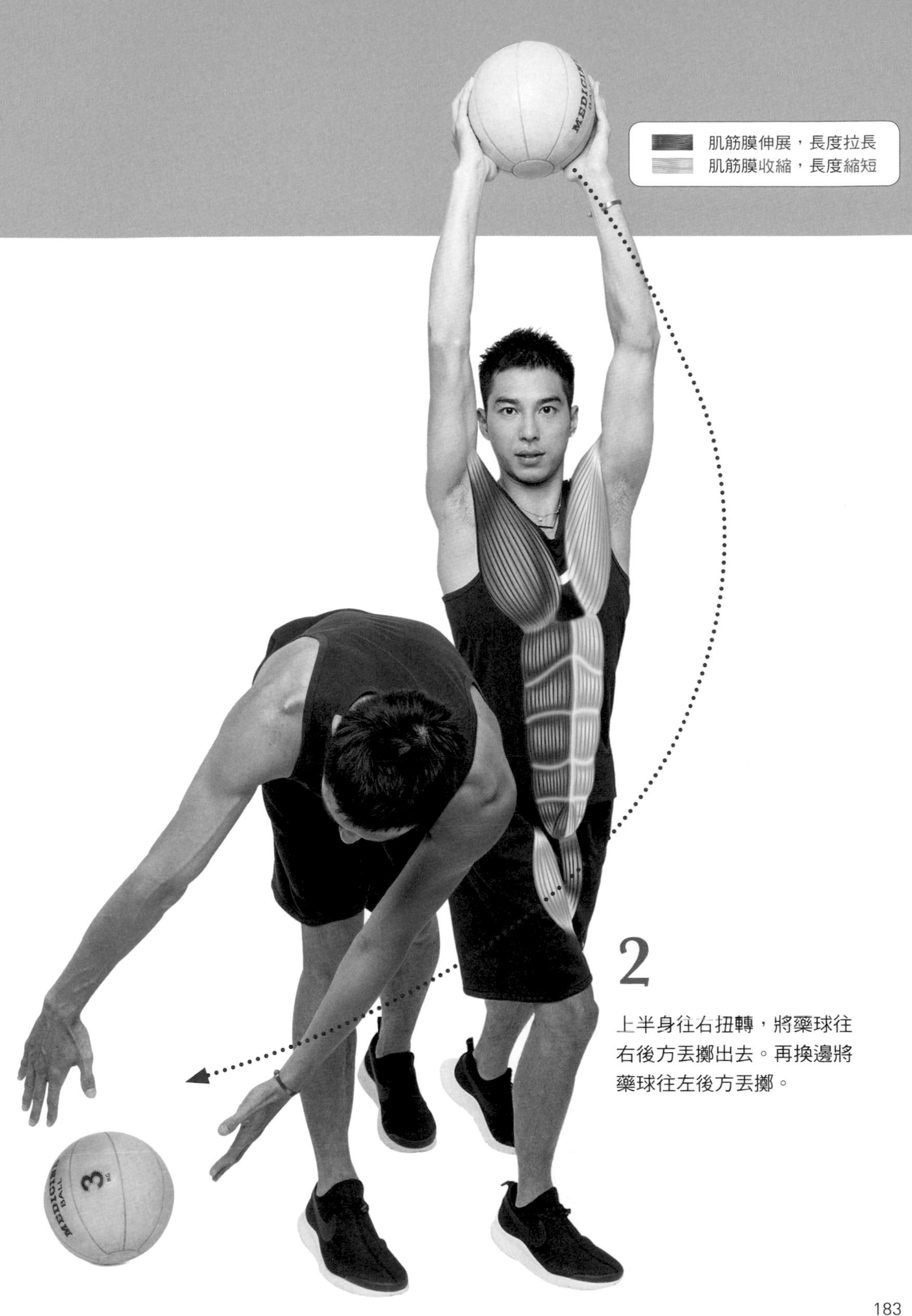

2

上半身往右扭轉，將藥球往右後方丟擲出去。再換邊將藥球往左後方丟擲。

Part 8
深前線

支撐身體的中軸骨架，
與深層核心肌群的穩定度關係密切。

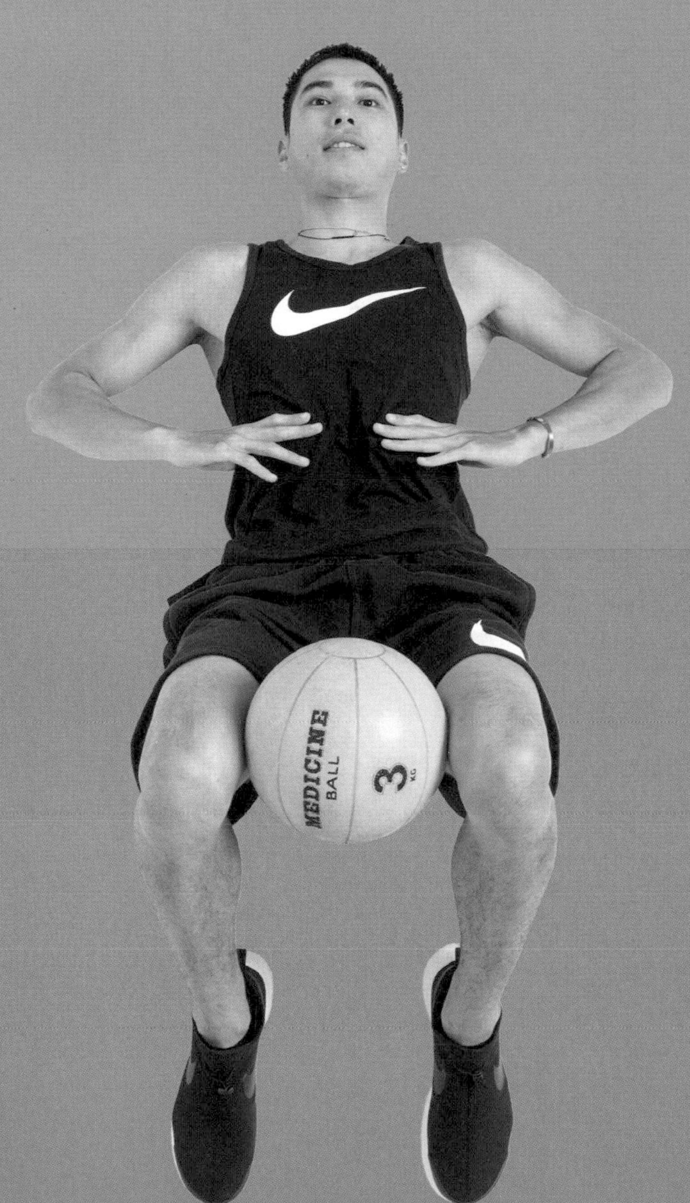
MEDICINE
BALL
3
KG

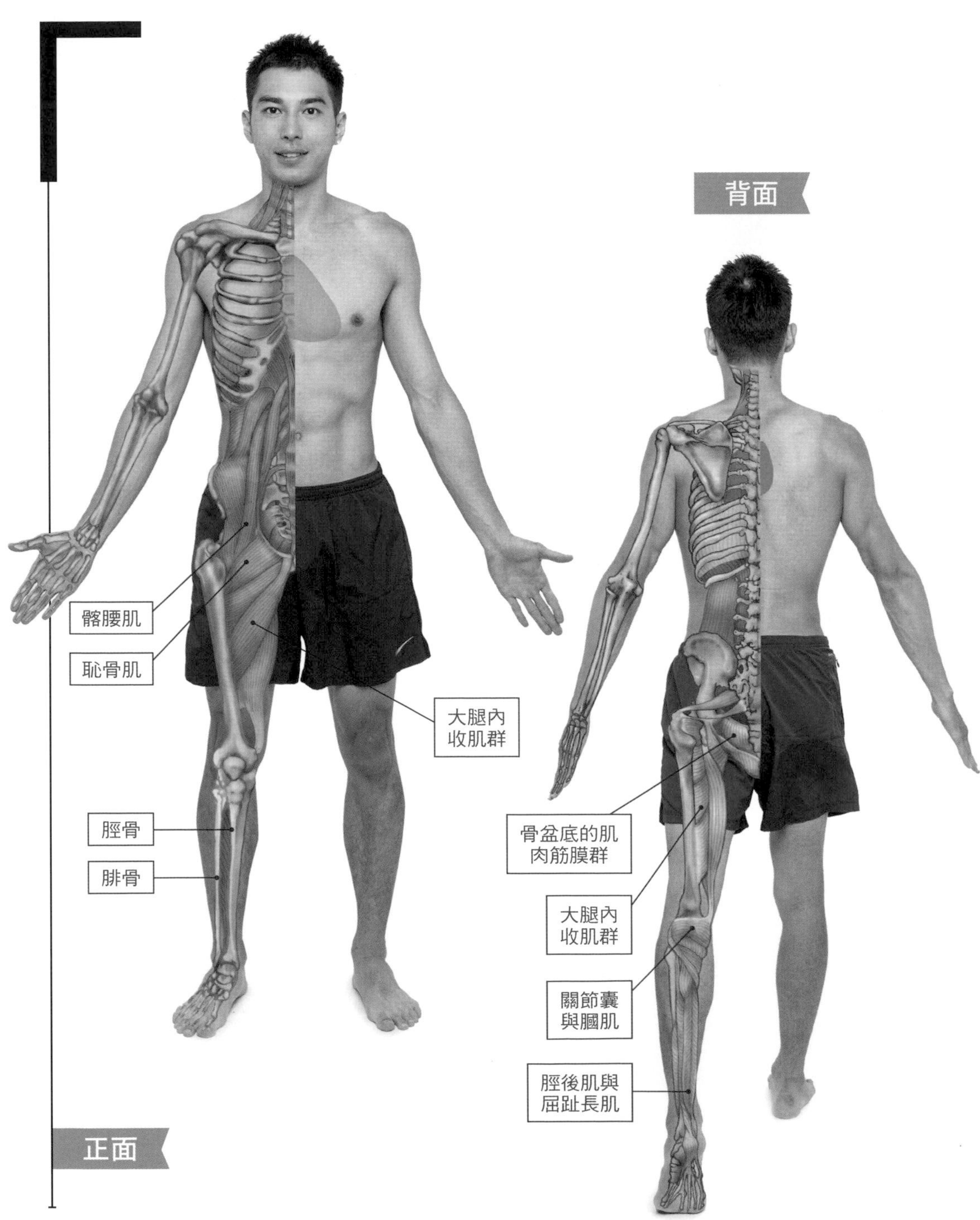
背面
髂腰肌
恥骨肌
大腿內
收肌群
脛骨
腓骨
骨盆底的肌
肉筋膜群
大腿內
收肌群
關節囊
與膕肌
脛後肌與
屈趾長肌
正面

深前線

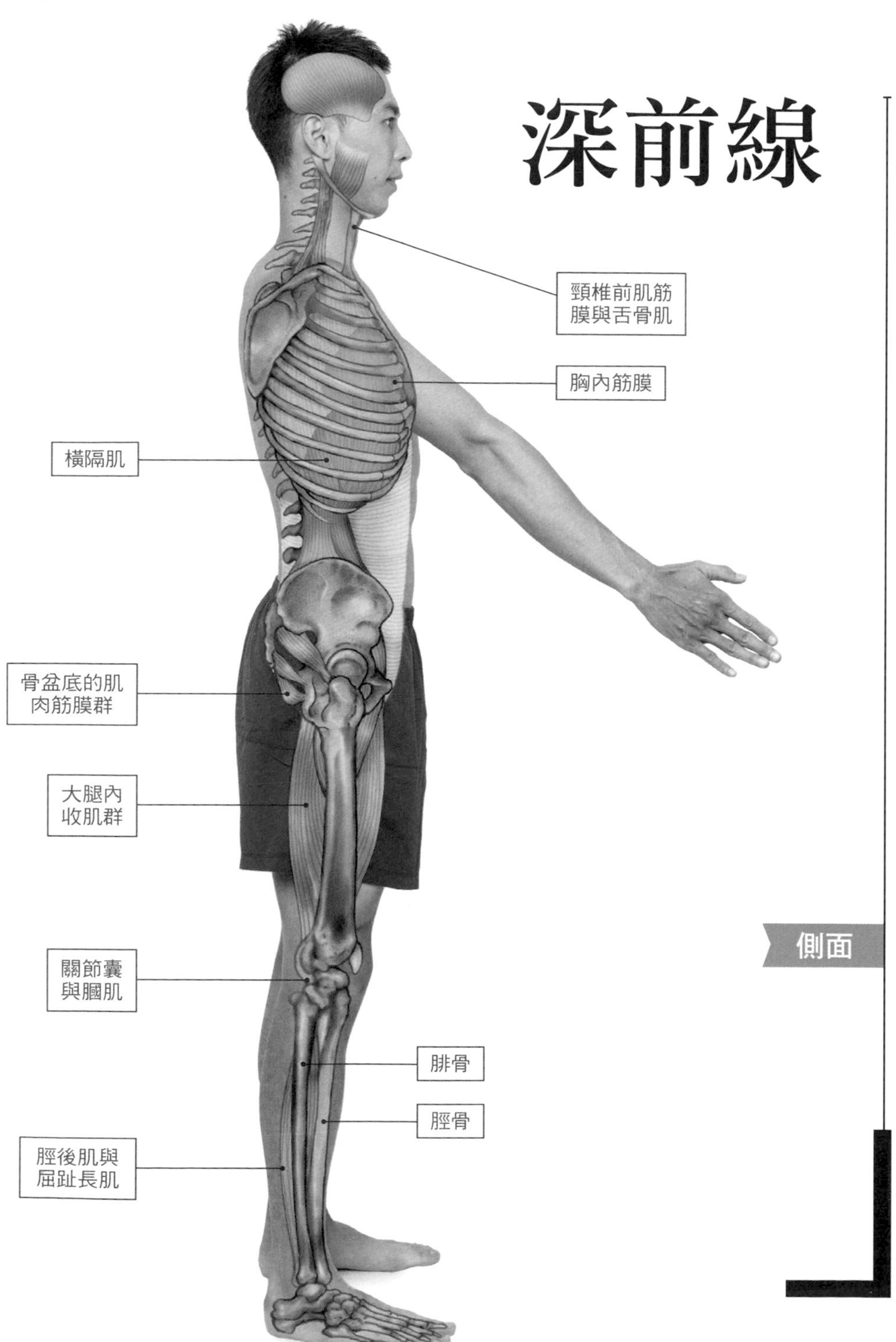
頸椎前肌筋
膜與舌骨肌
胸內筋膜
橫隔肌
骨盆底的肌
肉筋膜群
大腿內
收肌群
關節囊
與膕肌
腓骨
脛骨
脛後肌與
屈趾長肌

側面

▸▸▸ 深前線的路徑

深前線跟其他筋膜線不同，它並不是一條張力「線」，而是片狀或者桶狀的構造，當解釋這樣的立體結構時，應該用三度空間的角度來理解，而不要受限於一條一條肌筋膜連接的模式中，因此，深前線的路徑介紹會用一段一段的區塊來介紹。

深前線是從腳底開始，包括**脛後肌**與**屈趾長肌**，繞過腳踝內側，往上走在小腿後側最深層的位置，幾乎是貼著**脛骨**與**腓骨**走，到膝關節後側的**關節囊**與**膕肌**，再往上連接到**大腿內收肌群**，然後就是**骨盆底的肌肉筋膜群**，與薦椎的前側韌帶，與腰椎前側的肌群，包括**髂腰肌**與**恥骨肌**；接下來就是**橫隔肌**與**胸內筋膜**等，繼續往上就是**頸椎前肌筋膜**與**舌骨肌**。

▸▸▸ 深前線的功能

深前線位於身體最深層的位置，其前後左右分別被淺前線、淺背線與側線包覆住，再加上螺旋線與功能線的纏繞。正因為深前線位於人體的中心位置，被其他許多筋膜線層層包圍起來，因此，深前線最主要的功能並不是產生動作，而是支撐起身體的中軸骨架，將身體的每個節段相連起來。尤其深前線通過骨盆與胸廓橫隔，是維持核心穩定最重要的兩個部位，一直以來都是核心肌群訓練中最重視的區塊，同時深前線也貼身保護與支撐了整個脊椎。

此外，對負荷很大的下肢來說，深前線更是重要。因為深前線負責向內、向上拉住大腿，並且提起足弓，將身體往下肢擠壓的重量分散到整個中軸骨架的結構中，讓下肢不會因為負荷太多重量而崩解。由此可見，深前線的主要功能就是維持身體架構的穩定性。

深前線內充滿了緻密的結締組織與慢速耐力型肌纖維。儘管深前線不像其他肌筋膜，除了內收大腿與橫隔呼吸之外，它不負責產生動作，但是，所有動作卻都與深前線有密切關聯。因為，深前線穩定了身體的中軸核心，提供一個穩定的工作平台，讓包覆在它外圍的淺層肌筋膜能更有效率地發揮作用，進而產生動作。

所以，當深前線有問題時，就會導致核心不穩定；又因為核心不穩定，使外圍的淺層筋膜線試著代償深前線的功能。然而，即使淺層筋膜線用盡全力，也無法完美取代深前線，因此就會導致動作卡卡的不順暢、關節壓力增加，控制姿態細微改變的能力也會發生問題。

▸▸▸ 深前線功能好時，身體會有什麼表現？

1 有強壯的中軸骨架，淺層筋膜的表現會更好

深前線是身體最深的筋膜線，其他的筋膜線都屬於淺層筋膜線（除了深手臂線之外）。淺層筋膜線最主要的作用就是產生力量或動作，或者與對側的筋膜線在張力上互相抗衡。如果淺層筋膜想要發揮最好的效率，或產生最精準的動作，最重要的就是有一個穩定的支點或者軸承。只要支點穩定，產力的效率和動作表現的精準度就會提高；而在人體內扮演「軸承角色」的就是深前線。

換言之，只要深前線穩定，外圍筋膜就不需要分出心力去幫忙深前線，就可以專心在自己的工作，這樣一來就能百分之百發揮淺層筋膜的力量與動作控制能力。所以，深前線的功能好，所有淺層筋膜的功能就能發揮得更好。

2 有強韌的足弓與骨盆底肌肉，力量能有效向上傳遞

足部是人體受力最大的地方，要承受整個身體的重量，所以人體內最大的肌腱——阿基里斯腱，才會位於這個位置。那麼，面積這麼小的兩個腳掌，如何能夠承受站立時的體重，有時候再加上負重的力量，甚至是跳躍落地時的好幾倍體重呢？

事實上，單純靠足弓的骨架並無法負荷，還必須要有周圍肌肉的輔助。除了提供額外支撐的力量外，還要能將多餘的負荷，經由大腿內側往上轉移到骨盆，再傳遞到脊柱。如果深前線的功能良好，執行直立姿勢的運動時，就可以順暢的吸收與傳遞力量；甚至，能夠將力量的支點，從上往下轉移，從脊柱、骨盆，再到足部。延長力臂，就能增加力量的輸出。

想像一下，一位以胸椎與腰椎旋轉力量投球的投手，與另一位靠整個骨盆下盤踩穩，當支點去做旋轉投球的投手，哪一位的力量會比較大？答案當然是靠下盤踩穩為支點去旋轉的投手，因為以下盤當支點旋轉，力量才會從下往上一層一層疊加上去，發揮一加一大於二的效果。

什麼是核心肌群？

核心肌群是穩定軀幹的重要肌肉，很多人都以為核心肌就是腹肌與背肌，以為只要有明顯的六塊肌與脊椎旁兩條肥大的肌肉，或者是很會做仰臥起坐跟弓背，就表示軀幹可以很穩定。但其實這些都不是核心肌群，核心肌群是更深層的肌肉，更貼近軀幹的中心，也就是深前線經過的部位。真正的核心肌群是包圍著軀幹上下前後的深層肌群，包括上方有掌控呼吸的橫隔肌，前方有腹斜肌或腹橫肌，下方是骨盆底肌，後方則是深層的脊椎旁肌肉多裂肌，這些肌群才是負責穩定身體的重要角色。

然而，訓練核心肌群的要點並不是核心肌群的力量有多大，而是如何準確的誘發深層的核心肌群，且避免淺層的大肌肉群隨意出來取代核心肌群，想要有好的核心應當從最基礎的呼吸訓練開始。因為呼吸看似簡單，但常常會用錯肌肉。最常見的錯誤就是上胸呼吸，也就是吸氣的時候，都用頸部與上胸的肌肉收縮將肋骨上提，這樣非常容易導致肩頸部肌肉緊繃，反之，如果可以用正確的姿勢呼吸，啟動到正確的呼吸肌，除了肩頸不會緊繃之外，還可以放鬆胸椎，並且讓其他部位的核心肌群更容易啟動，所以，呼吸訓練是核心肌群訓練的第一步，也是最重要的一步。

先學會正確呼吸，才能真正鍛鍊到核心肌群

正確的呼吸，應該要啟動橫隔肌群，最簡單的方式就是雙手搭在胸廓兩邊，也就是肋骨下緣、橫隔的位置。吸氣時，橫隔應該要下沉，讓空氣進入肺部把胸腔撐大，這時候應該感覺雙手被胸廓四面八方地撐開，雙手的距離慢慢變遠。而呼氣時，胸廓變小，雙手的距離慢慢接近，要注意的是雖然雙手被撐開，但應該是均勻的前後左右都要撐開，而不是肋骨翻起來或翹起來。

此外，吸氣的時候除了胸廓撐開之外，胸椎也會微微的往後伸展，而呼氣的時候胸椎則會微微地往前彎曲，所以，如果呼吸訓練做得好，那麼在一呼一吸之間，胸椎自然而然地微微彎曲與後伸，平常不太容易活動到的胸椎關節就可以鬆開。這對於很多久坐駝背、上背部很緊的人來說，是非常簡單也非常有效的緩解方式。

▸▸▸ 深前線功能異常時，會有什麼問題？

1 無法精準控制動作，動作走樣

當深前線出問題時，淺層的筋膜就會過度用力，去代償深前線的功能，但穩定核心不是淺層筋膜的主要作用，一旦淺層筋膜要取代深前線去穩定核心，那麼動作就會不流暢不自然，而且動作力量也會下降，導致動作的準度喪失。對於許多運動來說，一旦喪失準度，動作走樣，整體運動表現就會退步很多。

2 深前線肌筋膜短縮，造成脊柱壓力增加

若深前線的肌筋膜短縮，軀幹與骨盆的距離就會縮短，脊柱的壓力也會增加，導致脊椎容易受傷，例如：脊椎滑脫。如果深前線的肌筋膜無力，脊柱就會不穩定，同樣也會導致脊柱受傷，例如：椎間盤突出。

3 足弓骨盆鬆散不穩定，下肢關節容易受傷

如果深前線功能異常，也會造成足弓的支撐不夠，會讓足弓容易塌陷，足部關節也會扭曲，讓骨盆跟著鬆散不穩定。因為身體缺乏穩定的中軸支持，身體的重量就會直接壓迫下肢的各個關節，造成下肢關節的傷害。

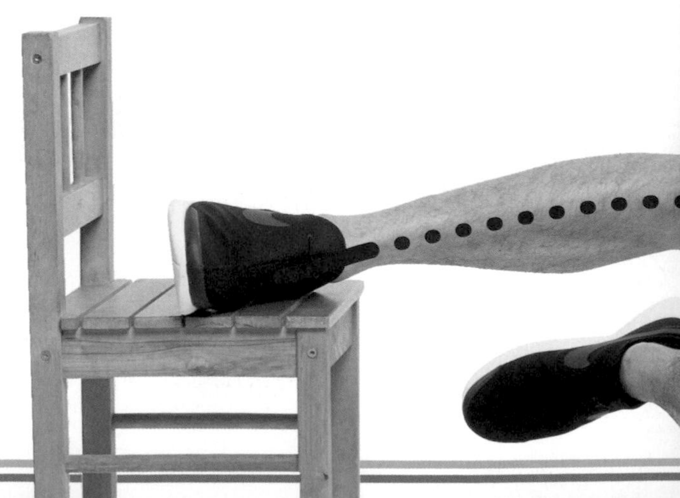

深前線

調校運動

A 修復

▹橫隔膜呼吸訓練

B 活化

▹夾球橋式

C 鍛鍊

▹懸空側棒式

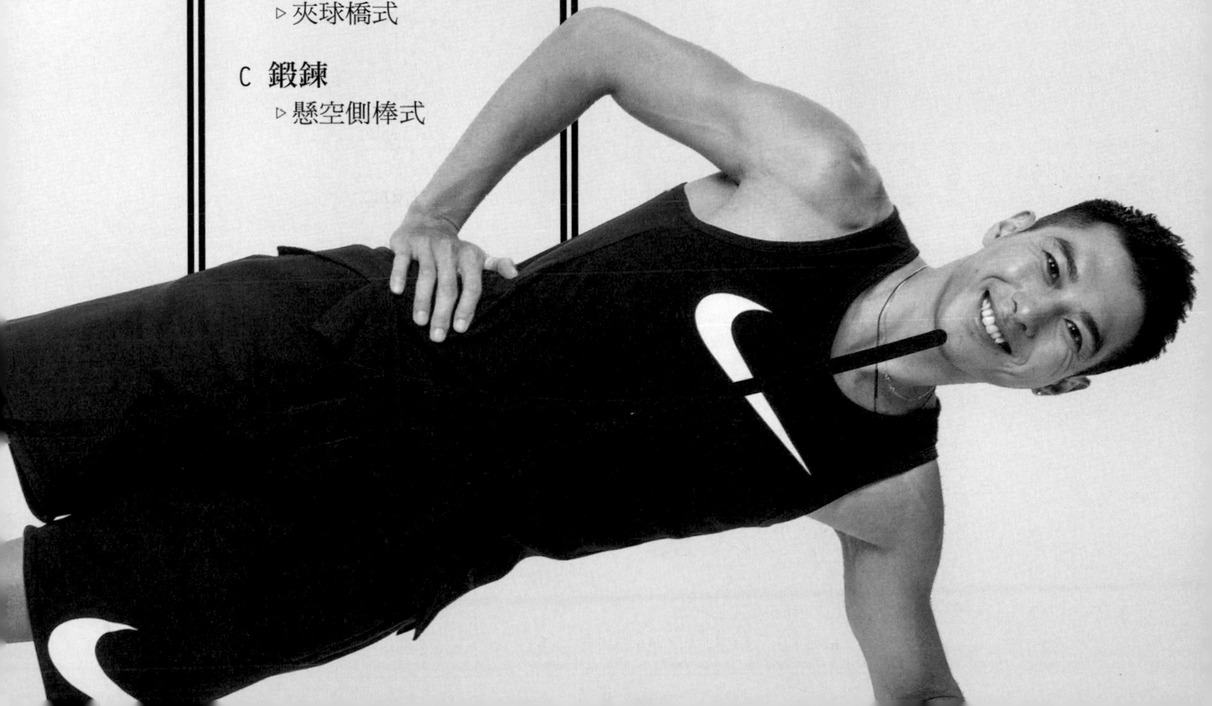

4～6次/組，2組

A ▸ 橫隔膜呼吸訓練

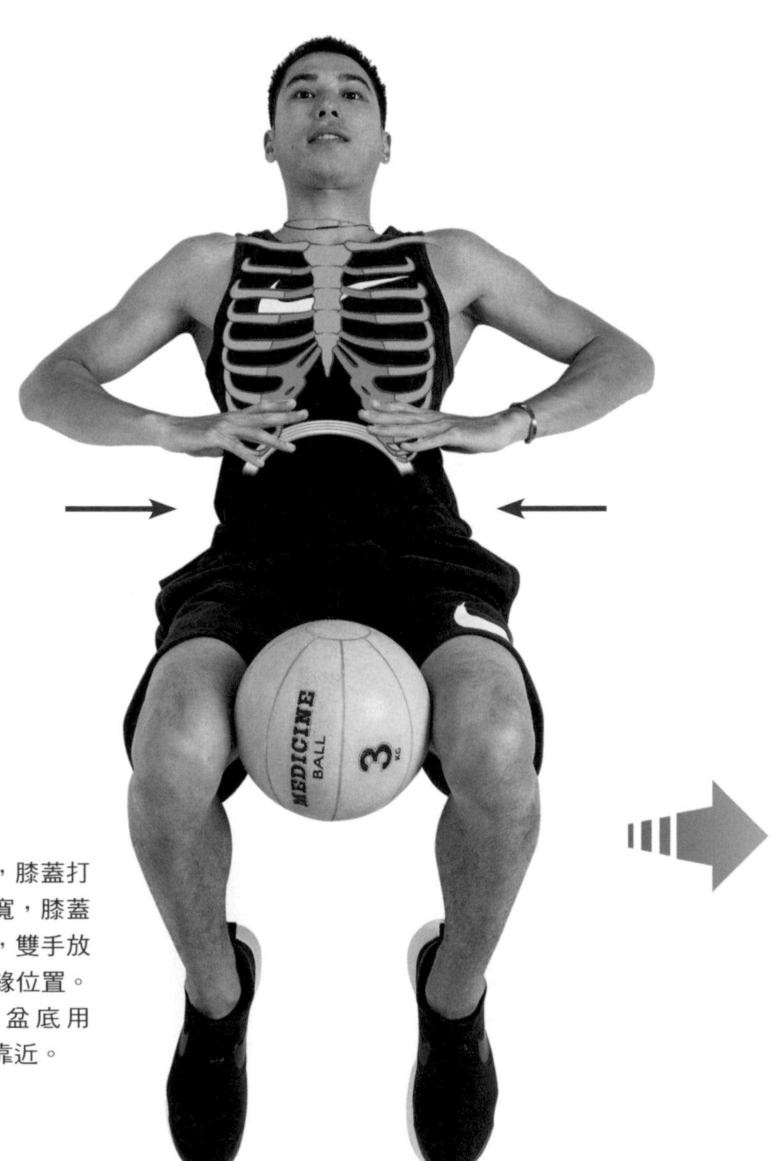

1

屈膝平躺，膝蓋打開與肩同寬，膝蓋夾一顆球，雙手放在肋骨下緣位置。吐氣，骨盆底用力，肋骨靠近。

肌筋膜伸展，長度拉長
肌筋膜收縮，長度縮短

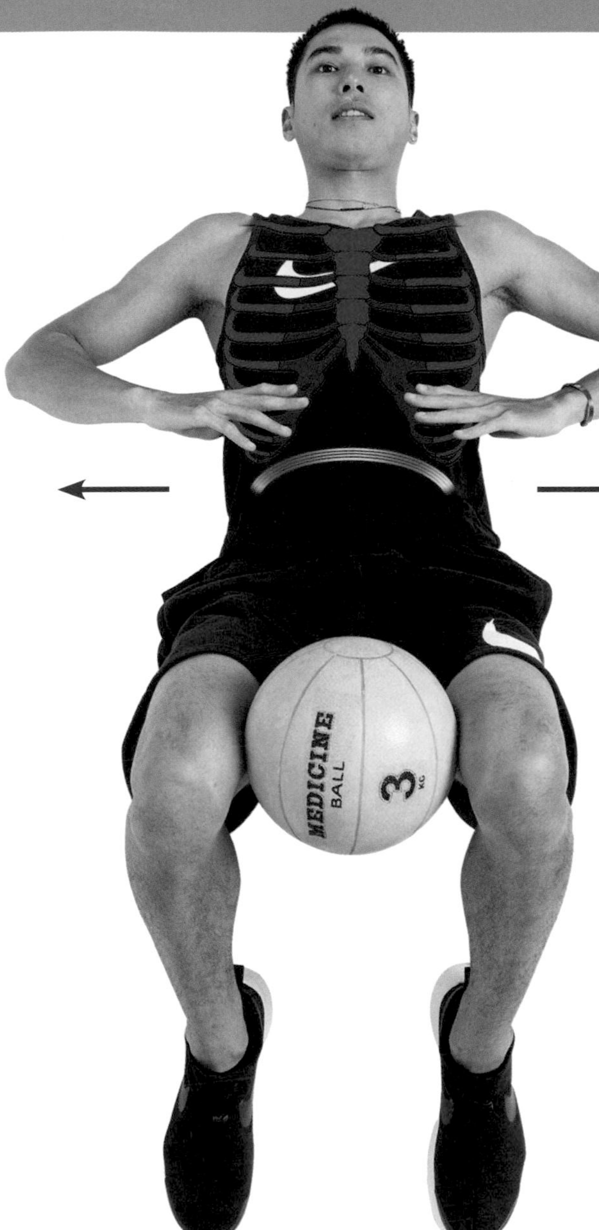

膝蓋用力
夾著藥球

2

吸氣，將肋骨往左
右及後側撐開。

6～8次／組，2組

B ▸ 夾球橋式

Point

夾球橋式不同於一般橋式，可以訓練到更多深前線經過的骨盆底肌位置，對於整體核心訓練的效果更佳。

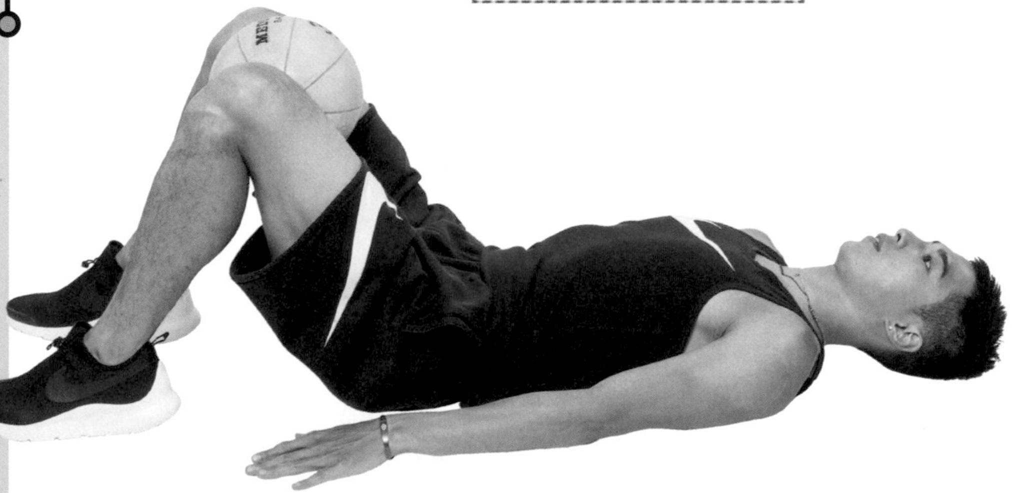

1 屈膝平躺，膝蓋夾一顆球，雙手放在身體兩旁。

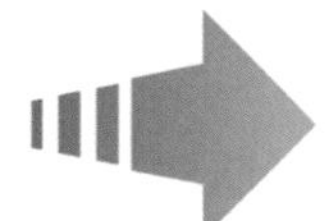

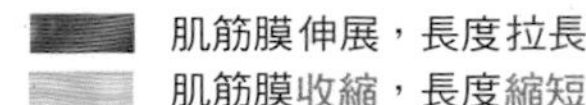

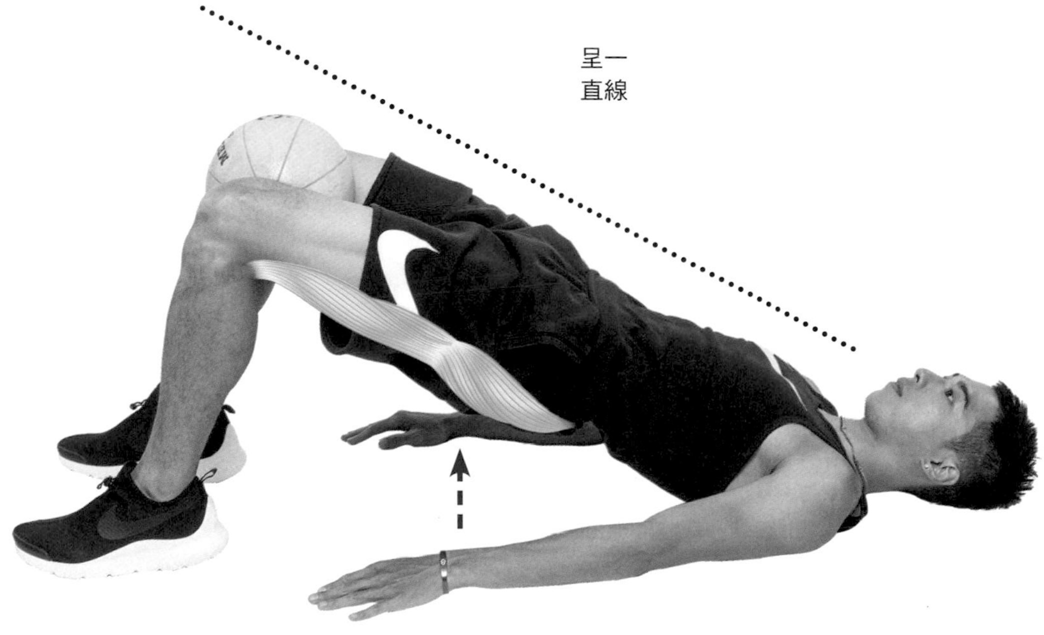

2 臀部用力，直接將臀部抬起，讓膝蓋、腹部和胸部成一直線。注意不要用太多腰部的力氣。

8～12次/組，2組

C ▸ 懸空側棒式

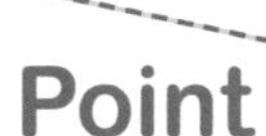

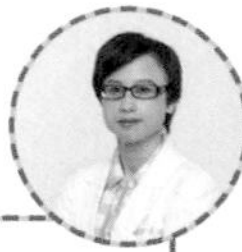

若想要增加難度，也可以改用TRX繩，懸吊上腳來訓練。

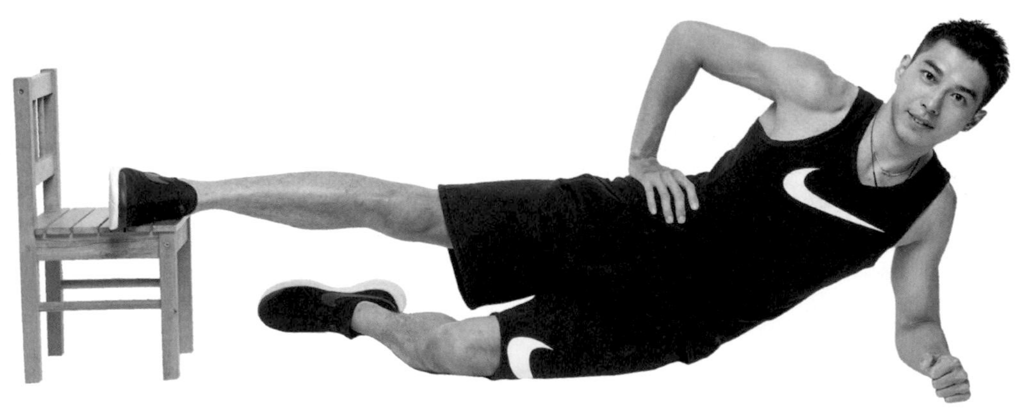

1 左手肘撐地，右手插腰，右腳放在椅子上，左膝彎曲。

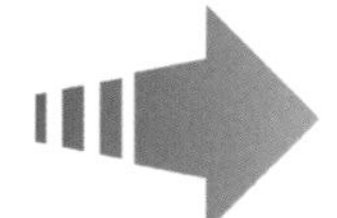

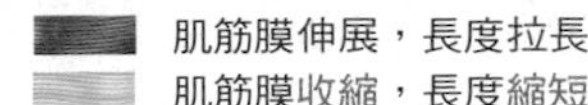

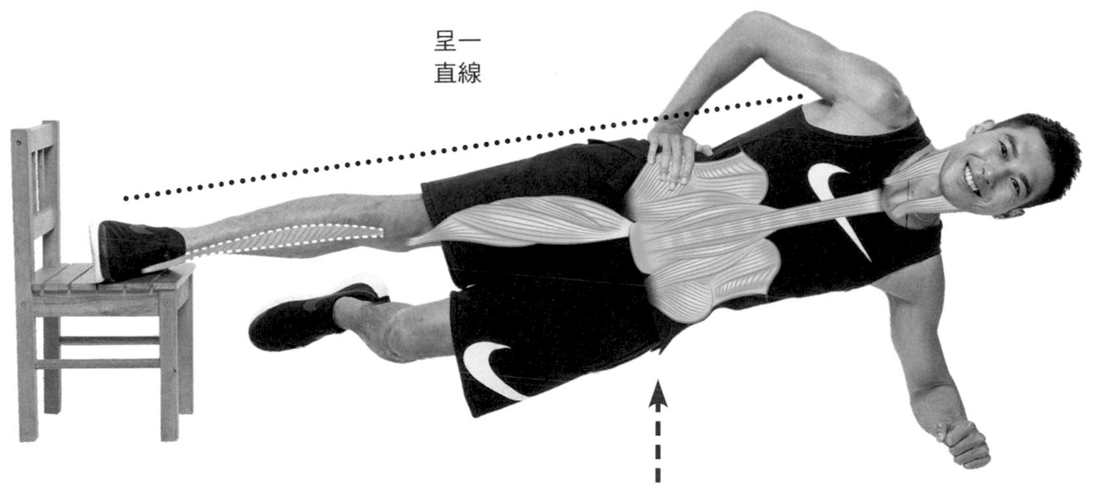

2 用右腳的內側支撐，將臀部撐起，身體呈一直線（圖中虛線表示該段筋膜位在後側）。

〔結語〕

想超越極限，就從鍛鍊肌筋膜開始

肌筋膜訓練與肌力訓練不同，肌筋膜的訓練主要的目標是彈性、敏捷性與力量兼具，因此，必須要遵循特定的肌筋膜原則，包括動作型態的設計、動作方向的變化、訓練的頻率與節奏、訓練的多樣性等，否則訓練的效益會降低，甚至無效。因此，肌筋膜訓練菜單的設計可以有無限變化的空間，但最重要的是把握肌筋膜訓練的主要原則。

每條筋膜線都掌控不同的動作，負責不同的功能。在生病的情況之下，從筋膜線的角度去改善，可以加速恢復的速度，而在沒有生病的狀態之下，針對筋膜線去強化，則可以增進特定的身體能力。因此，書中的「修復動作」不僅可以刺激筋膜生長修復，也可以作為肌筋膜訓練運動的暖身；而「活化動作」可以作為筋膜彈性的基礎訓練；最後「鍛鍊動作」則可以作為筋膜肌力與爆發力的進階動作。

本書中的動作大多屬於動態的動作，除了可以同步增加肌筋膜的彈性與力量之外，還能夠大幅提升身體的協調能力，這些都是健康、優秀的肌筋膜所必需的條件。除了夠預防身體的傷害，減輕身體的疼痛，還能提升身體的功能。此外，如果需要提升某特定運動項目的能力，還需要針對這個特定的項目去設計肌筋膜提升的訓練動作，例如，近年來台灣最風行的跑步運動，本書也提供針對跑步所設計的肌筋膜訓練。

只要能夠堅持正確的鍛鍊，相信大家都可以不斷超越自己的極限，共勉之！

涂俐雯

附錄 1

肌筋膜修復肌貼法

只要提到肌貼（肌內效），很多人的印象都是：噢！我知道啊！就是運動場上運動員貼在身上五顏六色的那種東西，貼了之後好像就可以跑得比較快，跳的比較高，而且受傷的地方貼了就好像比較不痛，還可以上場比賽。感覺好像肌貼是專業運動員才能使用的東西，但其實不是這樣的。每個人都可以使用肌貼，因為肌貼是治療肌筋膜問題的最佳工具之一。

肌貼的膠因為具有特殊的紋路，所以，貼在皮膚上的時候，會對其下的肌肉筋膜產生拉力，依照貼紮方向的不同，拉力的方向也會不同，產生的作用就不一樣。在沒有受傷的情況之下，可以用促進肌肉收縮的貼法，提升運動表現；如果在受傷的情況之下，則可以用抑制肌肉收縮的貼法，以減輕肌肉收縮時對肌腱的拉力，又或者使用固定關節的貼法，以減輕關節的壓力。

除了以上這些運動場上常用的貼法之外，肌貼也可以用來改變或矯正肌筋膜。我們已經知道肌筋膜不僅是運動系統，也是遍佈全身的感覺系統，許多感覺的受器都存在於筋膜裡，而且，淺層筋膜的感覺受器比深層筋膜還要多出很多。而肌貼是直接黏貼在皮膚上的，因此，肌貼能直接刺激淺層筋膜，對於淺層筋膜的影響很大。為此才會說肌貼是治療肌筋膜問題絕佳的工具，每個人都可以利用肌貼來矯正肌筋膜的問題。

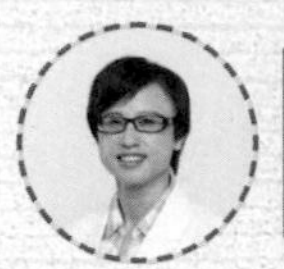

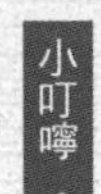

本篇所介紹的肌內效功用，主要是減輕疼痛、增加筋膜下空間及筋膜之間的滑動，以恢復及促進循環為主，適合在平時使用，建議不要在貼紮之後進行運動，以免干擾肌肉收縮造成反效果。

什麼是肌內效？

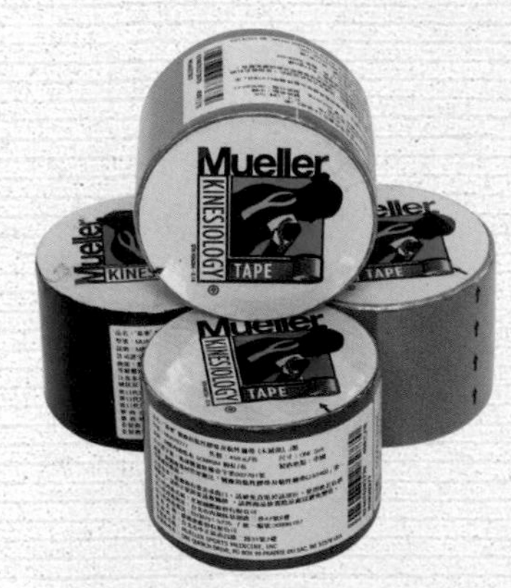

肌內效是一種針織編法、不具藥性的貼布，廣泛應用在各種運動項目，如馬拉松、籃球、網球等。根據剪裁的形狀及貼紮時的方向與拉力，能誘發肌肉收縮、放鬆筋膜及增加關節穩定度。

基本形狀

本篇所使用的肌內效寬度為 5 公分。貼紮前，要先根據肌肉的形狀與貼紮的部位，修剪成不同形狀。基本上肌內效常用的形狀分為以下四種：I 形、Y 形、三岔形和爪形。

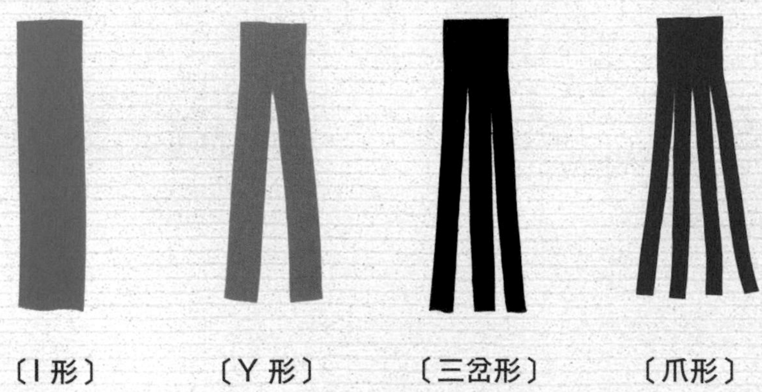

〔I 形〕　〔Y 形〕　〔三岔形〕　〔爪形〕

不同的擺位

擺位是指進行貼紮時該部位需要擺放的姿勢。正確的擺位能夠適度延伸肌肉及皮膚，減少貼布對人體表皮產生摩擦力，並增加筋膜之間的相對滑動。

可以貼多久？

肌內效貼布具有防潑水的特性，所以在貼紮後沖澡是沒問題的，一般來說可以維持 2 ～ 3 天，但要特別注意的是如果貼紮的部位出現搔癢的情況，就得立刻撕除。因為皮膚較敏感的人，可能會因為日常動作中皮膚的延展與貼布纖維的摩擦而過敏起水泡，在撕除時也要注意力道。

1 足底筋膜炎

形狀：爪形

長度：與腳跟到腳趾基部距離等長

擺位：腳踝呈 90 度

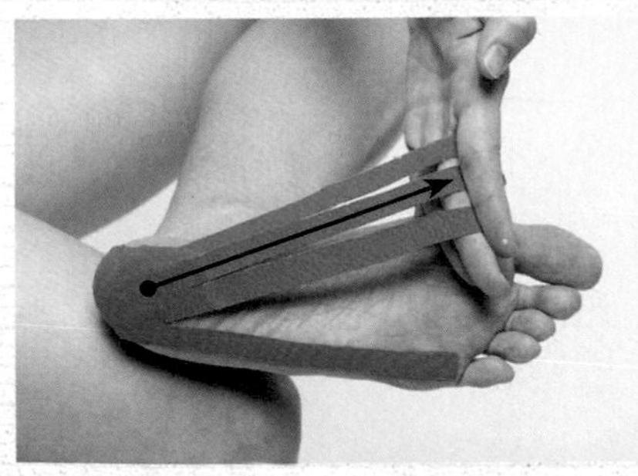

❶ 將未剪開的端點貼牢在跟骨正下方，4 條分岔分別從腳跟往大腳趾及第 5 腳趾基部的方向拉，先將最外側的 1 條貼好。

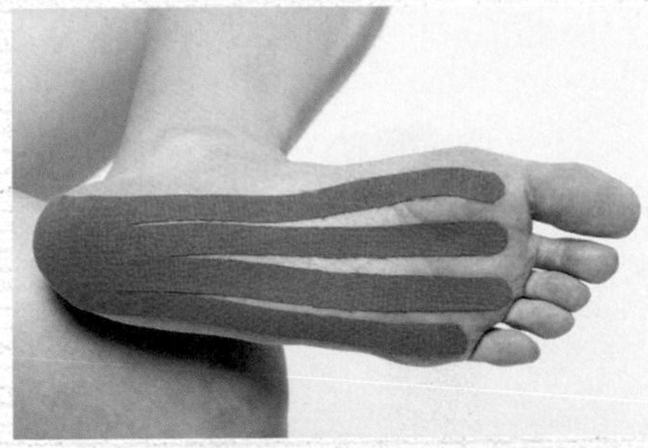

❷ 再將其餘的 3 條平均貼在腳掌中間，即完成。

2 手腕尺側韌帶損傷

形狀：I 形，對半剪開

長度：約 10 公分

擺位：手掌正中擺好

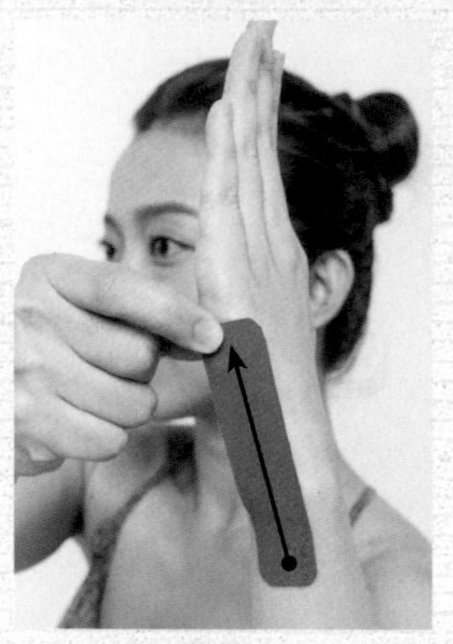

❶ 貼布起點固定在前臂端，往小指處貼。

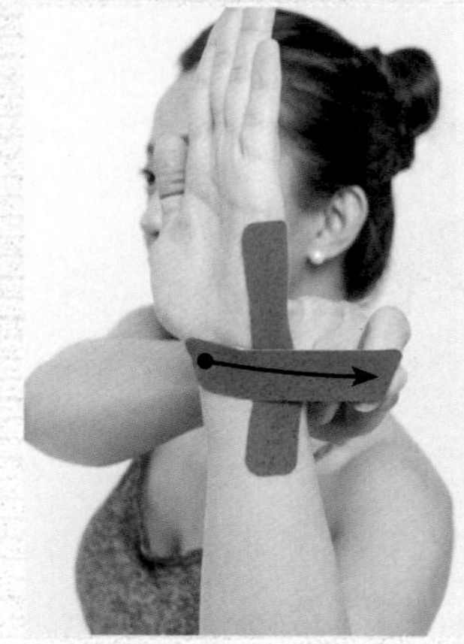

❷ 第 2 條從手掌中間，繞過手腕往手背貼，即完成。

3 胸肌緊繃拉傷

形狀：三岔形

長度：從手臂上 1/3 處至胸骨

擺位：手臂舉高，約往 2 點鐘方向擺

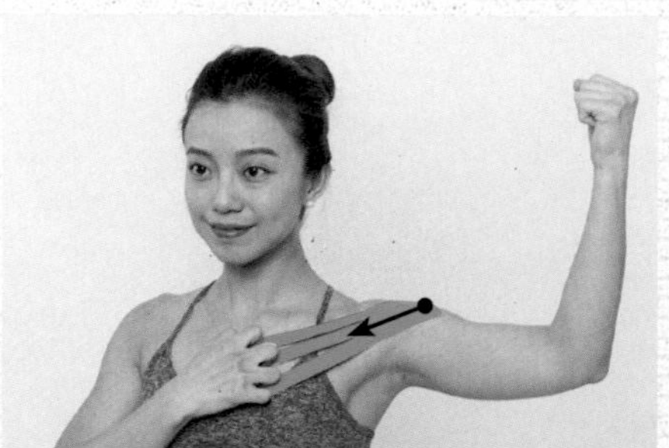

❶ 先貼在上臂外側上 1/3 處，沿著三角肌前緣往胸肌方向貼，分叉點在鎖骨下方。

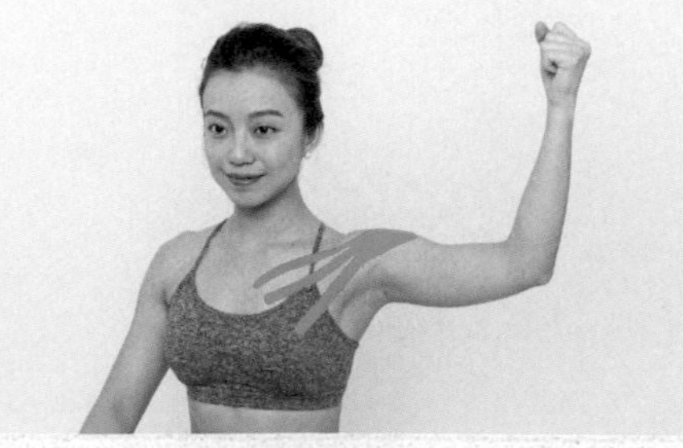

❷ 3 條尾巴各自依上、中、下往胸骨的方向貼，即完成。

4 肩頸肌筋膜疼痛

形狀：三岔形

長度：一半肩膀寬（手臂到脊椎），未剪開部分約 10 公分

擺位：手抱對側肩

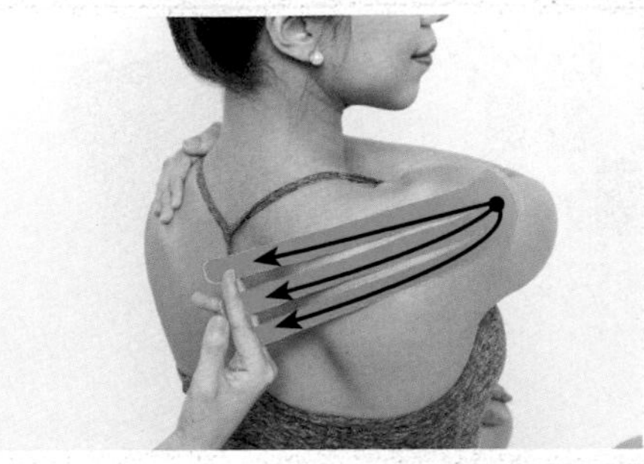

❶ 將未剪開的地方，貼在手臂外側。

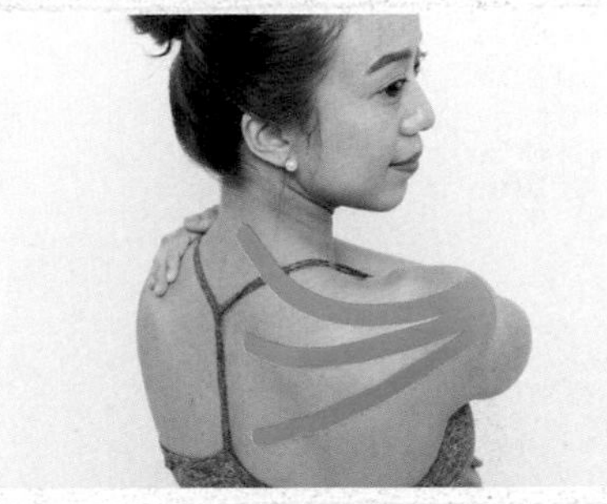

❷ 三個分叉部位分別沿著上、中、下方，往脊椎的方向貼。

5 旋轉肌肌腱炎

形狀：I 形 ×2

長度：2 條分別約 15 ～ 20 公分

擺位：手抱對側肩

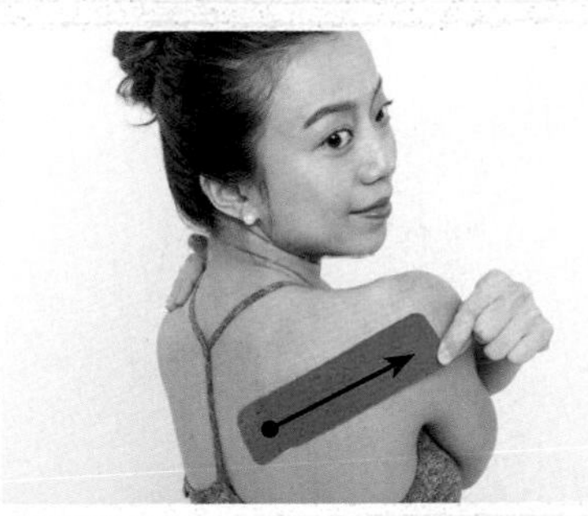

❶ 先從肩胛骨下方往肩膀外側貼。

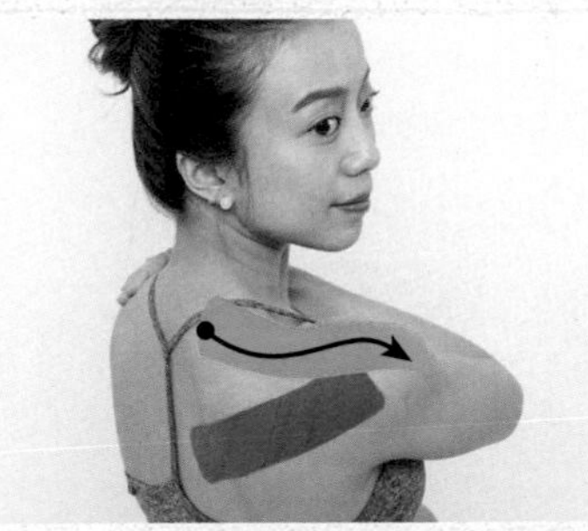

❷ 再從肩胛骨上方往肩膀外側貼，即完成。

6 阿基里斯肌腱炎

形狀：I 形

長度：小腿長度的 1/2，再加上腳底跟骨的長度（約 5cm）

擺位：腳踝呈 90 度

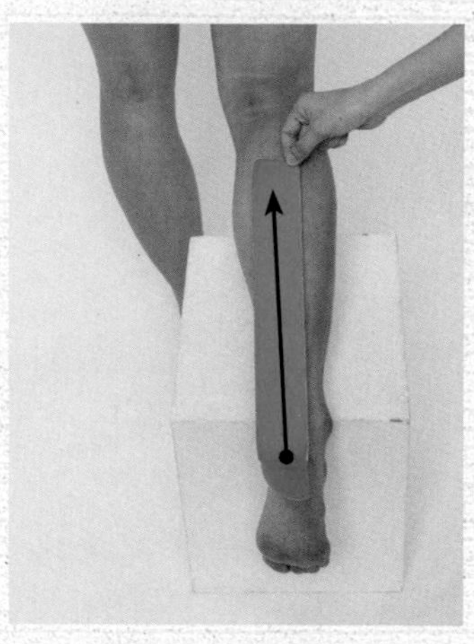

❶ 從腳底跟骨處開始，經過腳後跟轉折，沿著阿基里斯肌腱往上。

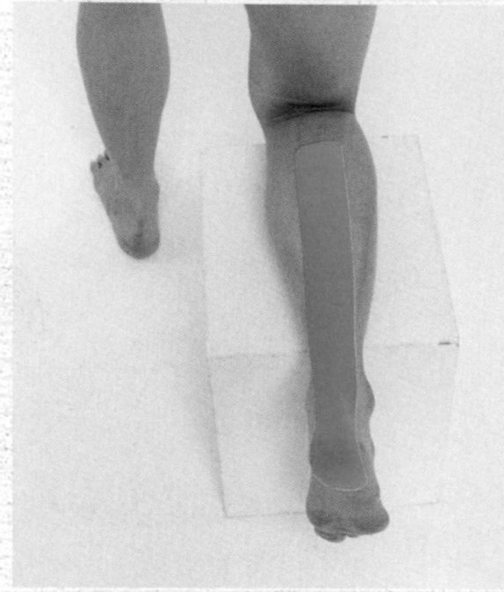

❷ 沿著阿基里斯肌腱往上貼牢，即完成。

7 腿後肌拉傷

形狀：I 形 ×2

長度：膝蓋中線至臀線下方

擺位：弓箭步站立，被貼紮腳膝蓋伸直

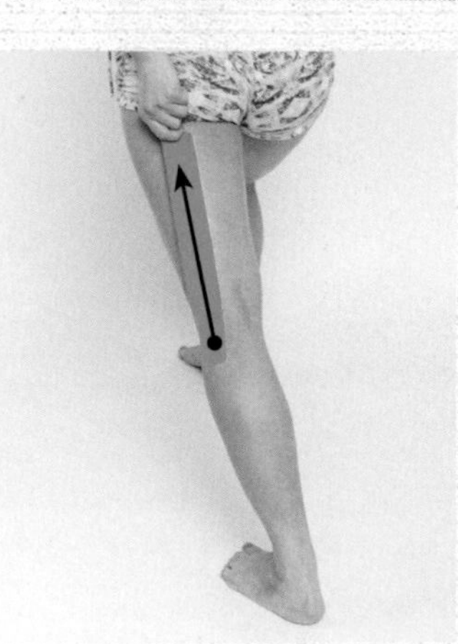

❶ 從膝蓋外側中線下方開始，沿腿後肌外側肌肉束，向上貼到臀線下方為止。

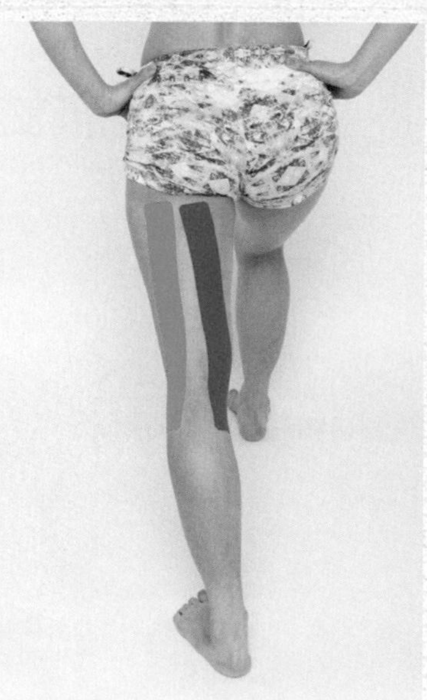

❷ 另一條也是相同方式，從內側開始向上貼，即完成。

8 脛前肌肌腱炎

形狀：I 形

長度：約從髕骨下緣外側到腳趾基部

擺位：腳板下壓

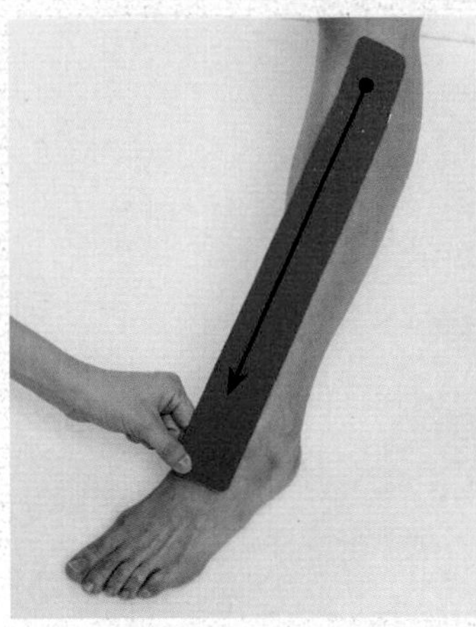

❶ 從髕骨下方略偏外側開始，貼住端點。

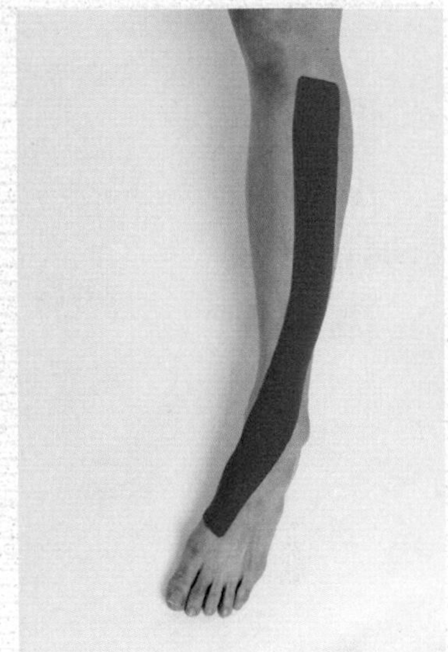

❷ 再沿著小腿前外側，經過腳踝往拇趾的基部貼，即完成。

9 髕骨肌腱炎

形狀：Y 形

長度：小腿上方 1/3 至大腿下方 1/3（未剪開的長度）

擺位：膝蓋彎曲 90 度

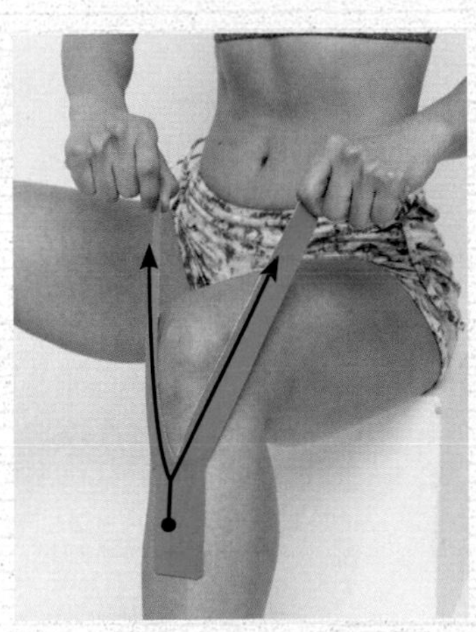

❶ 從髕骨下方、小腿上 1/3 處開始，覆蓋過髕骨肌腱，分岔繞過髕骨向大腿貼。

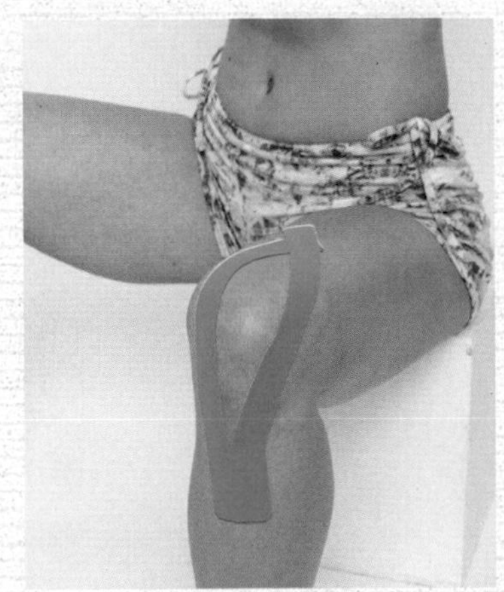

❷ 分叉尾端不需要在髕骨上方交叉，可以再向上往肌束貼，即完成。

10 腹肌拉傷

形狀：Y 形 ×2

長度：從肋骨至肚臍，未剪開的長度約 5 公分

擺位：站姿，吸飽氣

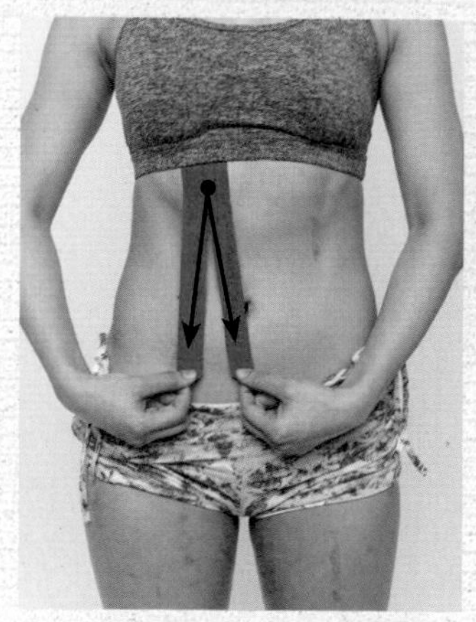

❶ 從右側肋骨下緣開始，貼布分叉的部分包圍住右側腹肌肌束。

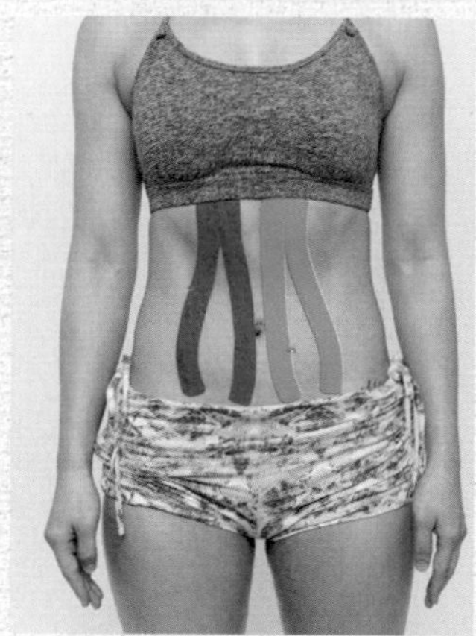

❷ 另一條也是相同方式，從左邊肋骨下緣開始貼，即完成。

11 髂脛束症候群

形狀：I 形

長度：約與大腿一樣長

擺位：站姿，膝蓋伸直

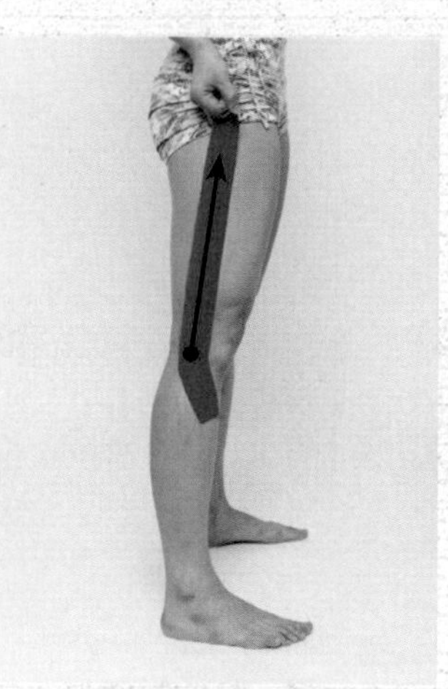

❶ 先貼在髕骨外側，再沿大腿外側中線往上拉。

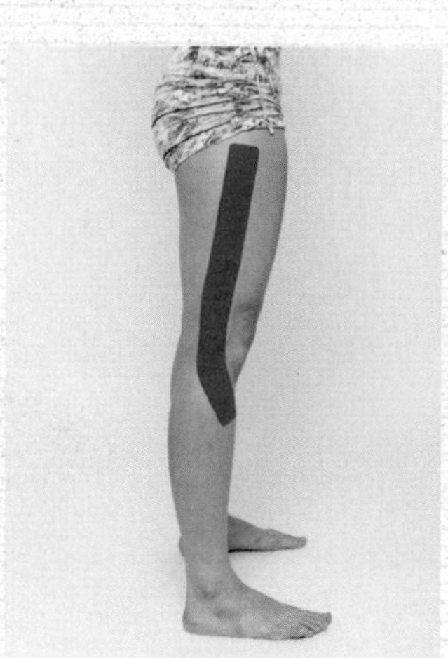

❷ 往上貼到髖關節外側，即完成。

12 腓骨肌群肌腱炎

形狀：I 形

長度：腳跟至髕骨外側下緣

擺位：腳踝內翻

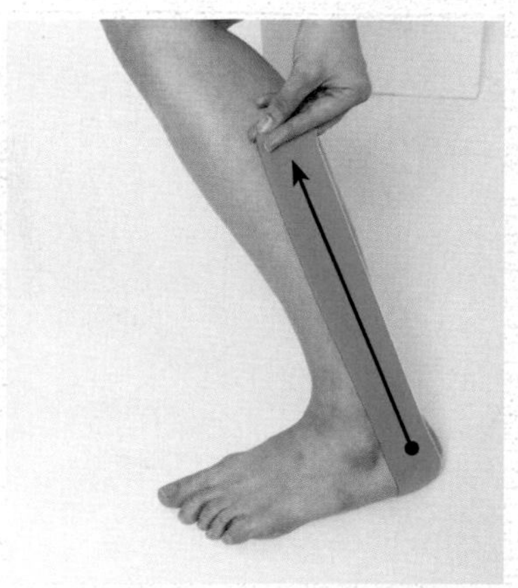

❶ 先貼在腳踝外側，腳底跟骨處固定。

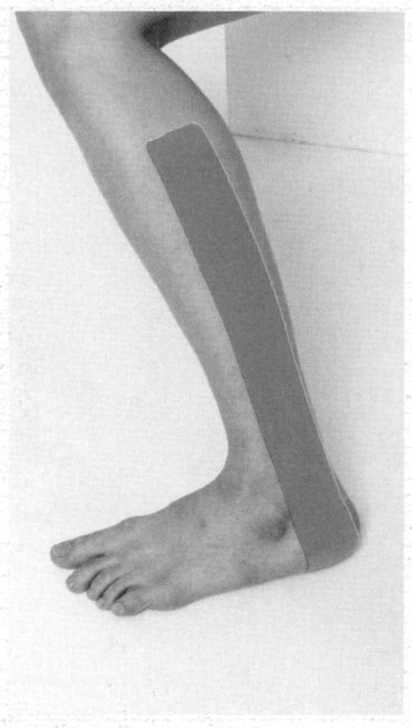

❷ 再沿著小腿外側中線向上貼至膝蓋下方，即完成。

13 腹斜肌拉傷

形狀：I 形

長度：從肋骨下方至對側骨盆

擺位：站姿

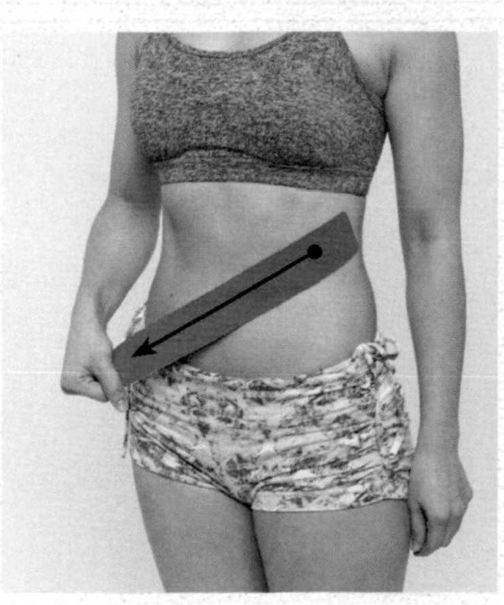

❶ 先固定在拉傷部位的肋骨下方。

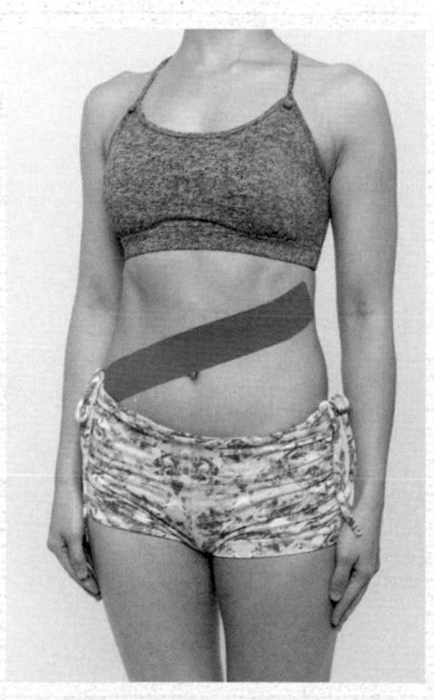

❷ 再往對側骨盆的方向貼，即完成。

14 小腿肌拉傷

形狀：Y 形 ×2

長度：跟骨至膝窩下方，未剪開的長度約 1/2 的小腿長

擺位：腳踝呈 90 度

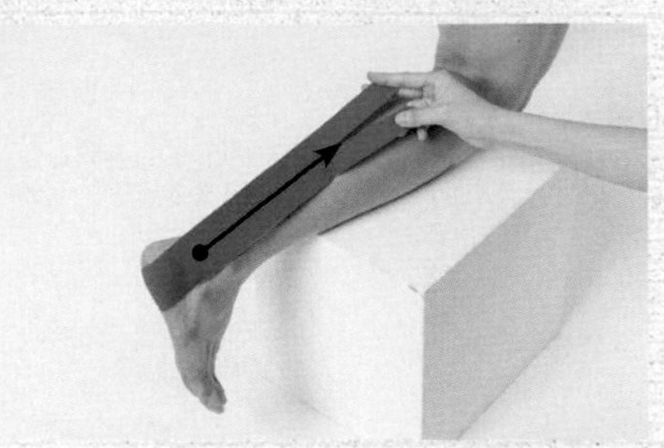

❶ 從腳底跟骨處開始，沿阿基里斯腱外側向上貼，Y 形分岔包覆外側腓腸肌的肌肉束。

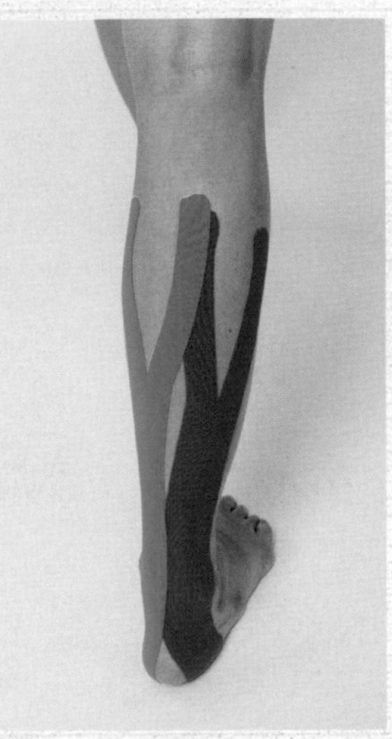

❷ 另一條也是相同方式，沿內側阿基里斯腱向上包覆內側肌肉束，即完成。

15 足弓塌陷

形狀：I 形 ×2

長度：腳跟至髕骨下緣

擺位：腳踝內翻貼腓骨肌群（藍色）；腳板下壓貼脛前肌（桃色）

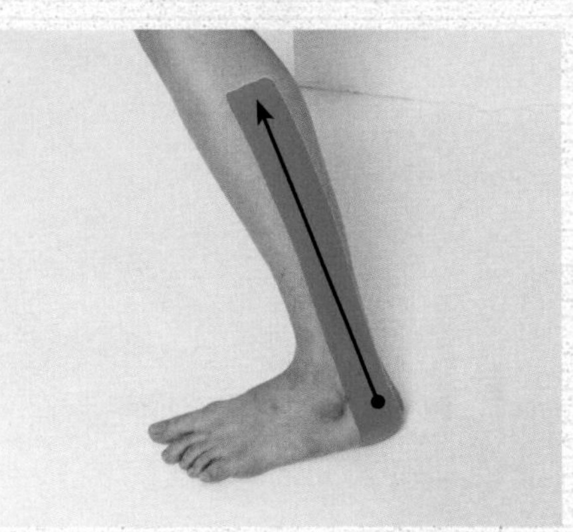

❶ 從腳踝外側腳底，沿小腿外側中線向上，貼至膝蓋下方。

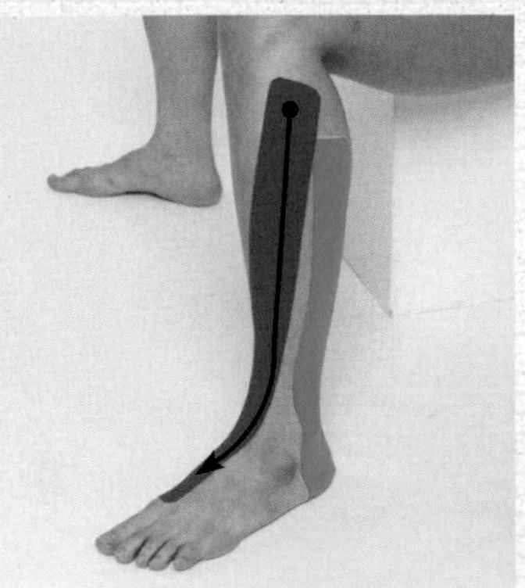

❷ 從髕骨下方偏外側開始，沿著小腿外側貼至腳背靠近大拇趾基部的位置，即完成。

16 二頭肌肌腱炎

形狀：Y 形

長度：前臂 1/3 處至肩膀

擺位：手肘伸直

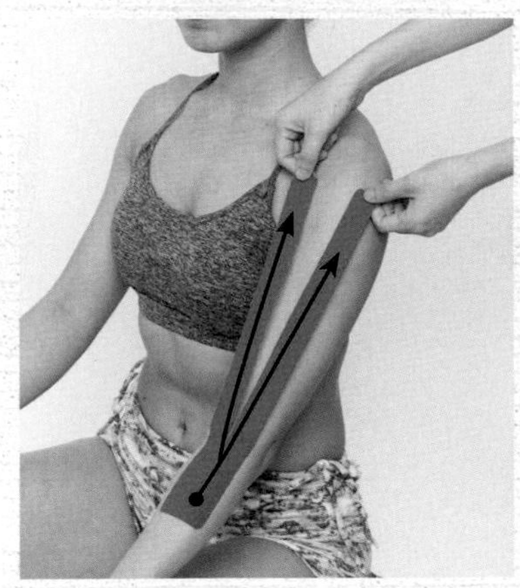

❶ 先貼在前臂外側，分岔點在肘窩下方。

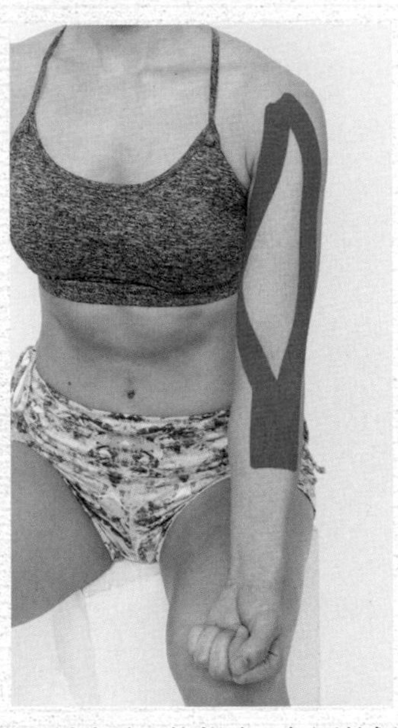

❷ 貼布分叉的部分，包圍整個二頭肌束，即完成。

17 三頭肌肌腱炎

形狀：Y 形

長度：約與上臂同長，未剪開的部分約 8 公分

擺位：手肘彎曲 45 度

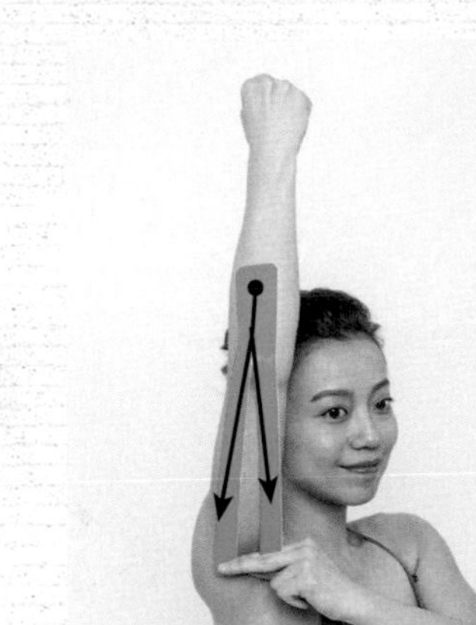

❶ 先把未剪開的部分，固定在前臂背側。

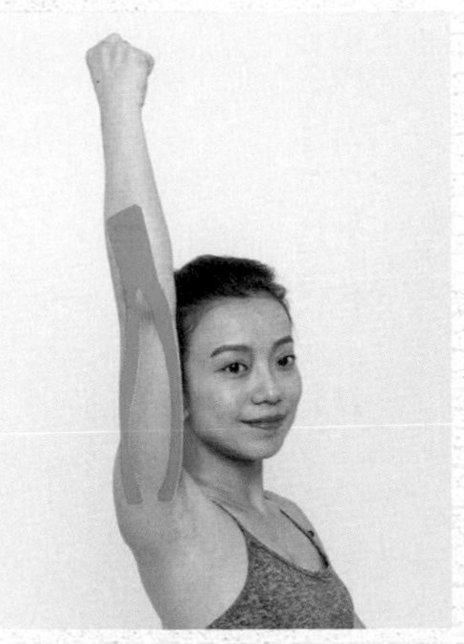

❷ 分岔點在手肘下方，分岔後繞過手肘往上臂包覆肌束，即完成。

18 媽媽手

形狀：I 形，對半剪開

長度：拇指基部至 2/3 長的前臂處

擺位：整個手掌向小指側偏移

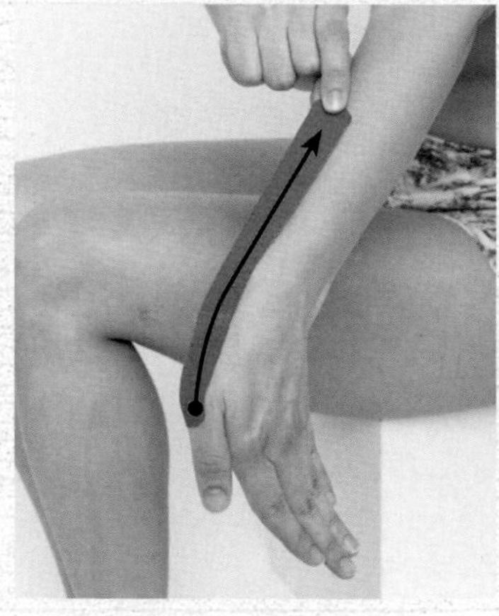

❶ 先貼在拇指基部固定。

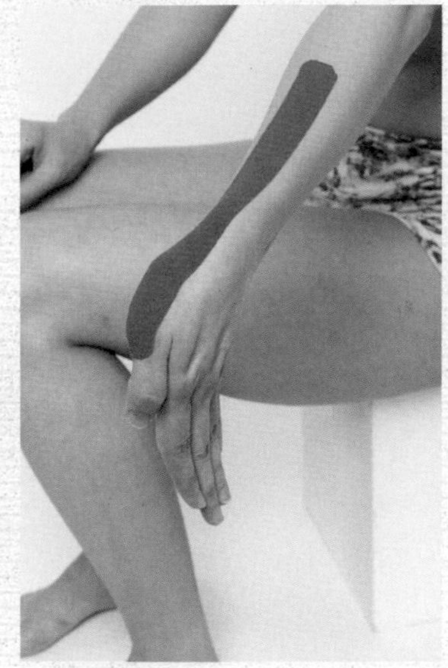

❷ 再經過手腕關節，沿著前臂橈側向上貼，即完成。

19 腕隧道症候群

形狀：三岔形

長度：約前臂長，留 5 公分不要剪開

擺位：掌心向外，下壓

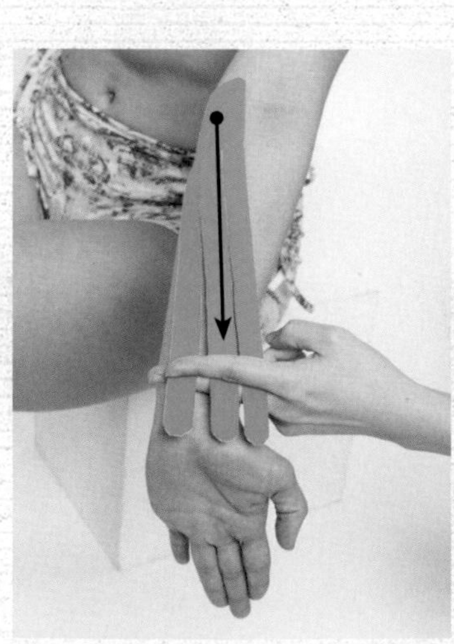

❶ 貼布起點固定在手肘內側緣。

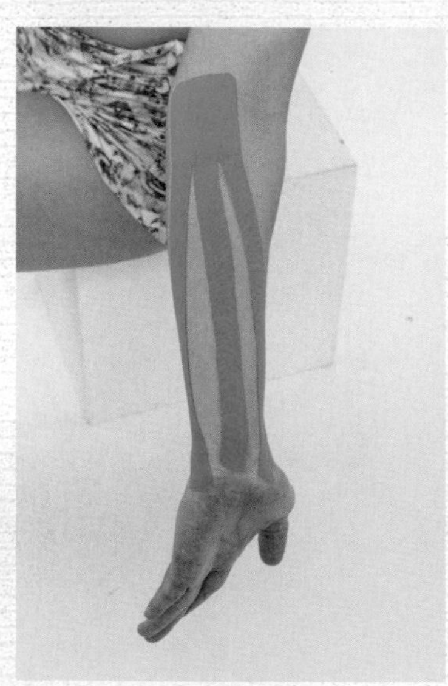

❷ 三叉尾巴均勻包圍整個前臂肌肉群，即完成。

20 高爾夫球肘

形狀：Y 形

長度：手掌的一半至手肘；未剪開的部分約手掌長的一半

擺位：整個手掌向拇指側偏移

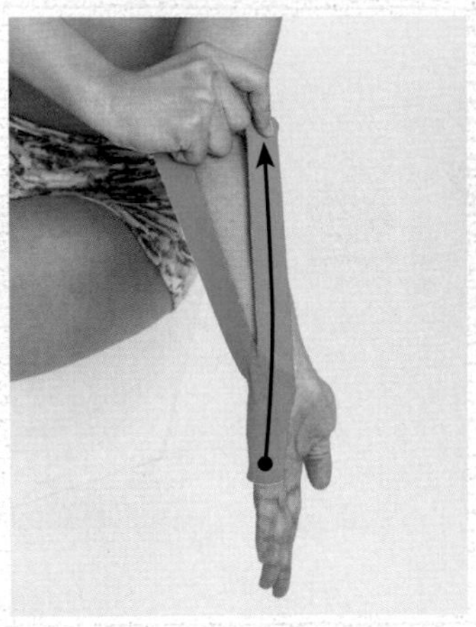

❶ 先固定貼在小拇指下緣。

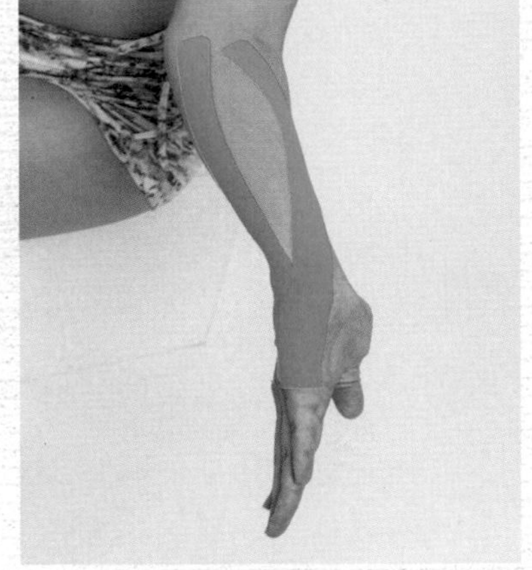

❷ 再沿著前臂內側貼到手肘，分岔部分包圍肌束，即完成。

21 網球肘

形狀：Y 形

長度：手背至手肘，未剪開的部分約 10 公分

擺位：手掌心往後壓，手指朝下

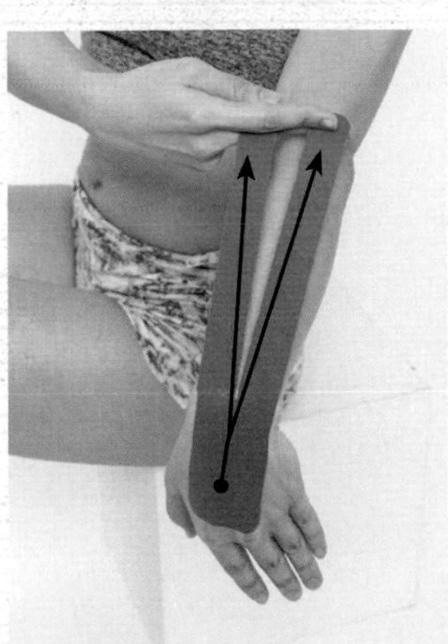

❶ 先固定在手背。

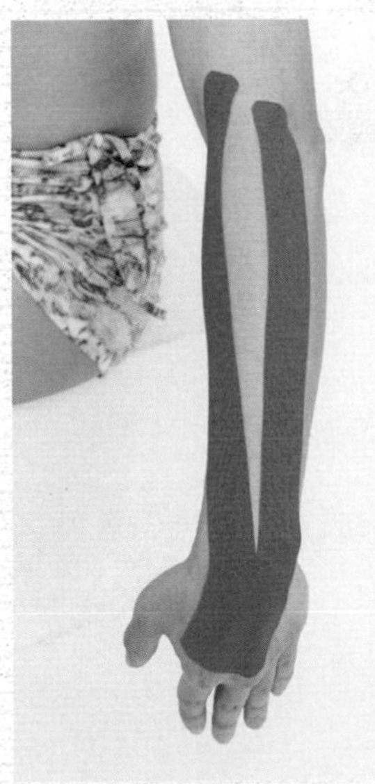

❷ 再沿著前臂貼到手肘外側，分岔的尾端延伸到上臂，即完成。

附錄 2

跑者自主筋膜訓練

跑步是一種全身性的運動，需要良好的心肺能力與肌力。其中，肌力與爆發力對短跑選手來說比較重要，而有氧耐力則是對長跑選手比較重要。以長跑運動來說，傳統的肌力訓練雖然會有幫助，但卻不是創造一位優異跑者的主要關鍵因素——因為訓練具有特異性，怎麼訓練就會得到什麼樣的結果。

跑者只做肌力訓練，夠嗎？

舉例來說，強化腿後肌的力量，只能讓腿後肌力量增加，使膝關節的彎曲力量增加，但是對於跑步的速度卻不一定會有所幫助，那是因為跑步還需要其他許多肌肉的協調用力，也需要肌筋膜的連結來傳遞力量——全身性的運動表現並不是單一肌肉用力的結果。為此，健美先生雖然把每條肌肉練得大又明顯，又或者舉重雖然可以蹲舉很大的重量，但他們的力量卻無法在跑道上發揮出來；這就是所謂局部的肌力訓練，並無法帶來全身性的效果。因此，跑者需要的是全身性的訓練，尤其是全身性的肌筋膜訓練。

事實上，肌筋膜訓練對所有的運動來說都很重要，但是，在跑步這項運動中更為關鍵。因為跑步的過程中，雙腳就像是彈簧一樣：腳跟觸地後膝蓋彎曲的減速過程，下肢就像彈簧被壓縮，將能量儲存起來。接著，腳板下壓蹬地加上膝蓋伸直的推進過程中，下肢就像彈簧彈開來，將能量釋放出來。

簡單來說，從能量的觀點來看跑步，跑步是一種非常單純的活動，就是反覆地「儲存」與「釋放」能量的行為。如果想要跑得好，那麼其中的關鍵就是「彈簧的彈性」是否良好，而扮演人體內這個彈簧角色的，就是肌筋膜。因此，如果可以妥善訓練肌筋膜的彈性，那麼跑步就會更有效率，更省能量，而且對於肌肉骨骼的壓力就會減少，也能夠減少運動傷害的產生。

跑者肌筋膜訓練的特別之處？

傳統的肌力訓練是給肌肉一個負荷，主動收縮肌肉導致肌肉鼓起來（橫徑增加），並且拉扯肌肉起始與終端的肌腱，這樣只能刺激到肌肉內橫向的筋膜與肌腱，但卻無法訓練的肌肉內平行的筋膜與肌肉外筋膜。如果需要訓練到這些筋膜，就需要不同的方式：

（一）全身性：跑步是全身的動作，當跑起來時，身體的每一個部位都不是獨立動作的狀態，身體沒有一個部位是靜止的，每一個部位都在同時做工，只是有的部位負責穩定身體（作為動量的支點），有的部位則負責移動身體（產生動量）。此外，穩定與移動的工作在跑步的過程中，還會不停的互換角色。因此，跑步的肌筋膜訓練應該是全身性的，應該避免獨立的訓練某個肌肉，不要把目標定在增加某條肌肉的力量，目標應該要訓練整個肌群，所以動作應該是多關節的。另外，也不要將跑步動作拆解的太局部來訓練，應該重視筋膜的走向跟連動性。

（二）功能性：必須根據跑步的動作型態，去設計訓練的動作，才能刺激到跑步的肌筋膜，這就是所謂的跑步功能性。因此動作的設計要有跑步動作的元素在裡面，例如：手與腳的交叉擺動、提高膝蓋、腳的推蹬、大腿的後勾等。

（三）彈性：彈性對於跑步來說非常重要，而肌筋膜訓練的最大特點也就是彈性。因此，如果可以將肌筋膜的彈性訓練好，那麼跑步就會非常輕鬆。為此，跑者的肌筋膜訓練動作要具有彈性，所以其動作設計應該是動態的、有速度的、彈跳的、預先往反方向伸展再收縮的動作，應該避免靜態、緩慢、僵硬、沒有緩衝彈性的動作。

（四）多樣化：在真實生活中，跑者的肌筋膜遇到的挑戰都是多樣且隨時在變動。跑者肌筋膜的受力方向性是三度空間，且方向角度隨時在轉變，受力大小也是不固定的，甚至刺激的頻率跟節奏也是一直在改變。因此，跑者的肌筋膜訓練也需要具有這些特色，包括：刺激的方式、頻率、節奏、力量的大小等，越多樣化好，如果能夠加入一些隨時變動的元素，那就會更棒了。

總的來說，肌筋膜的適應性很大，隨著訓練的方式與強度不同，肌筋膜的生長發展就會跟著改變，所以不同項目的運動選手，他們的肌筋膜特性就會不同，這都是長期訓練下來的結果。特殊的肌筋膜走向，可以讓運動表現更流暢且更有效率，因此，只要好好堅持跑者的肌筋膜訓練，一定可以練就一身具有跑者特性的肌筋膜！以下就是推薦給大家簡易的跑者自主筋膜訓練方式：

1 原地抬膝跑步

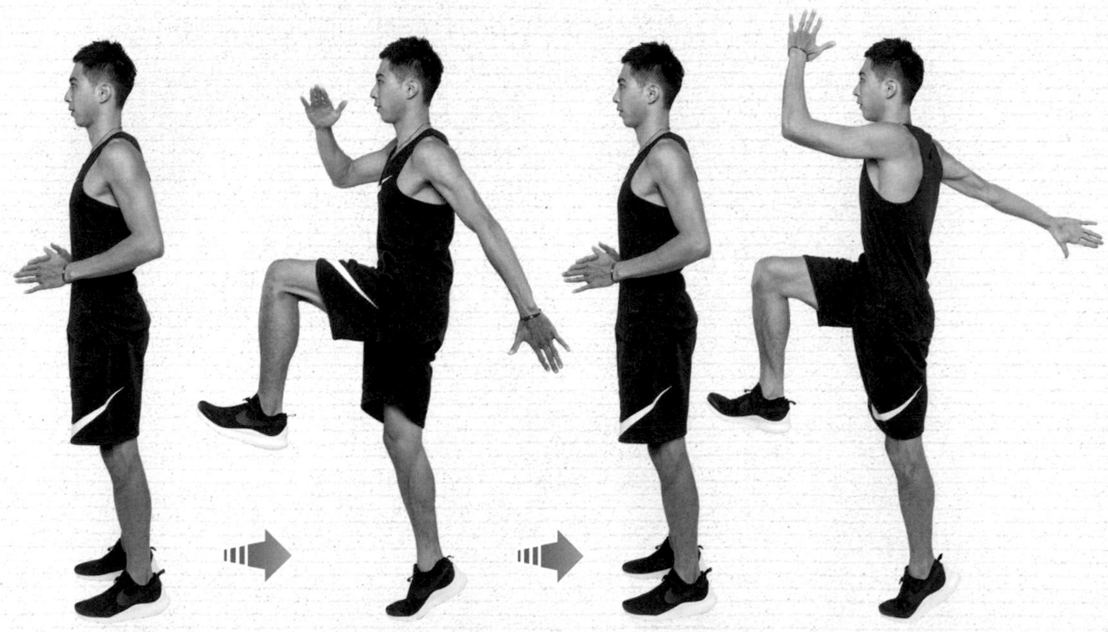

❶ 站姿，雙手放在腰部的位置。

❷ 右腳蹬地、左腳膝蓋抬高，雙手自然擺動。

❷ 左右腳交換，重複數次原地跑步的姿勢。

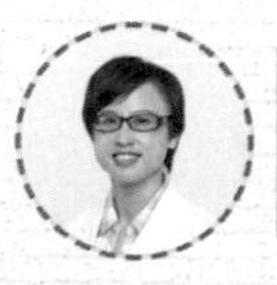

小叮嚀

進行這個動作時，請特別注意以下 2 點：
❶ 動作的流暢性；❷ 腳落地換腳時，盡量減少聲音。

2 踏階向上

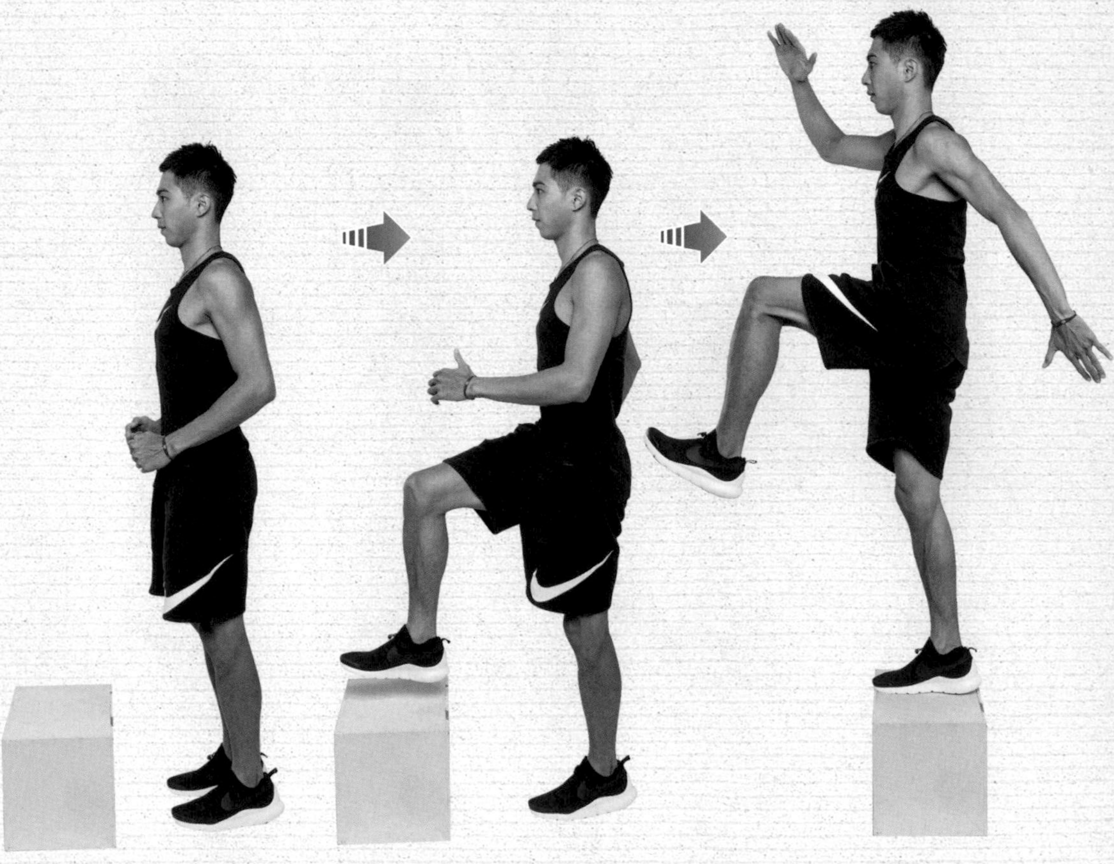

❶ 準備一個到小腿一半位置的木箱，固定好位置。

❷ 右腳用力往上踏。

❸ 站在木箱上，順勢將左腳抬高。注意雙手擺動要大一點，才能保持平衡。

3 蹲跳運動

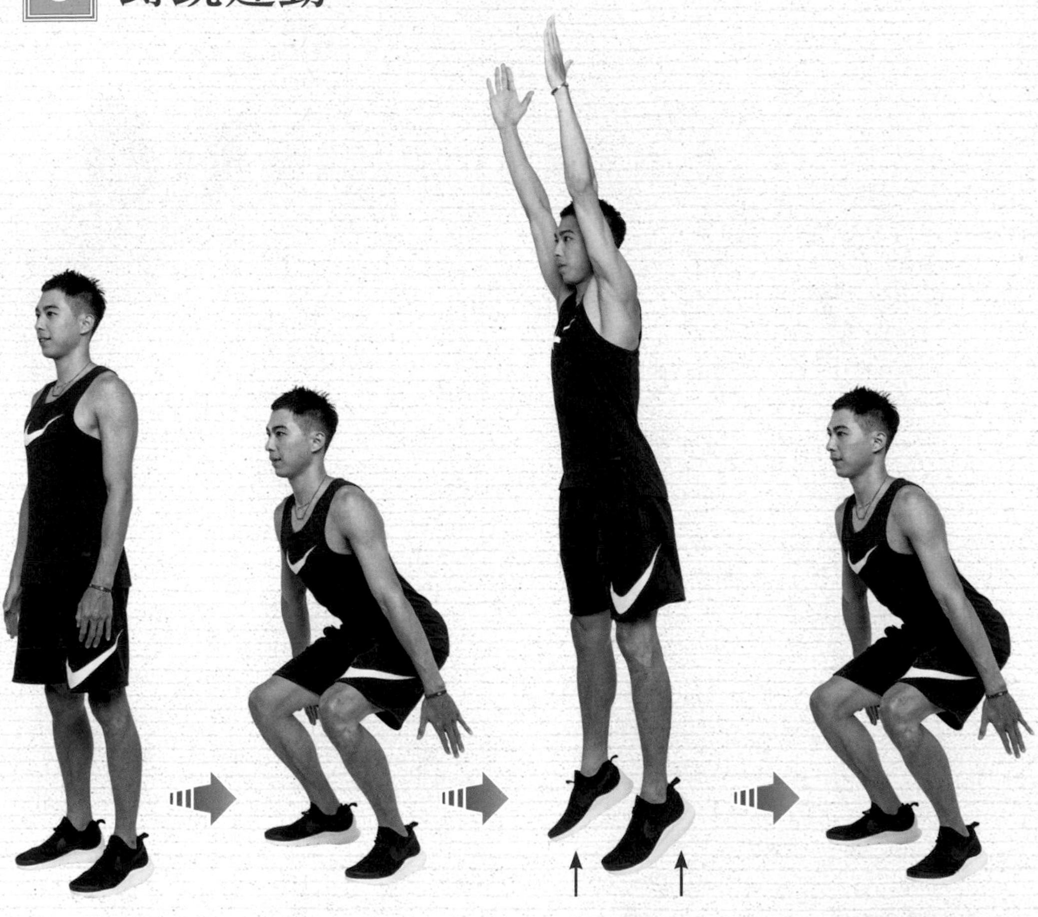

❶ 雙腳與肩同寬，腰背挺直站立。

❷ 往下蹲，同時雙手順勢往後擺。

❸ 雙手往前、往上舉高，同時向上用力跳起。

❹ 落地，回到動作❷的姿勢，重複數次進行。

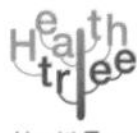

健康樹系列 096

筋膜線身體地圖

修復・活化・鍛鍊，3 階段提升主宰人體關鍵動作的 8 條筋膜線，
釋放全身疼痛，提升運動表現

作　　者　涂俐雯
總 編 輯　何玉美
責任編輯　周書宇
美術設計　比比司工作室
繪　　圖　俞家燕・莊欽吉
攝　　影　水草攝影工作室
動作示範　林榆庭・謝佳翰
妝髮設計　蔡芷莞・賴韻年
肌貼設計協力　施欣妤

出版發行　采實文化事業股份有限公司
行銷企劃　陳佩宜・黃于庭・馮羿勳・蔡雨庭
業務發行　張世明・林踏欣・林坤蓉・王貞玉
國際版權　王俐雯・林冠妤
印務採購　曾玉霞
會計行政　王雅蕙・李韶婉
法律顧問　第一國際法律事務所　余淑杏律師
電子信箱　acme@acmebook.com.tw
采實官網　www.acmebook.com.tw
采實 FB　www.facebook.com/acmebook01

I S B N　978-986-95018-4-2
定　　價　360 元
初版一刷　2017 年 10 月
初版十刷　2022 年 2 月
劃撥帳號　50148859
劃撥戶名　采實文化事業股份有限公司
104 台北市中山區南京東路二段 95 號 9 樓
電話：(02)2511-9798　傳真：(02)2571-3298

國家圖書館出版品預行編目 (CIP) 資料

筋膜線身體地圖 / 涂俐雯作 . -- 初版 . -- 臺北市：采實文化，民 106.10
面；公分 . --（健康樹系列；96）
ISBN 978-986-95018-4-2（平裝）

1. 骨骼肌肉系統疾病 2. 健康法

415.148　　106011053

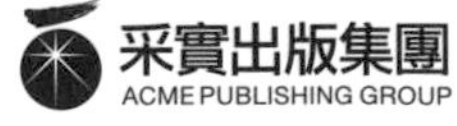

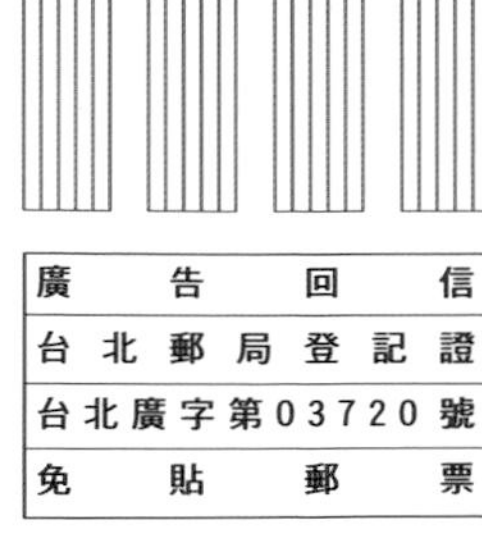

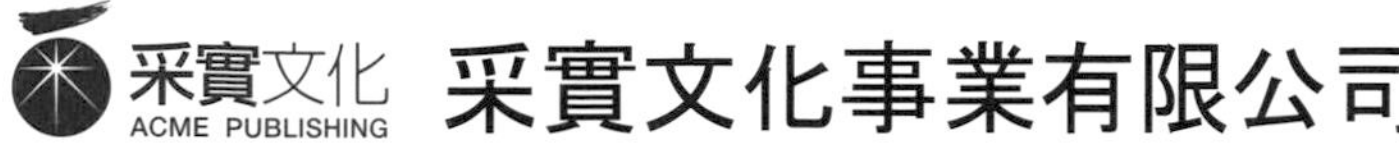

104台北市中山區建國北路二段92號9樓
采實文化讀者服務部　收
讀者服務專線：（02）2518-5198

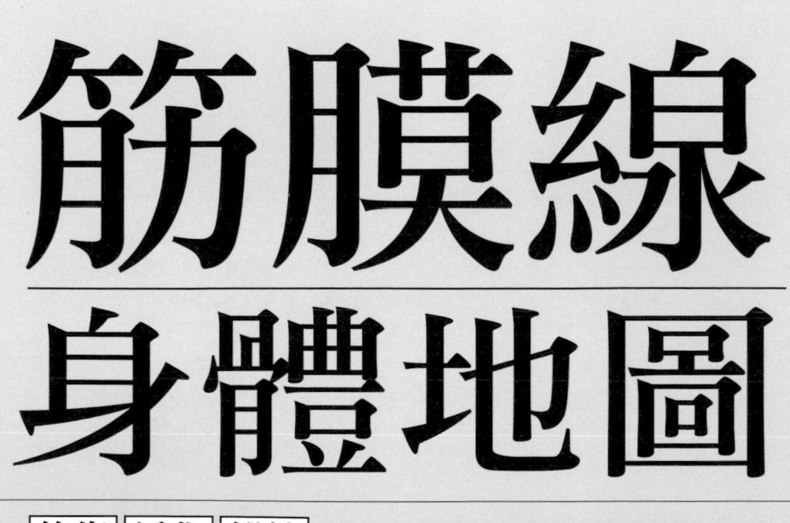

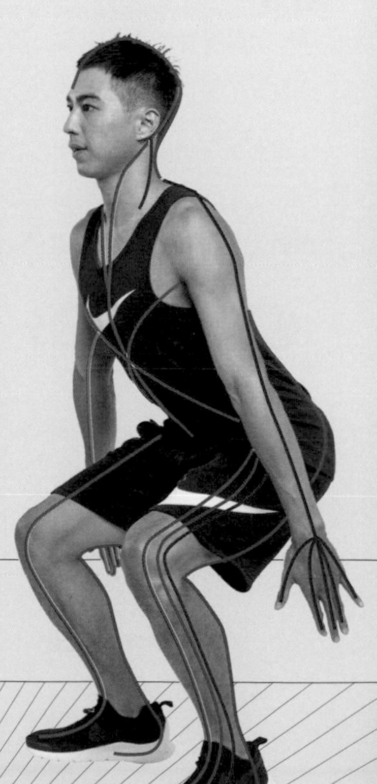

讀者資料（本資料只供出版社內部建檔及寄送必要書訊使用）

❶ 姓名：　❷ 性別：□男　□女

❸ 出生年月日：民國　年　月　日（年齡：　歲）

❹ 教育程度：□大學以上　□大學　□專科　□高中（職）　□國中　□國小以下（含國小）

❺ 聯絡地址：

❻ 聯絡電話：　❼ 電子郵件信箱：

❽ 是否願意收到出版物相關資料：□願意　□不願意

購書資訊

❶ 您在哪裡購買本書？□金石堂（含金石堂網路書店）　□誠品　□何嘉仁　□博客來
□墊腳石　□其他：　（請寫書店名稱）

❷ 購買本書日期是？　年　月　日

❸ 您從哪裡得到這本書的相關訊息？□報紙廣告　□雜誌　□電視　□廣播　□親朋好友告知
□逛書店看到　□別人送的　□網路上看到

❹ 什麼原因讓你購買本書？□喜歡運動　□被書名吸引才買的　□封面吸引人
□內容好，想買回去參考　□其他：＿＿＿＿＿＿（請寫原因）

❺ 看過書以後，您覺得本書的內容：□很好　□普通　□令人失望

❻ 對這本書的整體包裝設計，您覺得：□很好　□普通　□令人失望

寫下您對本書及出版社的建議

❶ 您最喜歡本書的特點：□圖片精美　□實用簡單　□包裝設計　□內容充實

❷ 您對書中所傳達的訊息及步驟示範，有沒有不清楚的地方？

❸ 未來，您還希望我們出版哪一方面的書籍？

寄回函，抽好禮！

一獎

超越運動訓練中心——
堅持鍛鍊，超越極限，
最專業的運動訓練團隊。

- 超越運動課程
一對一客製訓練券 3名
市價：2,000 元

二獎

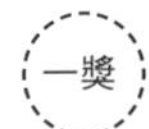

全美領導護具品牌 Mueller 慕樂
——運動醫學領域的先驅者。 3名

- Mueller慕樂-加強型大拇指護具（黑色） 市價：1,280元
大拇指處雙支撐片加強固定拇指關節，可調式束帶可自行調整壓力，貼合患處舒緩不適感。

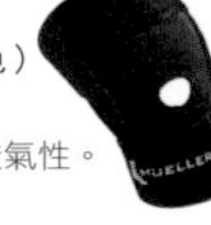

- Mueller 慕樂-輕薄舒適｜可調式彈簧膝關節護具（黑色） 3名
醫療級剪裁設計，側邊貼附鏈狀彈簧加強膝關節側邊穩定度，保持活動時的舒適自如，具有絕佳的均等加壓功能、保暖效果及透氣性。
尺寸：One Size（膝關節圍長 30～50cm）
市價：1,280 元

三獎

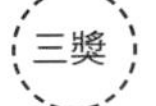

- Mueller 慕樂-肌貼（單卷）
以革命性的黏貼設計為特色，能拉提肌膚使之保持靈活度、促進循環，以及舒緩疼痛，深受專業運動員和奧運選手的喜愛。（顏色隨機出貨）
規格：5cm × 5M／卷
3名 市價：450 元

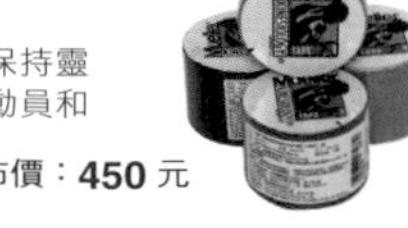

活動期間：即日起至2018.1.1止（以郵戳為憑）
活動方法：填妥書中回函，寄至10479台北市建國北路二段92號9樓采實文化 收
得獎公布：2018.1.17公布於采實粉絲團

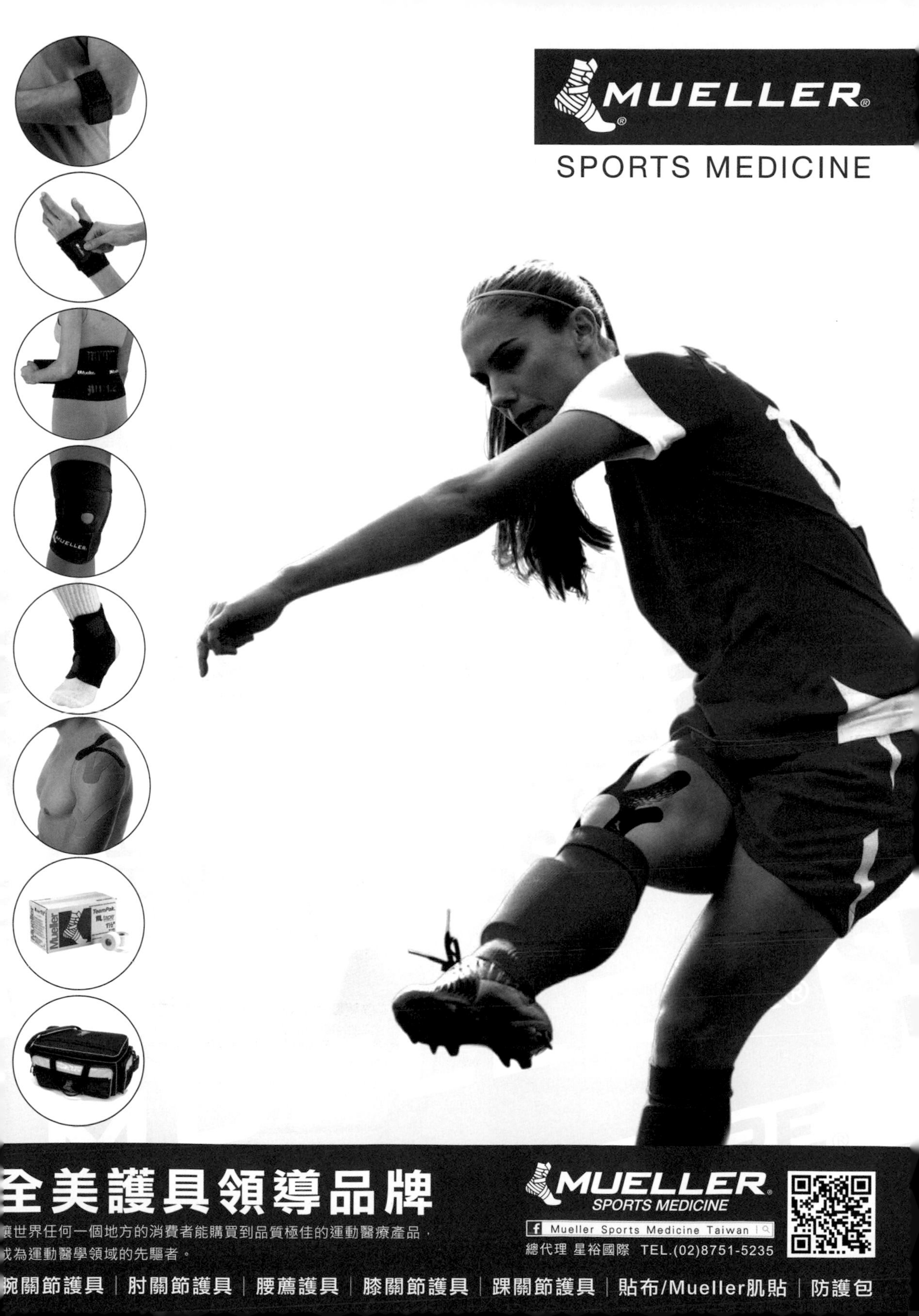